DOCTEUR PAUL CANTALOUBE

(de Sumène)

LA
Fièvre de Malte
EN FRANCE

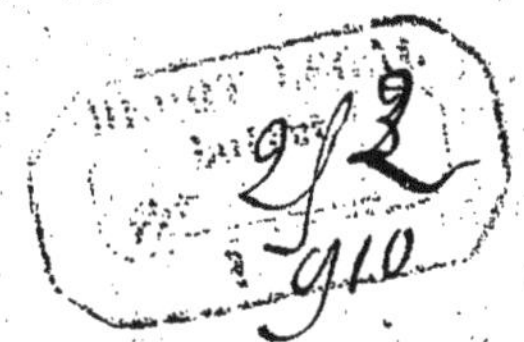

Etude clinique d'après 200 cas personnels

AVEC 16 GRAPHIQUES ET FIGURES

PARIS

A. MALOINE, ÉDITEUR

25-27, RUE DE L'ÉCOLE DE MÉDECINE, 25-27

1911

LA FIÈVRE DE MALTE

EN FRANCE

DOCTEUR PAUL CANTALOUBE

(de Sumène)

LA
Fièvre de Malte
EN FRANCE

Etude clinique d'après 200 cas personnels

AVEC 16 GRAPHIQUES ET FIGURES

PARIS

A. MALOINE, ÉDITEUR

25-27, RUE DE L'ÉCOLE DE MÉDECINE, 25-27

1911

POUR PARAITRE PROCHAINEMENT :

Avec M. Suquet, médecin des hôpitaux de Nîmes : Radiographie de quelques lésions méditerranéennes.

Avec M. Milhau (de Claret): Fièvre de Malte et Tuberculose.

A PARAITRE AUSSI :

Un cas troublant de forme ambulatoire, à St-Martial.

La Fièvre de Malte dans ses rapports avec la chirurgie.

INTRODUCTION

Le travail qu'on va lire, quelque modeste qu'il soit, m'a coûté beaucoup de temps et beaucoup de peine. Je ne suis qu'un praticien de campagne, sans expérience aucune de la publication scientifique ; aussi ne m'en voudra-t-on pas trop, je l'espère, si par précaution, au terrain hasardeux de la discussion et de la théorie, je préfère le terre à terre de l'observation pure.

Et encore cette étude n'aurait pas vu le jour sans les précieux encouragements de M. le professeur Grasset et du Dr Fiessinger. J'ai trouvé près d'eux des conseils et un appui.

AVANT-PROPOS

Voici, en quelques mots, les raisons de ce présent travail :

En 1909, c'est-à-dire l'an dernier, une épidémie apparaît dans divers points de ma clientèle, mais frappant plus particulièrement la commune (village et hameaux) de Saint-Martial (Gard). Dès les premiers jours d'août j'affirme la fièvre de Malte, mais les laboratoires où je m'adresse manquant de cultures ou possédant des cultures inauthentiques, je dois attendre jusqu'en novembre la confirmation de mon diagnostic clinique de la séro-réaction pratiquée par MM. Aubert et Thibault, professeurs adjoints à l'Ecole des Troupes coloniales de Marseille.

Le foyer épidémique se trouvant resserré, j'ai pu, grâce à cette circonstance et grâce aussi à un surmenage excessif, suivre mes malades de très près et réunir les éléments d'environ 180 observations dont on trouvera ici même le résumé.

Je dirai simplement ce que j'ai vu, et ce que j'ai vu, je tâcherai de l'exposer avec le plus de méthode possible pour que la physionomie si intéressante de la fièvre de Malte, jusqu'ici considérée comme imprécise et diffuse, se détache peu à peu avec un relief accusé. Non pas qu'il soit possible de donner à cette physionomie

---

MM. Aubert et Thibault sont venus étudier sur place la partie bactériologique de l'épidémie. Leurs recherches sont relatées dans les *Annales de l'Institut Pasteur* : mai 1910, Aubert, Cantaloube, Thibault.

Cf. aussi notre communication du 20 nov. 1909 à la Soc. de Biolog.

mobile des traits immuables, mais un peu d'attention suffit pour distinguer un air de famille à travers ses aspects changeants.

Hier encore, la fièvre de Malte se voyait reléguée dans les traités de pathologie exotique. Le premier cas reconnu en France remonte à décembre 1908, on le doit à MM. Danlos, Wurtz et Tanon. Successivement MM. Sicard et Lucas, chez un malade venant de Malaga, MM. Simond et Aubert, à Marseille, obtiennent des séro-réactions positives à l'appui du tableau clinique. L'épidémie de Saint-Martial-Sumène vient ensuite avec son appoint de 200 cas poser d'une façon brûlante le problème de la fièvre de Malte en France et de sa diffusion dans le Midi.

Depuis j'ai eu la satisfaction de voir le mouvement d'intérêt créé dans notre région par la communication de ce fait important, porter rapidement ses fruits. Il ne faut voir maintenant dans l'épidémie de Saint-Martial-Sumène que l'exagération passagère d'un mal ancré depuis longtemps dans la zone méditerranéenne (1), et probablement aussi dans la France entière. Le Dr Mazuré (de Combles, Somme) me signale des cas dans sa clientèle, avec séro positif. De même, le Dr Bonnard, à Livron (Drôme). La fièvre de Malte se révèle dans la région lyonnaise, (2) dans les Pyrénées, à Paris. C'est une Parisienne, qui, venue dans le Midi pour s'y remettre d'une pneumonie avec anémie consécutive, me donna une belle séro-réaction positive. Son histoire clinique, absolument typique, incitait naturellement à l'examen du sang. Cette femme n'avait pas quitté Paris depuis sept ans, et buvait du lait de chèvre cru. (Obs. CLXIX) (3).

(1) Les cas ne se comptent plus dans la région. Mon excellent ami le Dr Crès (de Quissac) en a dépisté une douzaine en peu de temps. Nos conirères Milhau (de Claret), Tarrou (d'Anduze), Malzac (de Lasalle), Bentkowski (de St-Jean-du-Gard), Marc (de St-Hippolyte), Dumas (de Ledignan), Jalaguier (de Sommières) en trouvent chaque jour. Le Dr Mazel, médecin des hôpitaux de Nîmes, soigne six méditerranéens. Déjà on peut affirmer la considérable fréquence de la fièvre de Malte dans l'espace compris entre Nîmes, Le Vigan, Alais et Montpellier.

(2) Voir avec l'intéressante leçon de M. le professeur Rauzier (*Prov. Médic.*, 12 mars 1909), les divers articles de MM. Lagriffoul et Roger (Cf. bibliographie).

(3) Je reçois des observations du Dr Laugier (Alpes-Maritimes). Le séro est positif.

La Fièvre de Malte
EN FRANCE

NOTIONS ÉPIDÉMIOLOGIQUES

D'après les documents recueillis en collaboration
avec MM. Aubert et Thibault).

La commune de Saint-Martial, située dans les hautes Cévennes, compte 635 habitants répartis en plusieurs agglomérations, dont le village lui-même, quatre petits hameaux et des fermes plus ou moins dispersées. Sur ces 635 habitants, j'ai compté 106 malades.

Le foyer ne s'est pas localisé à Saint-Martial : les communes voisines : Sumène (2500 habitants) et Saint-Roman-de-Codières (530 habitants) donnent respectivement 65 et 19 cas. Enfin, en dehors de ma clientèle, mais dans son voisinage immédiat, je découvre la fièvre de Malte chez 11 personnes.

C'est là un total de 201 cas ; on peut dire qu'il constitue le bilan de l'épidémie, puisque actuellement, la maladie n'apparaît plus dans ce rayon que par manifestations isolées et relativement rares.

Cette morbidité élevée dans un court délai et pour un chiffre restreint de population, évoque naturellement l'idée d'une circonstance passagère coupable de la majorité sinon de la totalité des cas. Cette circonstance passagère, une enquête minutieuse a permis de la retrouver.

Au mois de juin, alors que soupçonnant la fièvre de Malte, je n'osais encore, faute de documents précis, affirmer mon diagnostic, j'orientai mes investigations étiologiques vers la question du lait. J'appris à ce moment que beaucoup de chèvres avaient avorté en janvier et février, bien que ne présentant aucun signe apparent de maladie. Cette notion d'avortement épidémique me confirma que j'étais dans la bonne voie et, sans plus tarder, j'ouvris les yeux de mes malades sur le danger du lait cru de chèvre et, pour mieux les convaincre de la nocuité de ce lait, je prescrivis du lait de vache.

Plus tard, dans la dernière quinzaine de novembre, au cours des recherches épidémiologiques effectuées en collaboration avec MM. Aubert et Thibault, cette série d'avortements fut la trame qui nous permit de remonter à l'origine du mal. Les séro-réactions pratiquées chez les chèvres avortées donnèrent presque toujours des résultats positifs. C'était là une première étape acquise : avortement et fièvre de Malte marchaient de pair chez les chèvres.

La seconde étape s'acheva rapidement : les chèvres avortées avaient à peu près toutes estivé dans une même chèvrerie ; les chèvres des Cévennes sont, en effet, couvertes en septembre ou octobre dans des fermes où elles se trouvent réunies en nombre variable. Je pus me procurer la liste des propriétaires qui avaient envoyé leurs animaux à cette chèvrerie ; je trouvai là des renseignements précieux, puisqu'ils me permirent d'expliquer clairement l'origine de cas isolés dont les relations avec le foyer épidémique me paraissaient lointaines. Sur 102 maisons possédant des chèvres revenues de la ferme suspecte, 70 abritèrent des malades : à Sanissac, petit hameau dépendant de Sumène, douze familles sur dix-neuf sont sévèrement touchées ; six autres restent indemnes. Pourquoi cette sélection ? on devine la réponse ; les chèvres des malades avaient été couvertes dans la ferme en question, les autres non.

Ces constatations, et bien d'autres dont le détail (1) serait déplacé dans cette étude surtout clinique, entraînaient la conviction que le secret étiologique de l'épidémie était là. Cette chèvrerie reçoit annuellement environ 250 chèvres provenant de Saint-Martial, de Sumène, de Saint-Roman ou de Notre-Dame de-la-Rouvière. Je ne chercherai pas à discuter comment le mal a pu pénétrer dans ce troupeau et s'étendre ensuite si rapidement. Une cohabitation de deux mois offre les meilleures chances de contamination réciproque, sans qu'il soit nécessaire de recourir au rôle des boucs dont un au moins a été négatif. Nous y reviendrons d'ailleurs.

Cette rapide exposition montre déjà la culpabilité probable de la chèvre. Cette probabilité se mue progressivement en certitude, si l'on

____

(1) Cf. Aubert, Cantaloube et Thibault *in Annales de l'Inst. Pasteur.*

tient compte de l'élimination du micrococcus melitensis par le lait, et des deux remarques suivantes : la consommation quotidienne de lait cru et de fromages, par les populations de nos villages ; l'invasion de l'épidémie succédant de très près à la mise-bas des chèvres, et par conséquent à la production d'une grande quantité de lait.

Pour apporter un peu de précision dans cette question si complexe du mode de contamination, j'ai établi des pourcentages. Ils nous permettront de serrer le problème d'assez près.

144 malades à séro positif interrogés sur leur alimentation donnent les résultats suivants : 91 buvaient du lait cru, 53 n'en buvaient jamais ou le buvaient soigneusement bouilli ; parmi ces derniers, 7 seulement n'usaient d'aucun fromage, 6 n'usaient de caillé ni de fromages frais, mais mangeaient des fromages secs.

Il faut donc refuser au lait un rôle exclusif ; si je mets les fromages en ligne de compte, c'est moins pour affirmer leur nocivité encore à démontrer, que pour attirer l'attention sur leur importance possible.

D'ailleurs incriminerait-on sérieusement le fromage, même à l'état sec, il reste 7 cas dans lesquels, pas plus que le lait ou le caillé, ils n'ont joué le moindre rôle. Comment les expliquer. Lait et fromage ne constituent pas toute l'alimentation. Certains légumes consommés crus, salades cultivées ou herbes des champs dont les Cévenols se régalent, peuvent, dans certaines circonstances, se transformer en agent de contagion. Pollués par le fumier, sur lequel l'urine des chèvres infectées a semé le micrococcus, ces végétaux ne peuvent espérer d'être inoffensifs après le rapide lavage à l'eau qui précède leur absorption. Il y a là une porte d'entrée à surveiller.

Mais en admettant faite la démonstration du transport microbien par les légumes crus, il faut envisager d'autres hypothèses capables d'expliquer les 7 cas déjà cités. Et, par exemple, n'y aurait-il pas lieu de mettre l'eau en cause, comme le veut la théorie hydrique encore debout de la fièvre typhoïde ?

A priori pour qui connaît notre région, aucune hypothèse ne paraît moins vraisemblable que celle-là. La commune de Saint-Martial compte environ, en plus du village lui-même et de quelques hameaux peu importants, 27 fermes ou groupes de 2 à 3 fermes qui, disséminées sur les flancs des montagnes, coupées de profonds ravins, n'ont entre elles que de très rares relations et dépendent chacune d'un régime d'eau différent. La théorie hydrique ne peut tenir devant la topographie du foyer morbide et je m'étonne qu'on ait pu, même en croyant à une épidémie de fièvre typhoïde, parler sur les lieux de contagion par l'eau. Saint-Martial n'est cependant pas un pays de poissons volants.

Les moustiques ? Ils n'abondent pas à 600 mètres d'altitude, dans le mois de janvier, février et mars, époque du maximum de l'épidémie.

A moins que la vérité soit invraisemblable, il faut chercher ailleurs.

J'ai gardé pour la fin une troisième hypothèse que je creusais depuis longtemps pour expliquer certains cas, autrement inexplicables ; il s'agit de la transmission par contact. Je pensais (et je donnerai plus loin les arguments à l'appui) que le seul « contact » réclamait la genèse de quelques atteintes dont l'incidence ne se justifiait pas avec les autres modes de contamination. Depuis, j'ai pris connaissance de certains travaux, en particulier des recherches expérimentales entreprises par E. Sergent sur la réceptivité du singe à l'égard du micrococcus melitensis (1). Voici quelques-unes des conclusions : « On peut conclure de nos expériences rapprochées de la fréquence avec laquelle les hommes de laboratoire s'infectent avec le micrococcus melitensis à la grande facilité de l'infection par simple contact. Le contact pendant 24 heures d'une cage souillée a contaminé 3 fois sur 4 des singes en bon état, bien que les microbes restés en contact avec cette cage aient été moins nombreux que dans la dose ingérée de force en totalité. » — « Le contact n'est qu'une inoculation sous-cutanée, la peau et les muqueuses voisines de la peau étant sujettes à de multiples abrasions ».

A la lumière de ces intéressantes études, mes 13 cas inexplicables par le lait, le caillé ou les fromages frais, ne paraissent pas aussi extraordinaires. Sur ces 13 malades, 10 possédaient des chèvres contaminées ; trois autres (une femme et ses deux filles), n'avaient d'animaux d'aucune espèce, mais le « contact » n'y perdait rien, cette femme qui couchait avec ses filles ayant soigné un méditerranéen.

La sanction du laboratoire ne suffit malheureusement pas à une théorie pour lui donner droit de cité ; l'application pratique reste nécessaire. Aussi me semble-t-il indispensable d'envisager les divers modes, certains, de contact. Pour plus de clarté, j'étudierai séparé-

(1) E. Sergent. Etude sur la fièvre méditerrannéenne. *Annales de l'Inst. Pasteur*, avril 1908.

ment les contacts avec les animaux, le fumier, les contacts familiaux et conjugaux.

Le contact de nos paysans avec les animaux dégénère souvent en véritable promiscuité. L'étable où cohabitent chèvres et lapins voisine avec la cuisine et l'on passe de l'une à l'autre plusieurs fois par jour, traînant aux chaussures du fumier et sur les vêtements des poussières détachées du mur. C'est le plus souvent la femme qui trait les chèvres, c'est elle aussi qui prépare les aliments, qui touche aux ustensiles de ménage, et les mains souillées de lait contaminé coupent à la miche commune et rincent les verres et les assiettes. C'est l'homme qui s'occupe du fumier et ce fumier, il le transporte sur son dos, dans des corbeilles *ad hoc*.

Il faut placer ici un mot sur le défaut d'hygiène habituel à nos Cévennes, défaut qui n'est pas spécial à la population, mais dépend aussi de la disposition des lieux. Voyez Saint-Martial avec ses maisons entassées en pain de sucre, le pied des unes de niveau avec les toits des autres. Dans les rues étroites, où l'on ne peut guère passer deux de front, tortueuses, où stagnent des flaques d'eau souillées de fumier, s'ouvrent portes et fenêtres de locaux mal aérés où, tels des troglodytes, vivent de pauvres gens : l'hygiène individuelle emboîte le pas à l'hygiène collective et la quasi totalité des habitants est hydrophobe depuis l'amnios.

C'est suffisant déjà pour expliquer, en dehors de la théorie alimentaire, la plupart des cas de contagion. Il y a plus, si l'on envisage les rapports familiaux ou conjugaux.

Je n'insiste pas sur les premiers, dont chacun peut se représenter tous les détails : je signale seulement que pour des raisons d'économie ou d'exiguité de locaux, un frère partage souvent son lit avec son frère, une sœur avec sa sœur, un père avec ses fils, une mère avec ses filles.

La contagion sexuelle ne peut être considérée qu'à titre exceptionnel en l'absence d'autres causes ; elle n'est, d'ailleurs, à tout prendre, qu'un mode spécial de contagion familiale. A ce propos, je rappelle qu'on a trouvé le micrococcus dans le vagin des prostituées à Malte.

Les causes ne manquent donc pas pour justifier l'épidémie de Saint-Martial. Il reste à les sérier par ordre d'importance.

Un fait retiendra immédiatement l'attention ; la courbe de la morbidité mensuelle l'expose d'une façon saisissante.

Cette courbe se rapporte à 160 cas ; elle montre l'extraordinaire poussée de fièvre de Malte en février et d'une façon générale dans le premier trimestre. Si nous additionnons les nombres de janvier, février et mars, nous obtenons 106 cas, c'est-à-dire presque les deux tiers du chiffre total de l'année. Eh bien ! la courbe de l'avortement ou de

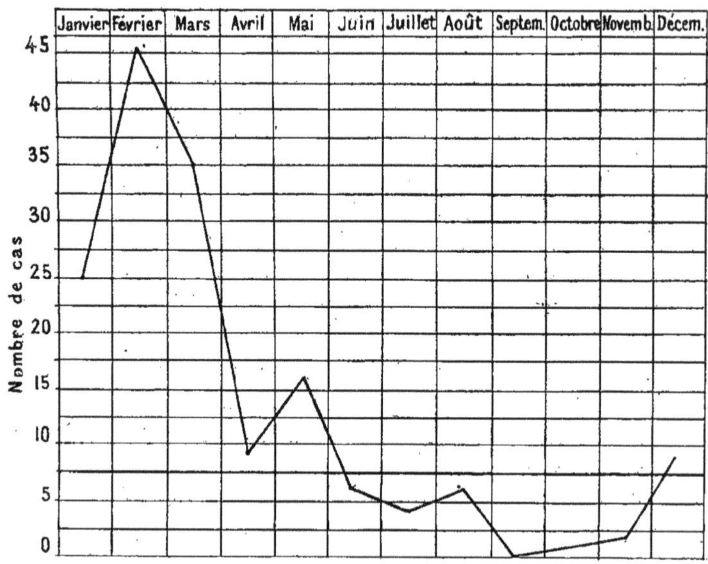

Courbe de la morbidité mensuelle.

la mise-bas des chèvres pourrait se superposer à celle-là avec la différence d'une avance de huit jours à un mois. Mieux que toute discussion, ce tracé parle éloquemment en faveur de l'infection par le lait, surtout si l'on sait que les chèvres reviennent de leur « saison » en octobre (1) et que l'infection par contact aurait pu se produire deux mois plus tôt.

Mais tous les malades ne buvaient pas de lait, puisque sur 144, 53 d'entre eux n'en usent pas ou le font soigneusement bouillir. Comment se sont-ils contaminés ?

Dans mes recherches, j'ai tâché de déterminer l'importance exacte des fromages dans l'alimentation. Elle est considérable, puisque sur

(1) Toutes les chèvres ne sont pas couvertes en août-septembre. Un petit nombre est « amené au bouc » à d'autres époques.

le nombre précédent (144) l'extrême majorité (131) en consommait habituellement, à l'état frais ou sec indifféremment, et que exception faite de 7 personnes, tous ceux qui n'aimaient pas le lait mangeaient fréquemment des fromages. Quant à ces 7 personnes, j'ai montré que le contact avec des individus ou des animaux contaminés expliquait suffisamment leur contagion.

On m'objectera que relèvent peut-être aussi du contact tous les cas où il n'y a pas eu ingestion de lait et que la nocuité des fromages reste à démontrer.

L'histoire de quatre malades de Sumène jette malheureusement sur ces comestibles une légitime suspicion. Les sujets des observations CXIV, CXV, CXVI, CXXV, ne possédaient ni chèvres ni lapins, n'avaient aucune relation avec un foyer quelconque de l'épidémie ou avec des maisons touchées, mais ils achetaient à des revendeurs des fromages provenant de chèvres contaminées. J'ai cherché vainement une autre genèse et jusqu'à plus ample informé, je considère celle-ci comme la vraie.

Donc importance primordiale du lait comme facteur d'infection ; existence certaine de contagion par le contact et par les fromages ; possibilité de transmission par les légumes crus ; ces résultats demeurent acquis après la série de recherches que nous avons menées en collaboration avec les Drs Aubert et Thibault, touchant l'épidémiologie de la fièvre de Malte.

Et je résume en quelques mots l'histoire de la grande morbidité de 1909 à Saint Martial-Sumène : un troupeau d'environ 230 chèvres estive dans une ferme des environs de Saint-Martial. Ce troupeau, réunion passagère de divers animaux venus de divers villages, hameaux ou habitations isolées, s'infecte on ne sait comment (1) et dans sa presque totalité ; les chèvres revenues chez leurs propriétaires respectifs avortent en grand nombre au mois de janvier surtout. L'épidémie éclate. Elle atteint son acmé en février, reste encore élevée en mars et décroît ensuite brusquement pour atteindre zéro en septembre. Depuis, la fièvre de Malte ne persiste que sous forme sporadique.

Il me reste pour être complet à répondre à certaines questions qui viennent naturellement à l'esprit après les considérations précédentes.

---

(1) Les boucs sont-ils en cause ? Un seul a pu être examiné, son séro a été négatif.

L'épidémie de Saint Martial marque-t-elle une date dans l'apparition de la fièvre de Malte en France ?

Je crois qu'on peut l'avouer en toute humilité. La fièvre de Malte chemine depuis longtemps dans notre pays. Les documents ne tarderont pas à pleuvoir, qui élucideront d'obscurs diagnostics du passé ; je me contente aujourd'hui comme preuves, de l'aventure de Cannes en 1901, où Roustan ayant reconnu le fièvre de Malte fut plutôt mal reçu. Et je garde précieusement la lettre d'un confrère distingué qui, au reçu de mes premières études sur la question, m'écrivait : « ....Je vous avoue que quand j'ai reçu vos brochures, j'ignorais même le nom de fièvre de Malte. Eh bien, dois-je vous dire que je n'y ai rien appris à part le nom de la maladie ! Depuis 15 ans que je suis à X..., je vois des fièvres à forme irrégulière, à durée indéterminée (de quelques jours à deux ans et plus) avec des complications très variées, pulmonaires, rhumatismales, celles-ci surtout durant des années. Quelques-uns de ces malades ont été vus par des personnalités médicales ; les diagnostics de ces Messieurs ont été presque toujours tuberculose, ou parfois rhumatisme tuberculeux (en particulier chez un malade qui est resté 30 mois sans travailler). Quelles que fussent les apparences je n'ai jamais accepté le diagnostic de tuberculose pour la raison très simple que tous ces malades ont guéri et que je n'ai jamais vu guérir un tuberculeux présentant l'aspect minable des malades atteints de ces longues fièvres. »

Que d'impressions semblables j'ai recueillies auprès d'autres praticiens qui depuis longtemps ne pouvaient assez dire leur étonnement de trouver les traités de pathologie muets sur certains cas qui les déconcertaient.

Je réserve, pour la discuter à propos de la prophylaxie (1), la question de la persistance probablement définitive de la fièvre de Malte en France et j'aborde immédiatement l'étiologie.

(1) Comme complément à ces notes, le docteur Crès (de Quissac) me signale que la plupart de ses méditerrannéens ne boivent pas de lait de chèvre, mais usent de fromage et de lait de brebis. Les malades du Dr Mazüré (Combles, Somme) doivent probablement leur mal à un troupeau de brebis qu'une épizootie décime au point de faire périr deux ou trois bêtes dans la même journée.

ÉTIOLOGIE

Un relevé portant sur 153 malades, me donne sur la question de l'*âge* une moyenne d'environ *quarante ans*, ch ffre qu'on vérifiera aisément en se reportant aux observations qui terminent ces études. En considérant isolément l'homme et la femme la moyenne obtenue ne varie guère.

Ce nombre fait deviner une forte proportion d'adultes, proportion qui se dégage très nette si groupant les malades par dizaines d'années. on réalise la courbe suivante.

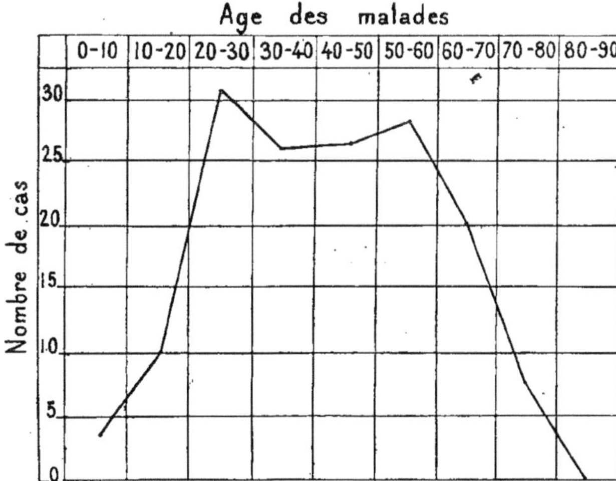

Si l'on tient compte de ce fait que chaque génération, à mesure qu'elle avance en âge, devient d'année en année moins nombreuse, on déduira de cette courbe que la fièvre de Malte — du moins dans notre épidémie — frappe surtout l'adulte et surtout l'adulte âgé.

J'ai omis dans ma liste deux vieillards non contrôlés par le séro, mais qui, âgés de 90 et 85 ans, sont morts vraisemblablement de fièvre de Malte. Ils habitaient des maisons contaminées ; leurs enfants atteints avec sévérité donnent une réaction positive. Positifs les animaux eux aussi.

A côté de cette sénilité accusée, quatre jeunes seulement, deux garçons et deux fillettes (l'une de 2 ans 1/2). Comme je me base uniquement, pour cette statistique, sur des résultats appuyés par l'épreuve de Wright, je reviendrai plus loin, à propos du diagnostic, sur la valeur de la séro-réaction chez l'enfant.

Déjà je puis affirmer cliniquement avoir vu la fièvre de Malte chez un nourrisson de 20 mois qui buvait le lait cru d'une chèvre infectée.

Jusqu'ici on considérait la maladie comme plus spéciale à l'adolescent et au jeune adulte. Notre moyenne de 40 ans paraîtrait surprenante si l'on ne se rappelait que les études antérieures visaient la population de Malte où l'élément militaire, entrant pour une bonne part, faussait fatalement les résultats.

Le *sexe* semblerait influencer la réceptivité puisque sur 153 malades 94 hommes l'emportent d'un tiers sur 59 femmes ; d'où vient cette inégalité ?

Pour l'heure aucune explication ne vaut d'autant que des statistiques exotiques donnent sur ce point des résultats contradictoires.

Par contre, on admet unanimement la coïncidence des épidémies de fièvre de Malte avec la saison chaude. L'épidémie de Saint-Martial avec son maximum dans *la saison froide* remet cette donnée en discussion ; on vient de lire la raison de cette incidence dans les premiers mois de l'année ; on verra ce qu'elle vaut à l'égard des épidémies qui surviendront en France dans les régions peuplées de race caprine.

Je n'insisterai pas sur la *profession* ; le grand nombre de mes malades se livre aux travaux agricoles et possède des chèvres. Je note que pas un boucher n'a eu la fièvre de Malte ; par contre, un tondeur de bestiaux l'a contractée hors de notre région auprès d'animaux que l'examen a révélés atteints. Il fait le sujet de l'obs. CXXXIII.

En résumé, prédilection pour *l'adulte et l'adulte âgé,* apparition dans la *saison froide* constituent des éléments nouveaux dans l'histoire de la fièvre de Malte, nouveaux et indiscutables.

Pour compléter ces études étiologiques un peu sèches dans leur précision, il me paraît avantageux de rechercher dans quelle mesure diverses circonstances ont modifié la pénétration ou le développement de l'infection chez l'individu. Tous à tour nous envisagerons rapidement les facteurs de plus facile infection, les facteurs de résistance, les facteurs de gravité.

Parmi les *facteurs* de plus facile infection le défaut total d'hygiène individuelle ou collective tient le premier rang. S'il faut accorder à la théorie du contact une grande place, nul doute qu'elle ait trouvé à Saint-Martial son meilleur champ d'action. Un séjour de quelques heures dans ce village convaincrait mieux que toute description, forcément insuffisante.

Les facteurs de résistance en dehors de l'immunité naturelle ou acquise sont les mêmes que pour toute infection. Cependant une réflexion s'impose. Pourquoi l'homme dont toutes proportions gardées la robustesse égale ou surpasse celle de la femme, pourquoi dans notre épidémie a-t-il été le plus souvent atteint ?

Doit-on attribuer cette prédilection pour l'homme à ses plus nombreux contacts avec le fumier ? Mais la femme qui trait les chèvres a des contacts aussi fréquents avec le lait.

Comme nous l'avons déjà dit aucune explication ne vaut pour l'instant.

Plus heureux nous serons avec les *facteurs de gravité ;* ils ne manquent pas et certains justifient l'atteinte plus sévère de l'homme. Je mets en première ligne le *surmenage.* Nos paysans cévenols poussent à l'extrême leurs instincts laborieux. Ils se livrent à des travaux éreintants que seul un long entraînement explique. Pour équilibrer cette excessive dépense d'énergie, ils ne trouvent qu'un équivalent alimentaire tout à fait insuffisant. Pommes de terre, châtaignes, fromages, avec accompagnement de porc salé constituent le thème étroit sur lequel les menus peuvent broder d'incertaines variations. Je surprendrai beaucoup de gens en relatant que la consommation de viande de boucherie à Saint-Martial s'élève à..... un mouton par semaine. Un mouton par semaine pour 635 habitants, On ne s'étonnera pas maintenant que des familles m'aient avoué n'avoir pas mangé de viande fraîche de tout un an.

Ce régime, dans lequel la quantité supplée obligatoirement à la qualité, devient désastreux dès qu'il s'applique à des méditerranéens anémiés et asthéniés par plusieurs mois de maladie. Sans doute ce régime n'est pas spécial à l'homme et la femme s'en contente aussi. Seulement la question de *surmenage* revient ici en compte. Alors que la femme dès qu'elle se sent mieux vaque à son ménage, occupation relativement peu fatigante, l'homme prend le chemin des champs et dans la mesure de ses forces donne le maximum possible. Un long séjour au lit l'a tellement impatienté qu'il a hâte de se remettre au travail, de rattraper le temps perdu. Une rechute survient et il expie durement son imprudence, quitte à recommencer quelques semaines ou quelques mois plus tard.

Le surmenage, les imprudences, une nourriture pauvre, font comprendre déjà la plupart des formes sévères de l'épidémie. Mais il y a plus.

Sur 13 décès par fièvre de Malte je compte 9 hommes et 4 femmes. L'étude de leurs observations renferme des documents intéressants. Parmi les 9 hommes dont deux âgés de plus de 75 ans je compte : 4 éthyliques dont un gros fumeur, un rénal apparemment guéri et un vieux catarrheux atteint de sarcome du maxillaire. Les 4 femmes comprennent : une débilitée, morte à la suite de vomissements incoercibles, une rétrécie mitrale et une goîtreuse ; une quatrième, terrassée en deux jours par un ictus, réalisait depuis neuf mois le type ambulatoire.

Ces détails mettent en lumière l'influence prédisposante des tares congénitales ou acquises.

J'ajouterai à ces conditions de gravité le défaut de soins. Beaucoup de ces malades acceptent difficilement un régime déterminé. On prescrit le bouillon, le suc de viande, les œufs et l'on apprend le lendemain sans étonnement qu'au lieu de ces prescriptions le malade a ingurgité un plat de châtaignes ou une épaisse soupe.

Je puis donner un exemple typique. Appelé un jour d'urgence pour le sujet de l'observation IX, je le trouvai pâle, en imminence de syncope, saigné par une épistaxis formidable que seul un tamponnement méticuleux arrêta. Je pris la température : 39,6.

« Comment ! vous n'êtes pas couché ? — Non, monsieur, je me promène. — Vous mangez peut-être aussi ? — Oh oui ! j'ai assez d'appétit ; au moment où le saignement de nez m'a pris, j'achevais une
assiettée de haricots ! »

Faut-il accorder à l'âge une influence sur l'intensité de la maladie ?
D'après l'ensemble de l'épidémie il m'a semblé que adultes, enfants,
et vieillards résistaient à peu près également.

Des précédentes considérations nous retiendrons seulement ceci :
le surmenage, la mauvaise nourriture, le défaut de soins, les tares
congénitales ou acquises font le lit des formes graves de la fièvre de
Malte. Il fallait s'y attendre.

Je devrais maintenant présenter le micrococcus melitensis et
faire ici même son histoire. Mais, fidèle au programme que je me
suis tracé, je dirai seulement ce que j'ai vu, laissant aux laboratoires
la charge de cet agent pathogène. Je ne rappellerai que les notions
courantes : coccus rond ou ovale, aérobie, découvert par Bruce, 1887 ;
pathogène pour l'homme et certains animaux (singe, chèvre, mouton, lapin, cobaye) il ne détermine guère que chez l'homme des
troubles accentués. Les chèvres et les brebis contaminées ne paraissent pas malades, mais avortent fréquemment. En 1897, Wright
signale la séro-réaction qui porte son nom ; elle retiendra notre
attention à propos du diagnostic.

INCUBATION

Pour calculer la durée de l'incubation on ne pouvait guère chercher au milieu du foyer épidémique, où les causes d'infections étant si multipliées il devenait difficile de se faire une opinion certaine. Mais des cas aberrants se sont montrés et parmi eux quelques-uns renferment dans leur histoire des renseignements précieux ; on lira plus loin leurs observations j'en extrairai maintenant ce qui intéresse l'incubation.

1º V. C. Sumène, 29 ans, séro positif. *Seul atteint* de sa famille et cependant plus que lui sa femme, son père et sa mère usent de lait cru et de fromages. Il boit exceptionnellement du lait de sa chèvre qui n'est pas infectée. Mais le 10 mars, de passage à Saint-Martial il prend un repas dans une famille de malades (père, mère et fils). A ce repas on a servi des fromages provenant de chèvres contaminées ; il en a mangé. Le 19 mars, exactement 9 jours après, malaise, lassitude, céphalée hémicranienne. Progressivement l'ensemble symptomatique se développe et réalise une fièvre de Malte typique. V. n'a pas eu de contact avec d'autres malades.

2º T. A. (Sumène), 24 ans, séro positif. A été le seul touché de sa famille et d'un hameau de 100 habitants ; ne buvait pas de lait. Mangeait des fromages provenant des chèvres du hameau (où, je le répète, je n'ai vu aucun autre malade).

Il travaille habituellement dans sa propriété, mais le 12 et le 13 février, il va faire deux « journées » dans une ferme où se trouvent deux malades à séro positif, et des chèvres infectées et positives aussi. Il prend là ses repas et y mange du fromage de ces chèvres.

Rentré chez lui le 13 au soir, il est pris le 15 d'épistaxis et d'une névralgie intercostale gauche ; la maladie se développe ensuite rapidement. T. A. n'a pas eu de contact à cette époque avec d'autres malades.

Je ne signale l'ingestion de fromages de chèvres contaminées qu'ac-
cessoirement et sans prétendre le moins du monde que la contagion
s'est opérée par leur voie ; elle peut, au contraire, relever d'une des
formes de contact que nous avons énumérées. Le lait seul est hors
de cause.

Quoi qu'il en soit, ces deux observations donnent pour l'incubation de la fièvre de Malte, une durée minima de 2 à 3 jours et une
durée maxima de 9 jours. Les résultats, trop peu nombreux pour
légitimer des déductions d'ordre général, demeurent cependant
intéressants devant le silence presque général des auteurs sur
cette question. P. Manson, à peu près seul, précise et cite l'exemple
de sujets atteints six jours après leur arrivée à Malte, et d'autres
quinze jours après leur départ.

Le laboratoire, d'après des inoculations expérimentales, énonce
des durées de 3 à 16 jours. T. Sergent chez le *macacus inuus* obtient
exceptionnellement une agglutination quarante-huit heures après
l'inoculation ; d'après les diverses expériences du même auteur chez
le *M. inuus*, l'incubation oscille de 4 à 24 jours.

Les observations de nos deux malades apportent à cette question
un supplément, non négligeable, d'information clinique.

SYMPTOMATOLOGIE

Parmi les questions confuses, traitées à la diable, la symptomatologie de la fièvre de Malte revendique une bonne place et l'on comprend l'étonnement du praticien qui, lisant les diverses descriptions
données, s'est écrié : « Il y a de tout là-dedans et il n'y a rien. »

La faute revient à la maladie dont les abords variés donnent à
qui n'y prend garde l'illusion de choses connues, et rappellent, par
exemple, la typhoïde un moment, pour qu'une fois convaincu de la
typhoïde on se trouve avec stupéfaction devant le tableau d'un rhumatisme aigu. Ce polymorphisme à l'ombre duquel tant de diagnostics se sont égarés, découragerait tout essai de démonstration claire,
si on ne s'apercevait, en y regardant de près, que cette multiplicité
d'aspects se ramène au total à quelques aspects-types de précision
suffisante. Mais à vouloir trop schématiser, parfois on dévie hors
de la réalité. Aussi, pour éviter cet écueil, je marcherai appuyé sur
des documents personnels et, au risque de rendre rébarbatives mes
affirmations, je les étayerai avec des chiffres.

DÉBUT

Il est habituellement insidieux, à tel point que les malades n'y
prennent pas garde et ce n'est que plus tard, à l'occasion d'un symptôme accentué, qu'ils se rappellent le malaise, la lassitude, la diminution d'appétit des jours précédents. Chez seulement 8 malades le

début s'est fait avec brusquerie (observ. LI, CV, CVI, CX, CXVII, CXIX, CXLVIII, LXXXIII). Deux fois par pneumonie, deux fois par congestion pulmonaire, une fois par violente céphalée hémicranienne, une fois par malaise extrême avec frisson intense et vomissements, deux fois par orchite. Ce début par orchite, outre son intérêt de nouveauté, contient un enseignement que nous n'aurons garde d'oublier dans la discussion des localisations de la fièvre de Malte.

Les quatre pneumonies ou congestions pulmonaires initiales apportent aussi leur contingent d'arguments solides ; nous y reviendrons.

PÉRIODE D'ÉTAT

Symptômes généraux

Une distinction me paraît indispensable tout d'abord. Le polymorphisme de la fièvre de Malte, véritable polymorphisme anatcmique, s'applique surtout aux *lésions* et beaucoup moins aux symptômes. Parmi ces derniers un certain nombre se rencontrent dans la majorité des cas ; s'ils perdent isolés une grande partie de leur valeur, réunis ils équivalent à une signature. Et la plupart de nos observations les montrent réunis.

Dans cet ensemble symptomatique je range les *sueurs profuses, les douleurs, les troubles intestinaux, l'asthénie* dont la banalité n'échappe pas, mais qu'aucune unité nosologique ne réalise ainsi agrégés dans de telles proportions et sous les formes spéciales que nous allons voir. Sur 151 malades, 98, soit les deux tiers environ, présentent ces symptômes au grand complet. Exactement 62 hommes sur 92 et 36 femmes sur 59.

Complétant l'importance de ces faits, l'étude du tracé thermique et la notion des rechutes apportent un caractère spécial de précision, qui affermit l'importance encore mal évidente de l'ensemble clinique précédent.

Entendons-nous, nous ne faisons pas ici œuvre de diagnostic et l'on serait mal venu à trouver déjà cet agrégat de symptômes insuffisant et trop peu caractéristique pour la différenciation de la maladie.

Nous développerons le tableau clinique progressivement, par touches successives ; la fièvre de Malte n'est pas de ces maladies qu'on synthétise en trois mots ; il faut multiplier les détails méthodiquement et peu à peu la figure se dégage.

Sous ces réserves je souscris entièrement à la médiocrité du groupe « sueurs, douleurs, troubles intestinaux, asthénie » comme représentatif de la fièvre méditerranéenne et tâcherai de le renforcer en son temps. Pour l'instant il vaut mieux en peser tous les éléments.

SUEURS

Dans la série des observations que j'ai relatées ici, on s'apercevra aisément de l'importance et de la fréquence de ce symptôme ; je l'ai noté soigneusement chaque fois pour me faire une opinion : voici les résultats :

Ces sueurs offrent, comme d'ailleurs les phénomènes douloureux, toutes les gammes d'intensité. Depuis le malade qui avoue seulement un peu de moiteur nocturne, jusqu'à celui qui change de linge cinq à six fois par nuit, inonde le lit et « traverse le matelas », tous les intermédiaires s'échelonnent. Je cite au hasard les observations XXXVI, XXXIV, CI, CXLVIII, CXLIX, CXLI, CXLII, CXLIII, etc. comme types de sueurs excessives. Dans des cas semblables les antithermiques, en particulier l'aspirine, le pyramidon produisent des effets déplorables et le patient déjà fatigué par une diaphorèse presque continue, paraît après une dose de ces remèdes absolument anéanti. Combien ont refusé de poursuivre une médication qu'ils déclaraient exténuante. Je ne peux oublier l'histoire de cette jeune fille (obs. XXXVI) à qui j'avais prescrit de la poudre de Dower (dans l'espoir d'atténuer l'intensité de la fluxion pulmonaire). Quelques minutes après l'absorption du premier cachet (0 gr. 25) la malade est subitement noyée de sueurs froides, son teint blêmit, ses lèvres deviennent violacées, elle donne l'impression de la mort imminente ; on se précipite : des cordiaux, du café presque bouillant, des linges chauds viennent enfin à bout de cette alerte.

Absolument perplexe, je ne savais s'il fallait attribuer ce grave incident à la médication ou à une défaillance passagère du cœur, possible après tout dans un état aussi grave. Aussi huit jours après, toutes mes précautions prises, je priai la jeune fille d'absorber devant moi une nouvelle dose, mais moins forte (0 gr. 15) ce qu'elle accepta docilement.

Je n'attendis pas longtemps. La scène précédente se renouvela, quoique un peu moins accentuée et me laissa définitivement convaincu.

Pareils faits survinrent chez d'autres malades, les impressionnant au point que désormais tout cachet leur parut suspect. Aussi m'adressai-je habituellement à des pilules ou des potions.

Cette expérience porte son utilité et nous en reparlerons à propos du diagnostic ; on soupçonne déjà en quel sens.

Si maintenant nous cherchons la fréquence, nous constatons les sueurs 74 fois sur 92 hommes soit 80 0/0, et 39 fois sur 59 femmes, soit 66 0/0. On voit la haute proportion.

A côté de cette haute proportion du symptôme, il faut noter son caractère *nocturne* qui se retrouve à chaque pas dans mes observations. Habituellement la crise diaphorétique atteint son maximum entre 2 et 4 heures du matin, coïncidant avec une brusque crise thermique. Il n'en est pas toujours ainsi et je ne compte pas les malades surpris en proie à une sudation exagérée et dont la température avoisinait 40°. Certains suent du matin au soir et du soir au matin et les sueurs profuses du matin ne sont qu'un maximum. Fait intéressant et que je n'ai pas vu signalé, la sécrétion sudorale se limite parfois à un segment du corps. Quatre de mes malades accusent cette localisation ; trois à la tête, un aux membres (se reporter aux observations VII, XVIII, LXXII, CXI).

La *fétidité* depuis longtemps connue m'a paru moins constante qu'on ne dit. Evidente dans le huitième des cas, elle ne rappelle aucune odeur particulière, et les diverses comparaisons ne satisfont pas l'esprit. Je dois reconnaître que chez quelques malades accusant cette fétidité, il a été impossible de la reconnaître. Il est probable qu'il s'agit là d'une altération passagère de l'olfaction et à ce propos, je signale les troubles du goût dont je dirai un mot plus loin.

En résumé, *fétidité* inconstante, souvent *objective*, quelquefois purement *subjective*.

DOULEURS

Entre tous, ce symptôme frappe l'attention des profanes ; et peut-on s'en étonner quand on voit souffrir encore au bout d'un an de pauvres gens qu'une arthralgie de l'article sacro-iliaque, des vertèbres lombaires ou de la hanche, a cloués au lit dès le début. Exception sans doute, ce cas particulier (obs. CXL), mais combien d'autres malades ne peuvent bouger pendant plusieurs mois durant.

Sous cette appellation générale de *douleurs*, se groupent pêle-mêle des lésions diverses : arthralgie, arthrites (sèche, séreuse, plastique ou suppurée), névralgies, névrites, myalgies, ostéalgies réunies par le lien d'une expression commune, qui s'impose aussi bien à l'entourage qu'au médecin. Etudier séparément ces localisations du mal, troublerait l'harmonie de l'aspect clinique et en éparpillerait l'intérêt. Or, plus peut-être que toute autre affection, la fièvre de Malte réclame la synthèse.

A ce titre, établissant la proportion des *douleurs*, je les trouve dans mes relevés 77 fois sur 92 hommes, soit 83 0/0, et 40 fois sur 59 femmes, soit 67 0/0. Ce privilège de la femme l'accompagnera dans toute cette étude clinique. Elle est moins souvent et moins gravement touchée, sa réaction à la maladie prend généralement une allure discrète, ce qui, entre parenthèses, ne facilite pas le diagnostic. — Toutes les localisations, toutes les intensités, toutes les variétés de durée et d'inconstance existent depuis la généralisation à toutes les jointures jusqu'à l'atteinte passagère et limitée d'une articulation, d'un nerf, d'un muscle, d'un os, etc. La lecture de mes observations démontrera jusqu'à quel point extrême varie le tableau « douloureux ». 23 malades sur 151 s'en tirent avec une localisation unique ; 7 à 8, au contraire, sentent la douleur aller d'une articulation à l'autre, se promener dans tous les points du corps sans jamais les frapper sévèrement. Tous les autres font de la « polyalgie » répartie sur les divers éléments de l'appareil locomoteur.

Je n'insiste pas pour l'instant sur l'anatomie et la topographie détaillée des douleurs. Je remarque seulement en passant l'énorme fréquence de l'*arthralgie sacro-iliaque* (un malade sur trois), la curieuse lésion d'un genou, deux pseudo-coxalgies, une hyperostose de la clavicule, une pseudo-tumeur blanche du cou-de-pied.

Troubles intestinaux

En tête vient la *constipation*. Absente 27 fois sur 92 hommes, 19 fois sur 59 femmes, elle se trouve au contraire excessive sur 32 hommes et 17 femmes. Pour résumer d'une manière nette toutes les déductions à tirer de ces chiffres on peut dire : constipation nulle dans un tiers des cas, extrême dans un autre tiers, seulement appréciable dans le tiers restant.

Des malades ne vont pas à la selle de 15 jours à 3 semaines ; beaucoup passent une semaine. Jamais dans ma clientèle le lavement n'a fleuri aussi bien que depuis la fièvre de Malte. Irrigateurs variés et seringues anciennes, trônent en bonne place dans la chambre et mieux que tout interrogatoire, renseignent sur l'intestin du client.

Cette rareté s'accompagne parfois d'entéralgie et d'expulsion de muco-membranes, réalisant chez quelques malades le syndrome de l'entérocolite muco-membraneuse. Nous y reviendrons.

La diarrhée, peu fréquente, n'est évidente que dans 16 observations, c'est-à-dire dans le 1/10ᵉ des cas. Chez trois malades, elle apparaît dès le début ne comportant un pronostic grave que pour un seul cas (obs. CXVIII). Chez les autres, elle succède alors à la constipation (obs. XXVI, XXXIV, XXXVI, LVII, LVIII, LXXVI, XCIV, CIV, CLX, CLIX). Elle peut durer jusqu'à sept mois (obs. LXXII).

A quelques exceptions près, la diarrhée concorde avec des formes sévères ou prolongées. Quatre diarrhéiques sont morts ; huit autres oscillent pendant des mois entre des périodes de mieux et de moins bien et sont incapables de se livrer à aucun travail.

Asthénie

Pour l'asthénie, les pourcentages deviennent inutiles, la fièvre de Malte asthéniant toutes ses victimes. Seulement, comme pour tous les autres symptômes, il faut établir des distinctions d'intensité et de durée. Je vois des malades vaquer lamentables, que le moindre effort essouffle et que la plus anodine des émotions impressionne extraordinairement. A leur voix lasse, cassée, à leur regard découragé et angoissé à la fois, on devine plus encore qu'à travers le visage, ravagé et terreux, la profonde démoralisation de tout leur être. Incapables du plus minime travail, ils errent, tels des cadavres ambulants.

D'autres, au contraire, qui jouent leur vie sur une localisation grave (congestion pulmonaire par exemple) ou sur une forme généralisée de l'infection, se voient au bout de leurs peines après quelques mois et reprennent allègrement leurs occupations.

L'asthénie se rencontre parfois dans des cas vierges d'autres symptômes. Certains ne gardent de la fièvre de Malte qu'une impression de lassitude constante, d'apathie invincible et tel qui n'y prend pas garde ne se déclare pas malade, mais s'accuse de paresse et d'indolence. *Experto crede Roberto.*

Ce qui revient à dire : il n'existe pas de parallélisme entre la gravité de la maladie et l'accentuation de l'asthénie. Le sujet de l'observation XCVII n'a pas gardé le lit un seul jour ; et plus d'un an après le début du mal, il court encore après ses forces disparues.

A ce tableau précis, je dois ajouter une ombre : l'asthénie, loin de se montrer toujours sous un aspect dramatique, se cache à certaines périodes derrière la *bouffissure* généralisée ou limitée à la face. A tel individu dont les traits opulents, rosés, respirent la santé dans sa splendeur, cette robustesse présumée s'évanouit dans le simple mouvement de ramasser un objet.

Il est vrai, cet œdème ne se pare pas toujours d'aussi trompeuses couleurs et des malades engraissés, bouffis, paraissent plutôt manquer de sommeil que jouir d'une énergie dont ils sont bien éloignés.

Nous pouvons maintenant revenir à quelques pages en arrière et répéter que l'ensemble symptomatique « sueurs, douleurs, troubles intestinaux, asthénie, » déjà décrit, se retrouve dans les deux tiers des observations. Les détails précédents n'ont pas besoin d'autre justification. Mais quelque fréquent qu'il soit, ce groupe ne suffit pas à donner un caractère complètement original à la fièvre de Malte. Il faut plus. Aussi, entre une multitude de symptômes et de signes cliniques, nous choisirons les ondulations de la fièvre et les rechutes comme plus caractéristiques.

Ondulations de la fièvre

L'appellation de fièvre ondulante, que certains auteurs appliquent à la fièvre de Malte, énonce un côté intéressant du tracé thermique,

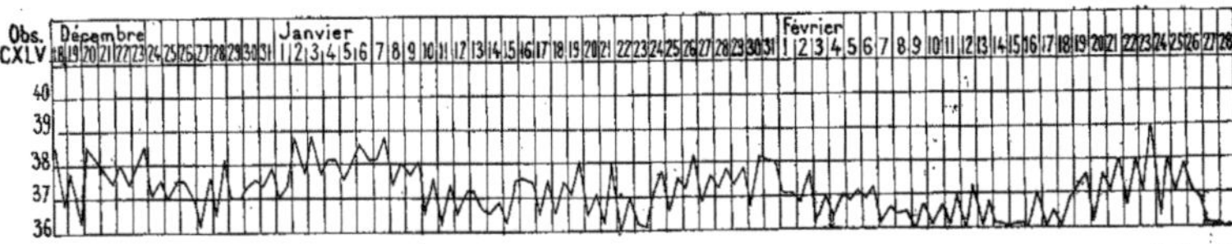

Graphique I.

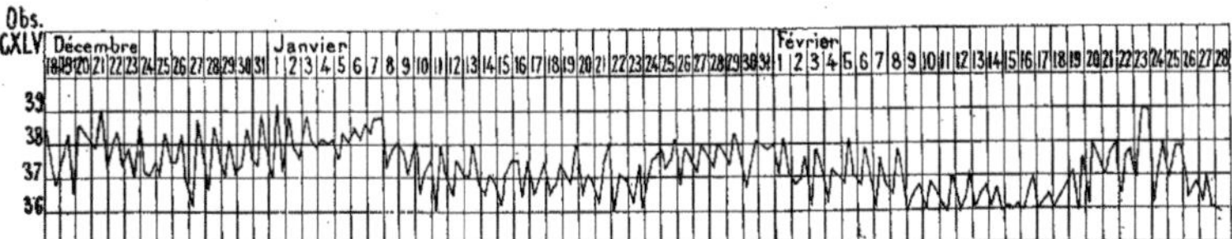

Graphique II.

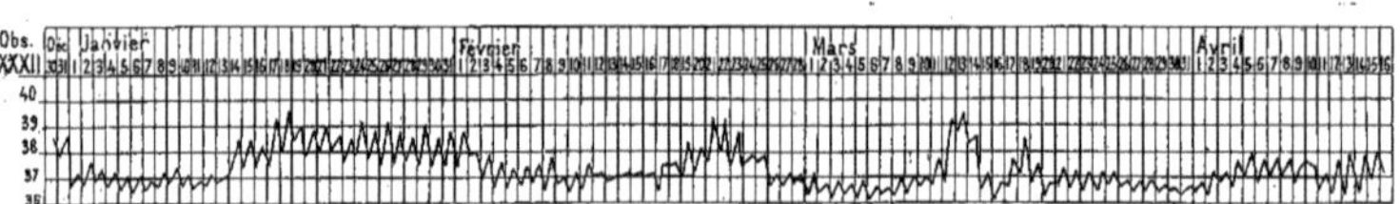

Graphique III.

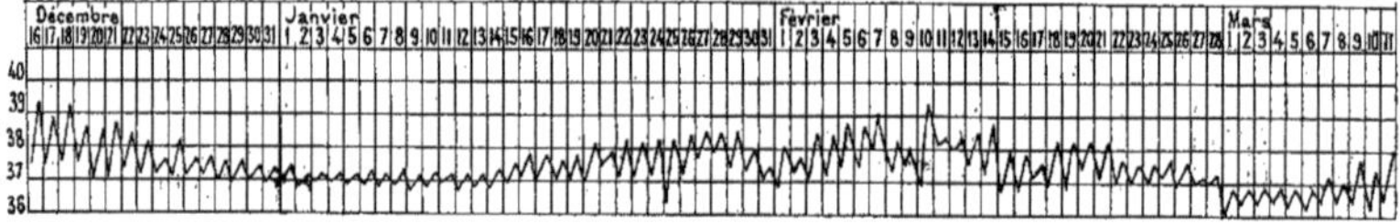

Graphique IV.

d'ailleurs depuis longtemps remarqué. Malheureusement, si les ondulations apportent dans la balance du diagnostic un élément puissant, elles n'échappent pas à la règle que possèdent en commun la plupart des symptômes de cette maladie : la variabilité. Il en résulte pour la description une difficulté extrême dont Schoull se tirait fort bien en baptisant la fièvre « fièvre folle », vocable qui fait image et met dans l'œil mieux que tout graphique son caractère de bizarrerie.

Prenons la courbe de l'observation CXLV. A première vue, on est désorienté devant l'incohérence de cette multiplicité de traits ascendants et descendants. Cependant, à mesure que l'attention s'appesantit, de grandes lignes se dégagent et l'esquisse de quatre ondulations émerge de plus en plus nette. Mais ces « vagues » thermiques ne s'étendent pas sur un même laps de temps ; elles commencent et finissent confusément ; la période de repos qui les sépare semble envahie à certains moments par le prolongement du tumulte précédent ou secoué par les premières agitations du prochain orage. Et puis, quelles irrégularités ! Les températures des premiers jours s'échelonnent suivant le type inverse. Ce n'est rien. Reportons-nous au graphique II, qui reproduit le graphique précédent, à cette différence près qu'il porte trois indications quotidiennes au lieu de deux. Nous découvrons là un caprice de plus de cette fièvre folle. Entre les températures matinale et vespérale basses, s'élève un clocher; c'est la température de midi qui dépasse les précédentes de 1 à 2 degrés. Clocher qui ne se montre pas tous les jours, puisque sur ce tracé, il n'occupe que 39 jours sur 73 (1).

On comprend combien une étude claire de ce symptôme devient malaisée ; chaque malade donne une courbe originale qui nécessiterait à elle seule de longues considérations. Aussi faut-il se borner à des précisions d'ordre général.

La durée des ondulations, de délimitation parfois obscure, varie largement. L'observation CXXXII, courbe III, en possède deux de trois jours chacune et une de trois semaines. J'en ai rencontré de un mois (CI) et de 36 jours (courbe III). Le grand nombre oscille entre huit et quinze jours.

Dénuées de régularité et d'uniformité, ces ondulations manquent aussi de hiérarchie. Sans doute l'ondulation initiale s'impose souvent.

_____

(1) Un des malades du Dr Mazel (de Nîmes) donne aussi le clocher de midi.

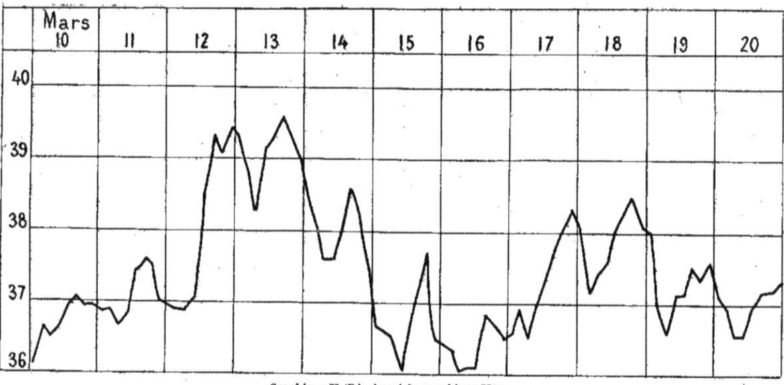

Graphique V (Développé du graphique III).

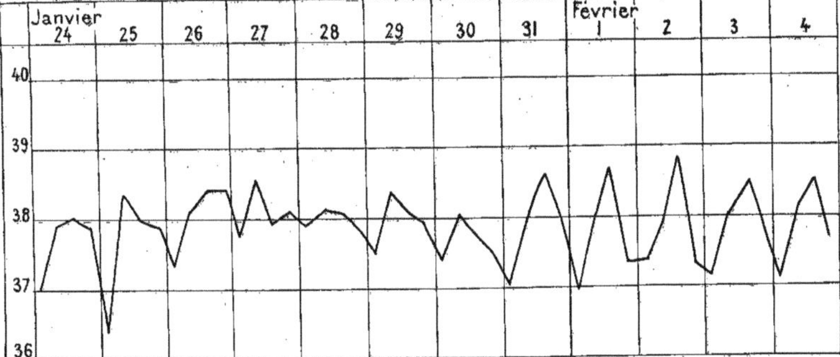

Graphique VI. (Développé du graphique IV).

comme plus longue et plus intense ; l'inverse arrive et, sans chercher bien loin, la courbe III nous montre une vague fébrile mourant le troisième jour.

Entre deux soulèvements, le tracé thermique descend et oscille autour de la normale. Cette dépression s'étend sur une longueur fort variable. A côté de dépressions durant 22 jours, d'autres cessent après quarante-huit heures (courbes III et IV). Dans certains cas, on découvre une véritable fièvre continue sur laquelle les ondulations se détachent mal tracées, échappant à une attention distraite (courbe I). Par contre, on rencontre des plateaux dressés à pic, coupant brusquement l'uniformité d'une apyrexie régulière (courbes III et V).

Les indications précédentes valent, parce que tirées de maladies évoluant en dehors de toute médication susceptible de les influencer. Seule la femme de l'observation CXLV, courbe I, a reçu deux injections de sérum antidiphtérique ; je dirai plus loin pourquoi.

L'étude des variations de la température quotidienne fournit des détails précieux, surtout précieux au praticien qui s'en inspire dans ses prescriptions. Je donne ici, à l'appui de cette opinion, deux graphiques indiquant respectivement quatre et huit températures par jour. Du premier, qui n'est qu'un fragment de la courbe IV, découlent les réflexions suivantes :

On ne peut ajouter une absolue confiance aux intervalles apyrétiques des courbes habituelles. Dans l'exemple précédent, le tracé ordinaire avec indications biquotidiennes porte une dépression les 30, 31 janvier et le 2 février. Reportons-nous au tracé développé, cette dépression n'existe plus. Autre réflexion : le graphique ordinaire nous fait croire à la régularité du maximum vespéral ; cette régularité ne tient plus devant le tracé développé qui nous montre ce même maximum oscillant de 2 heures de l'après-midi à 2 heures du matin. Et encore nous sommes loin des bizarreries sans nombre de la courbe I.

Avec les mêmes procédés, nous arrivons à surprendre une rechute en flagrant délit. Le 10 mars, apyrexie depuis douze jours. Le 11 mars, soulèvement sans importance. Le 12 mars, la température quitte brusquement la normale à partir de midi et s'élève de 2°5 en l'espace de 6 heures. Cet orage finit comme il a commencé et au bout de trois jours, le malade revient à l'apyrexie.

Pouvons-nous maintenant distinguer, suivant les types de la fièvre, des formes rémittentes, des formes intermittentes et des formes continues. Je ne le pense pas, me basant sur mes observations qui donnent souvent pour un même malade un mélange des divers types.

D'ailleurs, j'avoue ne pas bien saisir l'importance de cette division factice ; elle complique une description déjà malaisée et n'amène avec elle aucune utilité diagnostique.

Le terme de « fièvre folle » dit mieux et d'une façon imagée, la caractéristique de ce symptôme thermique que j'appelais déjà fièvre à surprises avant de connaître l'heureuse expression de Schoull.

Il ne me reste plus, avant de parler des rechutes, qu'à signaler les températures extrêmes. Je note 41°3, dans l'observation CXXXVII et une hypothermie accusée chez le malade de l'observation CVI qui jusque-là hyperpyrétique, 40-41, présenta brusquement une nuit tous les symptômes du collapsus ; le contact de sa peau rappelait le froid cadavérique. Le thermomètre resta insensible à 35°. La guérison survint après cette alerte et vingt-quatre heures de situation alarmante (1).

RECHUTES

Important à cause de son relief, ce symptôme donne à la fièvre de Malte une allure tout à fait caractéristique. Mais encore faut-il s'entendre. La rechute est-elle fonction de l'état général ou seulement de la température ?

Si l'on prend ce dernier élément comme étalon, les appréciations ne pourront se formuler que sur la foi de tracés thermiques détaillés. Et encore demeurera-t-il parfois beaucoup d'incertitude. Prenons comme exemple la courbe I. Qui ne voit la difficulté extrême d'une précision quelconque. Après une grosse dépense d'attention, on distinguera trois rechutes, mais combien estompées. Interrogez la malade sur ce point ; elle vous répondra : « Je n'ai pas rechuté » et de fait, aucune rechute ne s'est extérieurement manifestée en dehors des indications thermométriques. Par contre, l'état général fournit une base sérieuse de détermination. Un méditerranéen marche à grands pas vers la guérison ; l'appétit revient ; les forces s'annoncent ; soudain, une douleur s'empare d'une jointure, d'un nerf, d'un muscle..., l'appétit disparaît, l'asthénie augmente ; ce malade si gai la veille, paraît au bout de huit jours complètement effondré.

(1) Un malade extrêmement anémié oscille depuis une dizaine de jours entre 35,4 et 37. Les basses températures 35,4, 35,6, se montrent à midi.

Pour d'autres, la rechute se fera sans intervention de la douleur. La progression lente vers le mieux subit un temps d'arrêt ; l'amélioration rétrocède ; une semaine suffit à compromettre tout le mieux de plusieurs mois.

Le nombre des rechutes ainsi comprises varie pour nos malades de 0 à 6. Une certaine proportion de formes atténuées n'offre pas ce symptôme ; en dehors de ces cas, le chiffre habituel avoisine 3.

A la base de ces « reviviscences », plus d'une fois on ne trouvera aucune cause occasionnelle. Souvent le malade accuse une fatigue, un refroidissement, une indigestion. L'histoire suivante en offre un exemple typique.

S..., 40 ans, séro positif, couché depuis le 18 avril, commence à se lever le 20 mai. Après une convalescence exceptionnellement rapide, il va passer quelques jours chez sa sœur, à 20 kilomètres. Il reste là depuis la dernière semaine de juillet jusqu'au 11 août, se livrant à des travaux pénibles. Il revient le 11 août et effectue les 20 kilomètres du trajet à pied. Il se couche peu fatigué. Le lendemain matin, une violente arthralgie sacro-iliaque droite l'éveille et le cloue au lit jusqu'en décembre, le torturant sans répit (obs. LXXX).

Je ne manque pas de faits analogues. Un de mes clients me fournit sur ce point de fort utiles renseignements. Pourvu de nombreux loisirs de par sa profession et sa maladie, il rédige sur ma prière son auto-observation détaillée. Et comme il s'étudie très minutieusement, pesant les plus petits symptômes comme aussi les moindres caprices du tracé thermique, ses documents acquièrent une indéniable valeur. Dans ces documents, l'influence de la fatigue, du changement brusque de température, des écarts de régime apparaît incontestable. Et quelque invraisemblable que paraisse cette affirmation, l'état général de mon malade se trouve défavorablement impressionné par les vents du Sud-Est.

Je m'appesantis sur cette genèse des rechutes, prévoyant l'appui utile qu'apporteront les notions précédentes à l'instauration d'une thérapeutique éclairée. Pour mieux soigner la fièvre de Malte, il faut la connaître moins mal.

Déjà il me semble que, chemin faisant, la symptomatologie commence à s'éclaircir. Sueurs profuses, douleurs, troubles intestinaux, asthénie, fièvre ondulante, rechutes, forment un bloc d'individualité suffisante, malgré la banalité de ses éléments séparément considérés. Ainsi fait l'architecte à qui des matériaux uniformes servent pour l'édification de monuments variés.

Mais, hâtons-nous de le dire, ce bloc n'est qu'un bloc fonctionnel, qu'on rencontre habituellement et qui se surajoute à des lésions diverses. Ces dernières acquièrent, de par leur juxtaposition à l'ensemble symptomatique décrit, une valeur diagnostique puissante. Aussi les détaillerons-nous attentivement.

Toutefois, avant de les aborder, je dois réserver ici même une place à deux manifestations intéressantes de la fièvre de Malte : l'orchite et les hémorragies.

Orchite

L'orchite ne se trouve jusqu'ici qu'à titre épisodique dans les descriptions ; on la cite en courant, à la queue d'autres symptômes d'importance diverse, Rousseau Langwelt la dit rare, tardive, douloureuse, généralement unilatérale, jamais suivie d'atrophie ; d'autres la rangent parmi les complications.

L'épidémie de St-Martial semble infirmer ces données, comme je le démontrerai au chapitre de l'appareil génital. Déjà j'indique sur 132 hommes, 27 orchites mono ou bilatérales, soit du 20 0/0, et j'insiste fortement sur la grande valeur de cette localisation comme apportant dans la différenciation de la maladie un des éléments les plus sûrs.

Hémorragies

A côté de l'orchite, piteusement reléguée dans les accessoires, les hémorragies réclament encore plus d'intérêt puisqu'elles n'obtiennent, et encore pas toujours, qu'une mention et une mention décevante. Les auteurs qui en parlent par expérience personnelle ou d'après l'expérience des autres, soulignent généralement leur caractère exceptionnel (1).

Dans un résumé clinique de l'épidémie, paru dans le *Montpellier médical*, en insistant sur la nouveauté du fait (2), je signalais les hémor-

---

(1) Modinos le premier a signalé un cas d'entérorragie dans la fièvre de Malte. Le malade de Sicard et Lucas eut du mœlena. Hémorragie intestinale encore dans une observation de Simond, Aubert, Blanchard et Arlo.

(2) MM. Lagriffoul et Roger, dans la *Province Médicale* du 18 juin 1910, écrivent : « Les épistaxis sont peut-être plus fréquentes que les classiques ne les décrivent au cours de la F. de Malte ». Ils ne m'en voudront pas de leur rappeler que dans un article du *Montpellier Médical*, le 20 février 1910, j'insistais tout particulièrement sur ce fait.

ragies comme atteignant dans mes observations le 1/8ᵉ des cas. Ce chiffre ne se rapporte qu'aux hémorragies abondantes ou largement appréciables. Mais si j'y ajoute les épistaxis légères, les crachements de sang, etc., j'obtiens un total de 49 malades, c'est-à-dire environ le 1/4 des cas. Nous voilà loin de l'hémorragie exceptionnelle.

Parmi ces 49 malades, je compte 30 hommes et 18 femmes. — 19 hommes et 6 femmes ont saigné avec une abondance plus ou moins prononcée ; inversement, 12 hommes et 12 femmes accusent une hémorragie très modérée.

Quelle part dans ces chiffres revient à l'entérorragie, à l'hémoptysie, à l'épistaxis, à la métrorragie, à la spermatorragie ? C'est ce que nous verrons dans la revue de l'appareil circulatoire ; nous y verrons aussi minutieusement détaillé, un caractère *jusqu'ici inconnu* de ces hémorragies, à savoir leur *caractère familial*. Cinq familles m'ont donné 14 malades hémorragiques. J'exposerai les preuves à l'appui.

Au seuil de l'étude que nous allons essayer des manifestations limitées à chaque appareil, il me paraît bon, pour mieux garder à l'esprit le profit de toute l'information précédente, d'en faire la synthèse et opposer à la *constante* fonctionnelle : « sueurs, douleurs, troubles intestinaux, asthénie, fièvre ondulante, rechutes » les *particularités* respiratoires, digestives, nerveuses, etc., que nous rencontrerons bientôt. A côté, dans une place réservée, bien en vue, nous installerions l'orchite et les hémorragies.

Symptômes locaux

(Revue des divers appareils)

Au lieu de ce titre, qui fait le pendant de la « symptomatologie générale » maintenant terminée, j'avais pensé écrire : « Localisations ». J'y renonce, voici pourquoi :

Le terme « Localisations » implique une intervention du microccoccus melitensis. Or on m'objectera que rien ne prouve la spécificité de toutes les congestions pulmonaires, des orchites, des arthrites, etc., qu'il faut ne voir là que des épiphénomènes, de relation purement accidentelle avec la maladie.

Entendu ; cependant, puisque l'occasion se présente, pourquoi ne tâcherions-nous pas de débrouiller ce problème.

Sans recourir aux exemples multiples d'infections secondaires, telle l'angine diphtérique dans la scarlatine, je citerai l'observation CXXII, une femme qui offrit avec le syndrome méditerranéen dans son ensemble, des symptômes non douteux de pyélonéphrite suppurée. Pyurie abondante ; pas de traces de cystite ; le point paraombilical est extrêmement douloureux ; les reins paraissent gros ; le gauche plus que le droit, mais la défense musculaire à ce niveau ne permet pas une précision absolue.

Cette pyélonéphrite dont je suis la marche attentivement, mesurant chaque jour le volume du dépôt purulent, constatant les oscillations, la succession de véritables décharges à des périodes de silence urinaire, cette pyélonéphrite évolue rapidement vers la guérison (définitive en 5 mois) non sans avoir jeté souvent de l'incertitude dans le pronostic.

A l'examen bactériologique, gonocoques seulement, mais en abondance.

Cette histoire ébranlerait la valeur des symptômes locaux qu'il nous reste à voir, si, heureusement, les faits ne manquaient pas, affirmant au contraire la culpabilité du micrococcus à l'égard de certaines lésions.

Fiorentini a décelé le micrococcus dans des crachats de pneumonie lobulaire. Durand de Cottes l'isole à l'état de pureté dans des abcès ; on le rencontre assez souvent dans la rate, le foie, les épanchements péricardiques ou articulaires.

Ces faits s'imposent indiscutables. Cependant, sans négliger leur appui et pour ne pas sortir de notre terrain, purement clinique, je m'adresserai à cette même clinique pour bâtir une opinion sur la spécificité de telle ou telle manifestation locale.

Prenons l'orchite. J'entends dire : infection secondaire. Très bien ; mais que faites-vous alors de mes deux orchites initiales (obs. LI et CXLVI) ? A moins de cultiver le paradoxe pour lui-même, on répugne à l'idée d'une maladie commençant par une infection *secondaire*. Laissons là l'orchite. Nous nous heurtons à la même remarque : Pneumonie initiale (obs. CXLVIII, CV), congestion initiale (CXLIX, LXXXIII), arthrite initiale avec épanchement (VII).

Allons plus loin : un malade (obs. CXLII) fait de l'orchite suppurée gauche. Avant d'inciser, je prélève par ponction aseptique 2 ou 3 centimètres cubes de pus. Au microscope, pas de gonocoques, pas de streptocoque, ni staphylocoques. Aucun micro-organisme n'ap paraît. Peut-être le microcoque s'y trouvait-il mais il aurait fallu l'isoler.

Il me semble après cela qu'on peut passer outre toute discussion oiseuse et ranger à l'actif de la fièvre de Malte les diverses lésions qu'elle laisse sur son chemin, sans se préoccuper outre mesure de leur nature microbienne. Je dirai mieux ; l'orchite émanerait-elle d'une infection secondaire — et je ne le crois pas — sa place resterait au premier rang dans la symptomatologie. Clinique et laboratoire font deux. Il importe que le praticien sache devoir trouver cette lésion et d'autres au cours de la fièvre de Malte ; la genèse de chacune lui importe peu.

APPAREIL RESPIRATOIRE

Négligeant l'ordre anatomique, j'inscrirai en première ligne, la *congestion pulmonaire* dont je relève 23 cas. En éliminant 11 malades chez qui cette manifestation a passé légère et transitoire, se traduisant seulement par une légère dyspnée, quelques saccades de toux sèche, des crachats striés de sang, il reste douze congestions marquées, également partagées entre l'homme et la femme et qui se répartissent ainsi : *Cinq* congestions diffuses, mono ou bilatérales, *cinq* congestions de la base, unilatérales, *deux* congestions du sommet, unilatérales aussi.

La forme diffuse, bénigne dans les observations XXII, XXVI, CXIX, bénigne aussi chez le sujet de l'observation XXXIV, qui finit par succomber après un an de maladie, a comporté un dénouement mortel chez une femme déjà compromise par un rétrécissement mitral. (obs. XLIV).

En dehors de ce cas où les accidents accusèrent dès le début des allures redoutables, la congestion diffuse s'est accompagnée de dyspnée supportable, de fièvre intense avec sueurs profuses, de crachats hémoptoïques. Pas de modifications à la percussion.

La congestion de la base touche également cinq malades. Pour deux d'entre eux cette lésion constitue tout le fonds de la maladie. Il s'agit de jeunes filles, 19 et 20 ans (obs. CXLIX, XXXVI) qui, après un début de durée inégale, sont brusquement prises de phénomènes respiratoires intenses : dyspnée, toux fatigante, fièvre 39-40, sueurs excessives, crachats sanglants ou petites hémoptysies ; ces symptômes

accompagnent les signes sthétoscopiques habituels : la moitié inférieure du poumon forme un bloc dans lequel à certains jours l'air
pénètre à peine, et où d'autres fois éclate une pluie de râles. Matité
de bois.

Chez la jeune fille de 19 ans, le mal s'immobilise dans le côté droit ;
sa compagne, moins heureuse, après deux mois de congestion droite,
est en proie à l'atteinte du côté gauche qui guérit au bout de quinze
jours pendant que récidivait l'autre côté. La guérison se fait enfin.

Je ne puis exprimer suffisamment combien ces malades rappelaient
les tuberculeux aigus. Les pommettes rouges, les yeux brillants, la
toux incessante, les sueurs profuses, la dyspnée, la teinte violacée
des lèvres, contribueraient à une confusion qui, malgré l'intégrité des
sommets, s'imposait devant cette lésion pulmonaire survenue ainsi
sans raison apparente (j'entends sans raison apparente pour qui
ignorait la fièvre de Malte). Dans trois autres cas la congestion de
la base dramatisa moins les événements (obs. XIV, LXXXIII,
CLXVII).

Localisée deux fois à droite, une fois à gauche, elle évolue ici sans
plus de bruit qu'une pneumonie d'intensité modérée : comme symptômes la fièvre 38,5-39,5, les sueurs, les crachats rouges, la dyspnée.
Matité à la percussion. Au huitième et au neuvième jour, fausse
défervescence suivie après quelques jours d'une reprise des symptômes généraux, moins intenses il est vrai, comme d'ailleurs les signes
sthétoscopiques eux-mêmes.

Restent les deux cas de congestion du sommet. Nous nous y arrê-
terons un instant, vu la qualification de pseudo-tuberculose qu'ils
entraînent à certains types de fièvre de Malte.

Le premier (obs. I) a trait à un jeune homme de 30 ans, alcoolique
et gros fumeur que je vis en avril 1909. Il tousse et crache depuis
février et a maigri considérablement. Il sue la nuit, n'a pas d'appétit.
A la percussion submatité très nette au sommet droit, dans les fosses
sous-claviculaires et sus-épineuses. J'ausculte, des râles humides
remplissent le sommet.

Fièvre 39º (5 heures du soir).

Tuberculose, n'est-ce pas ? Oui, mais cette tuberculose disparaît
complètement au bout d'un mois ; mais ce malade souffrait il y a
quinze jours d'une orchite. Le séro est positif. Je ne crains pas de
l'avouer, à ma première visite j'ai cru le malade tuberculeux. — Et

je dois avouer encore une autre erreur ; de celle-ci, je me lave absolument : c'est à propos du second malade (obs. XXI).

Il y a 5 ans j'avais soigné cet homme âgé actuellement de 30 ans, pour une lésion non douteuse du sommet droit, avec submatité, craquements et les symptômes ordinaires ; toux, sueurs nocturnes légères, amaigrissement, asthénie, et une petite hémoptysie. La guérison se fit attendre deux ans, mais elle arriva grâce à la persévérance de mon client.

Or, l'an dernier, en février, il accuse une légère douleur au niveau de l'épaule droite, il tousse, il sue, il n'a pas de forces, vite je vais au côté suspect ; submatité, quelques râles humides, bronchophonie. Plus de doute, le foyer éteint renaissait de ses cendres. Trois semaines plus tard l'auscultation restait muette. La fièvre de Malte évolua suivant le type ambulatoire avec séro positif naturellement.

Je retiens ces faits pour en discuter l'importance touchant le diagnostic. Ils donnent lieu à des réflexions troublantes (1).

Avec ses 23 cas, dont 12 très marqués, la congestion pulmonaire laisse loin derrière la *pneumonie*. Quatre observations seulement relatent cette lésion (obs. LI, CV, CXVII, CXLVIII) et chaque fois au côté droit. Dans chacune d'elles, elle s'y comporte suivant son mode particulier. Début brusque, frisson, fièvre, point de côté (inapprécié chez l'enfant CV), dyspnée, crachats jus d'abricot. Evolution naturelle. Dans deux cas défervescence au huitième jour ; guérison de la pneumonie ; reprise de la fièvre à des laps inégaux et continuation de la maladie sous d'autres aspects.

La pneumonie de la fillette ne cède qu'au douzième jour, et après cinq jours d'apyrexie laisse la place à une congestion pulmonaire qui persiste entière cinq semaines environ. Enfin le sujet de l'observation LI meurt au bout de quatre jours après de violents accès de délirium tremens, amplement justifiés par des habitudes alcooliques, qu'aggravait l'abus du tabac et du travail.

La pneumonie nous amène tout naturellement par relations de voisinage à la *pleurésie*.

Cette *pleurésie* est *sèche*. Je n'ai jamais vu de pleurésie humide dans la fièvre de Malte et je remarque à ce propos l'extrême rareté de pleurésies humides dans ma clientèle, puisque j'en compte un seul cas dans un délai de cinq ans.

(1) Voir p. 98.

Cette *pleurésie sèche*, trois de mes observations la rapportent. Sur ce nombre, il y a deux morts (obs. XXXIII, CXVIII), qui relèvent d'ailleurs de la méningite ; cela si bien que pour le premier malade, la pleurésie n'existait plus depuis longtemps, lorsque l'épisode final a commencé ; pour le second, le syndrome méningé réclamait déjà l'attention avant l'invasion des phénomènes pulmonaires.

Une jeune fille de 22 ans (XX) guérit au contraire très rapidement ; guérit du moins de sa pleurésie, la fièvre de Malte continuant chez elle son évolution (type atténué).

— Deux fois, un point de côté précède et accompagne la lésion, qui se localise (1), soit dans le sinus costo-diaphragmatique gauche sur une surface égale à la paume de la main (obs. XX), soit à la base gauche (CXVIII) soit à la base droite (XXXIII). Fièvre 38-39, toux sèche, rare, avec dyspnée. — J'ai vu aussi un étroit foyer de pleurésie sèche, dans le cul-de-sac costo-diaphragmatique gauche, chez un homme de 50 ans, cliniquement méditerranéen, mais que je n'ai pu suivre.

La *bronchite*, beaucoup plus fréquente que la localisation pleurale, ne prend un certain relief que chez trois malades (obs. L, XCV, CXV).

Très grave chez le premier qu'elle débilite et qui mourra plus tard dans des symptômes rappelant l'angiocholite, elle tue le second, âgé de 76 ans et déjà atteint d'un sarcome du maxillaire. Quant au troisième, il s'en débarrasse au bout de deux mois et demi de rémissions et d'exacerbations.

La bronchite ne constitue pas à elle seule l'histoire respiratoire de ces cas ; elle s'accompagne chaque fois de congestion de la base, accentuée en particulier chez le sarcomateux.

La marche ne diffère guère de celle des bronchites ordinaires que par une plus apparente gravité ; on a constamment l'impression que derrière cette lésion une infection générale veille.

En opposition avec ces formes sévères, je trouve une douzaine de *trachéo-bronchites* d'importance et de durée inégales, mais toujours bénignes.

Par l'intermédiaire de quelques *trachéites*, de quelques *rhumes* anodins nous abordons la *laryngite*.

---

(1) Je vois en ce moment une méditerranéenne âgée de 54 ans et qui porte dans le sommet droit un foyer de *pleurite*, sans autre lésion pulmonaire.

l'autre de congestion pulmonaire, sont restés aphones ou enroués pendant quelques semaines, éprouvant une sorte de chatouillement.

Les malades XXXIII, XXXVI, atteints, l'un de pleurésie sèche, à la gorge. La fillette de l'ob. C.V. garde la voix et la toux complètement éteintes du 15 janvier au 1er mars. La toux et la déglutition paraissent très douloureuses, à tel point que l'alimentation devient malaisée. A l'examen direct, un peu de rougeur des amygdales, quelques aphtes disséminés dans la bouche, pendant quelques jours, du muguet en petites quantités, muguet dont on ne s'étonne pas avec un état général si déplorable. Pas de ganglions cervicaux. Au bout d'un mois et demi la voix reprend lentement son timbre normal, à mesure que la dysphagie diminue, que les phénomènes congestifs s'amendent, que le retour à la santé se fait. La fièvre a suivi presque toujours le type inverse.

Appareil circulatoire

La fièvre de Malte n'aime pas le cœur. Cet axiome, qu'on pourra trouver exceptionnellement en défaut, a le grand mérite d'exposer d'une façon qui frappe, une particularité de la maladie.

En relisant mes notes je ne retrouve pas une seule mention de souffle organique ; je me trompe, une observation semble me démentir partiellement (obs. CXIII).

C. M., 34 ans, femme, célibataire, souffre le 24 avril d'une vive douleur à la jambe droite ; déjà les jours précédents le membre lui paraissait lourd ; déjà aussi depuis un mois, elle se trouvait sans force, essoufflée au moindre effort, sans appétit. Frissons légers surtout le soir. Vomissements à plusieurs reprises.

A dater de ce jour, la phlegmatia alba dolens se développe, épaississant énormément la cuisse et la jambe. Une semaine plus tard les cartilages des deux ou trois premières côtes droites se gonflent, deviennent douloureux ; la peau rosit à ce niveau. Simultanément le lobe droit du corps thyroïde — la malade avait eu toujours le « cou gros » — prend de grosses proportions, au point de déterminer de la dyspnée par compression.

Pouls rapide, régulier (sauf les derniers jours) à 120-130. A l'auscultation normale dans le décubitus dorsal, la tête reposant sur l'occiput, on ne distingue que la tachycardie et la mollesse des contractions. Si l'on fait tourner la tête à gauche, on perçoit au foyer aortique, au niveau de la chondrite ou périchondrite, un *souffle aigre, bref, remplaçant le deuxième bruit.* Je multiplie épreuves et contre-épreuves, le résultat reste identique et persiste jusqu'à la fin.

L'état général empire rapidement — c'est le tableau de l'ataxo-adynamie, compliquée de dyspnée par compression. Le cœur fléchit les trois derniers jours. Il n'apparaît pas de nouveaux souffles, mais la tachy-arythmie s'installe, les bases se remplissent ; la malade meurt brusquement dans une courte crise convulsive.

Sueurs abondantes surtout nocturnes. Constipation opiniâtre, remplacée sur la fin par de la diarrhée fétide. Hoquet fréquent. Fièvre irrégulière 37-40, tremblement. Foie et rate gros et douloureux. Accès de palpitations.

Je note le regard tragique de cette femme et en rapproche l'exophtalmie, la thyroïdite, le tremblement et la tachycardie observée même aux périodes apyrétiques.

C'est la seconde méditerranéenne qui me donne l'impression du Basedow.

Ce cas de souffle aortique ne peut se mettre à l'actif d'une lésion cardiaque, pas plus d'ailleurs que le rétrécissement mitral de l'observation XLIII, rétrécissement mitral que j'avais reconnu un an auparavant et à la faveur duquel la fièvre de Malte tua la malade ; pas plus que le rétrécissement pulmonaire probablement congénital de la jeune CXVII, immuable depuis le premier jour.

Pas davantage je ne tiendrai compte du « lâchage » du cœur qui précéda la fin dans deux cas : CXXXIX, L.

Pas davantage je n'appellerai myocardite le fléchissement passager de l'organe chez CVI, CXX, XIV, puisqu'une récupération de l'énergie primitive suivit de très près cette faiblesse momentanée.

Et je ne reprocherai pas à la fièvre de Malte la cardiopathie artérielle de deux alcooliques invétérés qui, plus que l'infection par le melitensis, causa rapidement leur décès. Je ne relate pas ici leur histoire et les compte pour rien dans mes statistiques parce que je n'ai pu les suivre suffisamment, mais je n'hésite pas à les déclarer méditerranéens rétrospectivement au vu de mes notes et en colligeant mes souvenirs.

Pas d'endocardite (1), pas de péricardite, quelques souffles anémi-

(1) Notre distingué confrère, le Dr Sarradon a publié dans l'*Echo médical des Cévennes* l'histoire d'une lésion mitrale survenue chez un homme de 50 ans pendant

ques ; un souffle transitoire rétro-sternal. Et je passe de l'anatomie du cœur à son fonctionnement, à la *circulation* (1).

Pour mesurer la tension sanguine l'appareil, l'habitude et surtout le temps me manquaient. Si l'on peut se fier à la seule expérience clinique, je considère comme hypotendus la plupart de mes cas ; je pense cependant que quelques malades à pouls lent, fort, avec éclat diastolique à l'aorte ont fait de l'hypertension au moins au début.

Obligé de m'en tenir aux appréciations courantes, je ne donnerai que les indications du pouls, dans ses rapports avec la température.

Ici encore, pas de règle générale, la fièvre de Malte poussant à l'excès l'amour de la variété.

Sans doute la dissociation du pouls et de la température existe, mais elle n'existe pas toujours.

Les graphiques suivants nous éclaireront d'ailleurs.

Peut-on demander plus d'indépendance que n'en manifestent les éléments de la courbe VII. C'est le divorce complet. A 40 degrés le pouls bat à 66 ; il bat à 83 et la température s'abaisse à 36 degrés. On dirait un chassé-croisé.

Avec la courbe X le désaccord ne saisit pas l'œil aussi brutalement ; il n'éclate que par intermittences aux dix-huitième, dix-neuxième et vingtième jours et du quarante-sixième au cinquantième.

Déjà le tracé X, en dehors d'une discordance à cheval sur la seconde et troisième semaine, nous offre une ébauche d'harmonie, du moins en ce qui concerne les grandes lignes et nous ne pouvons plus nous étonner de l'accord parfait qui règne dans la courbe IX. On n'obtient guère de parallélisme plus absolu ; la seule remarque possible viserait la rapidité du pouls qui reste à 95 tandis que le thermomètre n'accuse plus que 37 degrés.

Il ne faut donc pas généraliser. La dissociation, pour si fréquente qu'elle soit, ne frappe pas toujours l'attention ; souvent elle se montre atténuée, elle manque parfois. Même variabilité pour le pouls, qui

l'évolution d'une fièvre de Malte. L'endocardite est indiquée encore dans une relation du Dr Souleyre, médecin de l'hôpital d'Oran (in *Bulletin médical de l'Algérie,* Octobre 1906).

(1) Je viens de constater, chez un de mes malades âgé de 22 ans, l'apparition d'un bruit de galop, avec déplacement de la pointe en bas et en dedans, ondulation de la paroi, tachycardie orthostatique, etc. Pas de lésion rénale. Pas d'albumine. Pouls mou et filant.

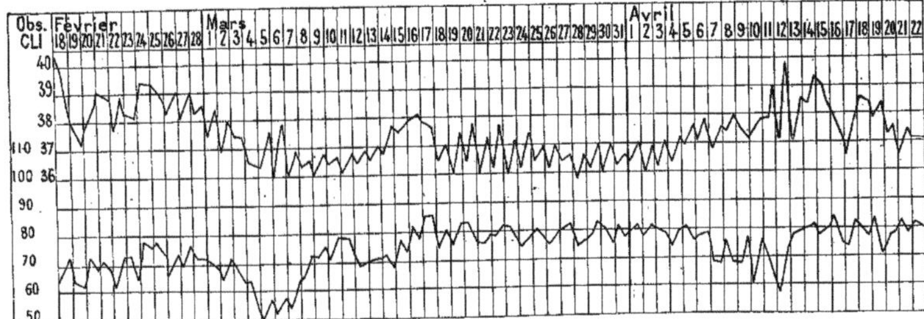

Graphique VII.

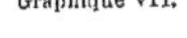

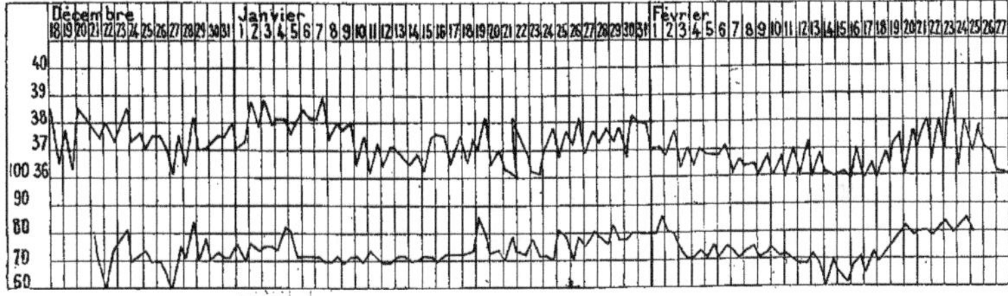

Graphique VIII (Malades des graphiques I et II):

Graphiqve IX.

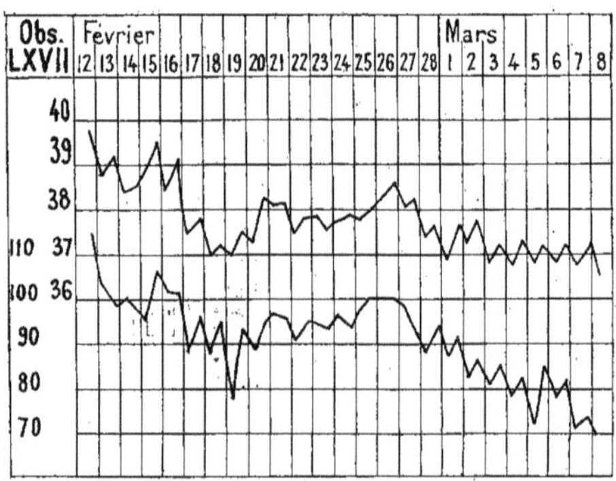

fort et lent dans certains cas, impressionne dans d'autres par sa mollesse et sa rapidité. Chez le malade de l'observation CLI, malgré l'élévation thermique, le nombre des battements oscille entre 65 et 75 Il tombe même à 50 et se maintient au-dessous de 60 pendant trois jours. Les formes graves connaissent des chiffres différents 110, 130 et au-dessus ; l'ondée sanguine paraît sans ressort, s'évanouit sous le doigt qui la presse et s'affolle à la moindre fatigue, à la plus légère émotion (1).

D'une façon générale la tachycardie se retrouve chez le plus grand nombre, et j'ajoute tachycardie orthostatique avec variation d'une à deux dizaines de pulsations en faveur de la station assise ou verticale. Cette tachycardie orthostatique confirme d'ailleurs la suspicion d'hypotension que j'ai formulée il n'y a qu'un instant. Quant à savoir sa genèse — est-elle le fait de la faiblesse du myocarde ou de la vaso-dilatation périphérique par paralysie des artérioles ; je laisse ce soin aux chercheurs.

Je signale en passant une phlegmatia alba dolens (2) dont la mort vint interrompre l'évolution et m'arrête à l'étude du sang.

Il importe peu au praticien que l'anémie méditerranéenne s'accompagne de diminution de la valeur et de la résistance globulaires, qu'il y ait leucopénie avec mononucléose habituelle. Plus éloquemment que ces termes de laboratoire, la blancheur des muqueuses gingivales et conjonctivales, la décoloration des téguments, la dyspnée d'effort, l'émotivité, l'impressionnabilité lui peignent la déchéance du tissu nourricier. Et n'est-ce pas à cette déchéance qu'il faut attribuer aussi les tendances hémorragiques de notre épidémie.

Ces *hémorragies*, dont nous avons déjà vu la fréquence, se répartissent ainsi. *Epistaxis* : 54 cas dont 3 à tamponnement, 2 à répétition ; les autres de gravité modérée ou nulle : chez certains, quelques gouttes seulement. *Entérorragies* : 2 cas. *Hémoptysies* légères : 1 cas. *Purpura* : 2 cas. *Flux hémorroïdaire* abondant : 2 cas. *Expectoration sanglante*, sang presque pur : 3 cas.

Les *épistaxis* à tamponnement proviennent de malades graves. L'un d'eux est mort plus tard de complications méningées (obs.

(1) Le Dr Dumas (de Lédignan) vient d'observer un pouls de 40, pendant 24 heures, chez un jeune homme de 18 ans. Température, 36,4.

(2) Le Dr Mazel (de Nîmes) me communique un cas de phlébite chez un de ses malades cliniquement atteint de fièvre de Malte avec confirmation du séro.

CXXXVII) ; des deux autres, l'un rechute fréquemment et se trouve couché un an après le début (obs. IX), l'autre saigne abondamment à quatre reprises et attend encore sa guérison au bout de huit mois.

Une femme, sœur du précédent (obs. XXIII) offre le type d'*épistaxis à répétition*, mais combien plus curieux. De juillet à octobre, tous les soirs à 4 heures, l'hémorragie se produit, qui nécessite chaque fois le concours de trois ou quatre mouchoirs. Ce phénomène se reproduit de février à avril 1910, mais sans cette régularité quotidienne.

L'entérorragie (obs. XXV et XXXIV) n'a rappelé en rien l'entérorragie des typhoïsants. Chez la malade de l'observation XXV, qu'une *métrorragie* abondante avait épuisée et forcée au repos, une perte par l'anus survint brusquement en juillet, au septième mois de la maladie.

Dans l'autre cas, on trouve, pendant trois semaines au moins, et presque tous les jours du sang dans les selles, quelquefois pur, parfois mélangé à des débris de muqueuse. Cet homme (obs. XXXIV), alors au troisième mois, fut emporté plus tard ayant rechuté 6 fois. Pour l'un comme pour l'autre, il ne pouvait être question d'hémorroïdes.

Beaucoup plus abondantes sont les métrorragies, dont la gravité faillit entraîner un dénouement mortel chez la femme CXXXVIII. Cette femme, dont nous avons cité le fils à propos des épistaxis à répétition, perdit du sang à deux reprises pendant quatre jours chaque fois et à cinquante jours d'intervalle ; les autres cas (obs. CXLVII, CXLV, XXX) ne compromirent pas la santé à un tel degré.

Passons sur la légère hémoptysie (obs. L) ; passons sur le purpura (obs. CXXXVII, CXV) ; passons sur les intenses flux hémorroïdaires (obs. VII, XLIII), sur le saignement des gencives (XLIII, L, etc.). La spermatorragie nous retiendra un moment, à cause de sa rareté ! Elle est survenue à une dizaine de reprises chez un homme de 40 ans (obs. CXVI) à l'occasion de coïts « Je fais du sang pur ». Au toucher, la prostate, très accessible, paraît normale. La miction et la défécation s'exercent naturellement. Pas de modification de l'impression génésique.

De ce cas de spermatorragie, se rapproche un cas de spermatorrhée, qui trouvera mieux sa place aux lésions de l'appareil génital.

Jusqu'ici ces hémorragies (1) ne comportent qu'un seul enseignement:

(1) Voir aussi un exemple d'*otorragie* abondante (Obs. CLXIX).

leur *fréquence*, opposée à la rareté considérée comme règle. Mais l'épidémie de Saint-Martial ne révèle pas seulement les tendances hémorragiques de la fièvre de Malte ; elle souligne encore leur *caractère familial*.

Le tableau ci-joint rend ce fait évident en groupant quatorze hémorragiques par familles.

(Obs. CXXXVIII (mère)) Obs. CXXXVII (fils aîné) (Obs. CXXXIV (fils)	(Obs. CLVI (père)) Obs. CLVII (mère)) Obs. CLIV (fils) (Obs. CLX (fils)
) Obs. L (père) / Obs. LI (fils)	
) Obs. CXLII (père) (Obs. CXLII (fils)	(Obs. XXVIII (mère)) Obs. XXIII (fille) (Obs. XXVII (fils)

Il suffit de se reporter aux observations indiquées pour saisir le phénomène dans toute sa netteté ; on verra aussi qu'il ne s'agit pas là de quelques petites gouttes de sang, mais d'hémorragies caractérisées. Quatre de ces malades sont morts ; des autres aucun ne peut se dire guéri et pour certains, cependant, déjà un an a passé depuis le début.

Appareil digestif

Rien de particulier à la *langue* dans son aspect général : sèche, rôtie, fuligineuse dans les formes malignes, elle est ailleurs, indifféremment sèche ou humide, saburrale ou nette, rosée ou brunâtre ; aussi ne s'étonne-t-on pas de la trouver « jolie » chez des individus fortement touchés, ou empâtée, épaisse, dans des cas atténués.

Souvent on distingue l'empreinte des dents sur ses bords. Je n'aurai garde d'oublier une lésion que je ne vois signalée nulle part (1) : l'*ulcération* et dont je compte un seul exemple. Apparue en pleine période fébrile chez la jeune fille de l'observation CXLIX, cette ulcération se présentait ainsi. Irrégulièrement circulaire, d'environ un centimètre de diamètre, située sur le bord droit, et la face supérieure à bords en partie décollés, à fond inégal, à peine douloureuse, non indurée, s'accompagnant d'un ganglion sous-maxillaire gros comme une noisette. Guérison en 15 jours.

Aucun contact de dent ne peut expliquer cette ulcération, dont

(1) Bruce a trouvé deux fois des ulcérations, l'une un cœcum, l'autre au colon. (G. Rousseau-Langwelt, Thèse, Paris 1909, p. 47).

ma cliente ne se doutait pas, et qui a disparu sans laisser de trace après quelques attouchements à l'acide chromique. Peut-être aurait-elle aussi bien guéri spontanément.

Je passe sur quelques cas de *stomatites aphteuses* survenues en cours de fièvre de Malte et qui n'ont qu'une simple valeur documentaire (1).

Au *pharynx*, l'attention la plus suivie ne permet pas de trouver autre chose qu'un peu de rougeur, parfois un gonflement des amygdales. Par exception, chez un malade de 25 ans, la fièvre de Malte débuta par une angine intense avec dysphagie ; sur les amygdales tuméfiées et rouges, s'étalait par places une légère pellicule opaline. Petits ganglions sous-maxillaires. Les phénomènes s'amendèrent en quelques jours.

Je rappelle à ce propos, la difficulté de déglutition de la fillette de l'obs. C. V. atteinte de laryngite. Le père de cette fillette fit de la paralysie du voile ; nous nous en souviendrons aux accidents nerveux.

La *fétidité de l'haleine*, le « mauvais goût » dans la bouche, si souvent indiqués par les malades dépendent probablement de *troubles dyspeptiques*. Ces troubles affectent diverses physionomies et, modifiant l'appétit, se compliquent de douleurs épigastriques ou de vomissements.

L'*appétit* nul 45 fois sur 142, irrégulier 35 fois, bon 72 fois après des débuts plus ou moins semblables varie depuis l'anorexie absolue, jusqu'à la boulimie paradoxale. Je ne reviens pas sur l'histoire du jeune homme qui s'ingurgitait une quantité de haricots malgré une température de 39°6. J'en sais beaucoup de ce genre.

La *douleur épigastrique*, spontanée ou provoquée, existe très nette dans le quart des cas environ. Ailleurs elle est inconstante et disparaît à certains jours pour reparaître à d'autres. Concurremment, mais sans relation nécessaire, se produisent des *vomissements* dont je dois dire un mot.

Les vomissements sont surtout *matutinaux*, survenant à jeun sous la forme « d'eaux » inodores et insipides, et en dehors de toute affection gastrique préexistante ou de toute habitude alcoolique. Plus rarement alimentaires, ils acquièrent quelquefois une telle gravité que l'issue fatale s'ensuit comme le montre notre observation X. En général, ils n'ont qu'un caractère épisodique.

---

(1) Je passe aussi sur les *gingivites* relativement fréquentes, et qui dans les cas traînants m'ont paru curieuses à cause du *liseré blanc nacré* qui les borde, enchâssant les dents.

Pas plus que l'estomac, la fièvre de Malte n'a respecté l'intestin (1).
Je laisse de côté la constipation ou la diarrhée, plus utilement envi-
sagés dans la symptomatologie générale ; mais j'insiste sur l'*entéralgie*. Tantôt continue, tantôt procédant par crises, cette souffrance
intestinale se rencontre chez 10 de mes malades. Son intensité variable va depuis le simple agacement, jusqu'à l'horrible impression
de dilacération, de broiement. Pour deux d'entre eux (obs. XXIX, CI),
deux nerveux, une abondante expulsion de muco-membranes marque
d'une façon indéniable l'incidence de cette entéralgie. La palpation
de leur colon ascendant le révèle dur, contracté ; il me semble rouler
sous les doigts un tuyau de caoutchouc épais. Spasme et douleur
cèdent à la belladone, qui me donne avec cet excellent résultat, la
confirmation de mon examen.

Ces *muco-membranes*, six autres « entéralgiques » les révèlent
sous diverses formes ; simples débris de muqueuse sanguinolente chez
les uns ; véritables « peaux » chez les autres.

De ce trouble intestinal, je rapproche l'*entérorragie* que nous avons
remarquée chemin faisant et la constipation me fait songer par
antithèse au gargouillement.

Ce *gargouillement* toujours localisé à la fosse iliaque ne me retien-
drait pas une minute si je ne trouvais dans ce symptôme d'ailleurs
rare (5 observations) un intérêt majeur. Il suffit de se rapporter
à tout ce qu'on a dit des difficultés du diagnostic de la fièvre de Malte,
d'avec la typhoïde pour saisir l'importance de l'élément troublant
qui peut encore s'y mêler.

Epistaxis, diarrhée, gargouillement dans la fosse iliaque, spleno-
mégalie dérivent aussi bien de l'une que de l'autre, il ne faut
plus l'oublier. J'ajoute que dans trois cas, ces bruits intestinaux
provoqués coexistaient avec la constipation.

A cette place, dans la revue de l'appareil digestif, j'inscrirai le
hoquet ; non que je veuille le moins du monde affirmer sa genèse, mais
parce qu'il se produit souvent pendant l'acte de la digestion gastrique.

Pas plus que l'ulcération linguale, je n'ai vu signaler le hoquet, mais
plus que l'ulcération linguale, le hoquet s'impose à l'observation en
raison de sa fréquence et, dans certains cas, de sa ténacité.

(1) 62 autopsies de Bruce établissent l'intégrité des plaques de Peyer, mais signalent des congestions localisées de la muqueuse gastrique et intestinale (G. Rousseau-Langwelt, loc. cit.).

Vingt-cinq malades s'en sont plaints : Indépendant des repas, chez 5 d'entre eux (obs. L, LXXXIII, XXXIV, CXL, LXV), il se met au premier plan de la maladie des trois premiers. C'est tantôt un hoquet incessant, durant 8 jours, exténuant à l'extrême (obs. L), tantôt persistant cinq mois sans répit d'un seul jour pendant trois mois et absolument rebelle à toute médication (obs. LXXXIII), tantôt il survient aux approches de la fin rendant atroces les nuits des dernières semaines (obs. XXXIV). Je ne doute pas que maintenant éclairés sur ce nouveau détail, on ne le découvre souvent.

Plus habituelles que le hoquet mais de connaissance relativement plus ancienne, les lésions du foie et de la rate ne sauraient mieux être rapportées qu'ici-même, le foie de par ses fonctions biligénique, antitoxique et glycorégulatrice ressortissant au tube digestif ; et la rate, si elle n'invoque que des relations de voisinage avec ces derniers, bénéficie du moins d'une camaraderie d'infection avec l'organe hépatique, au point qu'on ne peut oublier de palper et percuter la rate en sortant de palper et percuter le foie.

LE FOIE. — Le foie méditerranéen n'est par un foie « univoque ». Le gros foie voisine avec un foie d'apparence normale et avec un foie atrophié. Sans doute les gros foies dominent et si bien que je note seulement dans mes observations ceux, dix-sept, qu'on saisit à première vue ou plutôt au premier palper. Sur ce nombre certains acquièrent un volume notable dépassant de trois ou quatre travers de doigt le rebord costal (obs. LXXXVIII, CXXXIX, L, CLVII, LXXXI, LXXX, CXIII). Trois des malades meurent (obs. CXIII, LXXXVII) ; les autres sont sévèrement touchés.

L'observation L nous met en face d'un de ces gros foies dont une particularité frappait dès le premier examen. En plus du soulèvement costal à son niveau, on constatait la prédominance de l'hypertrophie sur le lobe droit et surtout sur le lobe carré. Pas de douleur spontanée et pression très supportable. L'organe était dur, son bord régulier restait nettement marqué. Ajoutez une teinte subictérique généralisée, sans décoloration des fèces et pigmentation de l'urine, l'augmentation modérée du volume de la rate et la fièvre (37º-38º), irrégulière, sans oscillations accentuées, sans frissons évidents. On pourrait penser à de l'angiocholite, mais doit-on dire angiocholite avec un tracé thermique pareil, et avec une telle indolence de l'organe ?

En opposition à ce cas, l'épidémie de Saint-Martial-Sumène nous montre une *atrophie* remarquable (obs. XXXIV) et une atrophie légère (obs. XIV). Je glisse sur cette dernière pour mettre en évidence l'évolution prolongée (1 an et 15 jours), d'ailleurs terminée par la mort, de la fièvre de Malte chez un alcoolique, gros buveur de vin, gros mangeur, qui de rechute en rechute tombe dans la cachexie. Malade depuis février, il passe par la série des divers symptômes : sueurs profuses, douleurs, constipation opiniâtre, puis diarrhée. Epistaxis, entérorragie, toux, appétit ondulant, boulimie et anorexie alternantes. Hoquet pendant un mois. En novembre l'atrophie du foie devient évidente ; elle s'accentue lentement jusqu'à la fin (mars). Ballonnement du ventre à partir de décembre, mais jamais d'ascite ni de circulation complémentaire. Splénomégalie modérée (matité sur cinq travers de doigt de hauteur). En l'absence de la fièvre et des douleurs, j'aurais pensé à la cirrhose de Laennec.

Entre ces extrêmes, le quart environ des méditerranéens n'offre aucune manifestation hépatique apparente.

LA RATE. — Pour éviter toute confusion, précisons d'abord la mesure de la splénomégalie. Nous admettrons avec la plupart des auteurs la morbidité de toute rate percutable. Pour ma part je m'en rapporte à la grande expérience du Dr Thibault que plusieurs séjours aux colonies ont édifié sur ce point.

Cette remarque faite, ajoutons que la rate ne se présente pas toujours sous le même volume pour un même malade ; la percussion systématique pratiquée dans divers cas, en particulier chez une femme (obs. CXLV), l'a démontré suffisamment (1). Mais ce sont là variations sans importance. Aussi, nous bornant à des considérations d'ensemble, nous dirons : rate pathologique cliniquement, trois fois sur quatre. Environ 20 grosses rates, appréciables à la palpation, parmi lesquelles six très grosses (obs. LVII, LXIX, LXXX, CIII, LXVII, CLXVII) arrivent à deux travers de doigt de l'épine iliaque A. S. et à quatre de l'ombilic (obs. LVII), déformant le thorax qui à son niveau paraît globuleux (obs. LXIX, etc.).

La *sensibilité splénique* varie d'un malade à l'autre et sans parallé-

____

(1) Un de mes malades actuels présente aussi cette rate « accordéon » variant considérablement d'un jour à l'autre. C'est une particularité peu fréquente.

lisme avec le volume de l'organe, traduite rarement par une douleur spontanée, souvent par la douleur à la pression.

Parfois la palpation ne détermine aucune impression désagréable. Ces mêmes réflexions s'appliquent à la sensibilité du foie.

Appareil nerveux

Une foule de détails qui échappent à première vue ou dans l'observation d'un seul malade, se font jour dans la fréquentation assidue d'un foyer épidémique. Des faits qui, isolés, restent muets, acquièrent en collectivité un relief saisissant. Un méditerranéen, en mal de rechute, passe facilement inaperçu dans un cabinet de consultation ; à côté d'autres comme lui sa figure prend une physionomie spéciale qu'on ne peut oublier.

Pour ces raisons, il semble bien que la part du système nerveux central dans la fièvre de Malte ne puisse bien fixer l'attention que si l'on a sous les yeux un grand nombre de cas. Les modifications du *psychisme* empruntent toutes les formes. Tel traîne sa maladie pendant des mois au milieu de la plus surprenante euphorie ; son voisin, au contraire, se lamente, dicte à sa femme ses dernières volontés et ne salue une amélioration que comme un signe avant-coureur de sa mort. Aussi bien les optimistes que les pessimistes, ceux-ci infiniment plus nombreux, ils sont tous d'une impressionnabilité extrême, d'une émotivité exagérée et le plus léger choc moral rosit leurs joues terreuses et presse leur respiration. Ces troubles psychiques, qui existent à toutes les périodes de la maladie, transparaissent dans la convalescence avec un caractère particulier. A voir ces pauvres gens s'en aller lentement, souvent aidés de cannes, effondrés, l'air las, à entendre leur voix cassée, souvent dolente, coupée de repos, on les devine « démoralisés ».

Et ce terme me semble mieux peindre que toute longue dissertation la privation de l'énergie centrale, de l'influx régulateur, le manque de « ressort », l'asthénie.

La démoralisation nous amène insensiblement *au délire* dont nous dirons un mot, bien qu'il se rencontre aussi souvent dans d'autres maladies infectieuses. Je l'ai trouvé huit fois et chez l'homme seulement (obs. XXXIII, LXVII, LI, CXX, CXVII, CVI, CXXXVIII). J'élimine quatre cas (dont un de delirium tremens) facilement expliqués par l'hyperpyrexie ; dans les autres observations, il survint à des époques différentes du mal et indépendant de toute élévation thermique exagérée. L'un d'eux (CXVIII) délira du premier au dernier jour ; son frère (CXX), une semaine ; les deux autres (II, LXVII), à peine quelques heures à diverses reprises. Sur ces huit hommes, quatre sont morts. Mort aussi un malade de 60 ans qui, au cours de sa très probable fièvre de Malte, fit du délire ambulatoire, sans symptômes méningés. Faute de documents suffisamment précis, son observation ne sera pas donnée ici (1).

L'*insomnie*, accusée par beaucoup de méditerranéens, manque chez d'autres, qui déclarent dormir aussi bien qu'à l'état normal.

La *céphalée* passe rarement au premier plan. Indiquée dans un tiers des cas à peine, sa valeur symptomatique est restée médiocre.

Après ces troubles *fonctionnels*, nous envisagerons les diverses manifestations pathologiques du système nerveux au triple point de vue moteur, sensitif et trophique.

Accidents moteurs

Quatre ictus de gravité fort dissemblables se répartissent ainsi : deux hémiplégies, l'une droite, l'autre gauche, survenant respectivement au douzième et au huitième mois de la maladie. L'hémiplégie gauche, doublée d'hémi-anesthésie, frappa brusquement une femme de 59 ans et se termina par la mort le troisième jour. Facies vultueux, pouls dur, à 80, arythmique. — Céphalée les jours précédents (obs. XXVIII).

L'hémiplégie droite (paralysie faciale, paralysie du membre supérieur, parésie du membre inférieur) se produisit avec une même brusquerie chez un homme de 74 ans, qui se mit soudainement à bredouiller vers les 5 heures du matin. Deux mois après, il persiste un peu d'hémiparésie ; la parole est intelligible quoique encore hésitante ; la commissure et la langue restent légèrement déviées (obs. LXV). A ces accidents graves, il faut joindre les suivants. ceux-ci heureusement tout à fait anodins. Une femme de 52 ans, en train de parler, s'arrête, la langue et les lèvres paralysées ; ce phénomène

(1) Le malade de l'observation CLXX délire tranquillement depuis 15 jours. Température, 35,4-37. Pouls, 70-90. Anémie extrême. Rien au cœur, poumons et reins. Aucun signe méningé.

angoissant disparaît au bout d'une vingtaine de secondes interminables.
Un homme de 44 ans (obs. XLV), malade depuis trois mois, est pris
à plusieurs reprises d'une parésie subite de la langue et des lèvres,
parésie qui dure plusieurs minutes chaque fois et qui, chaque fois
aussi, est précédée de fourmillements ascendants de la main à l'épaule
gauche.

A côté de ces troubles d'ordre moteur, se rangent un cas de paralysie
des extenseurs de la jambe et un cas de paralysie du voile.

La paralysie des extenseurs, limitée au membre droit, s'accompagne
d'un steppage très apparent ; la flexion spontanée du pied sur la
jambe est impossible ; la force de flexion de la jambe sur la cuisse
paraît diminuée. Le réflexe rotulien aboli de ce côté reste entier à
gauche.

Le sujet de cette observation (XLVIII) se croyait guéri. Il fit ses
28 jours et, au cours de cette période, subit une averse et garda quelques heures ses vêtements mouillés. Trois semaines après il traînait
le pied.

S'agit-il de névrite *a frigore* ou de névrite infectieuse ? Je n'hésite
pas, habitué aux effets lointains de la fièvre de Malte, à lui attribuer cette névrite. Le froid interviendrait comme cause occasionnelle.

La paralysie du voile (obs. CV) dura environ huit jours chez un
homme de 48 ans et disparut ensuite spontanément sans laisser de
traces.

Dans les mêmes phénomènes *moteurs*, je range les soubresauts
musculaires si fréquents, mais de caractéristique médiocre, les *crampes*
et une observation de *secousses rythmées*. Je désigne sous ce nom la
particularité suivante survenue chez le malade CIII : pendant quinze
jours, la masse musculaire antérieure de la cuisse a été le siège de
véritables pulsations *rythmiques continues*, perceptibles sur toute la
face antérieure de la cuisse, très apparentes et dont le maximum était
au niveau du tiers inférieur.

L'absolue régularité du rythme faisait penser à un phénomène
vasculaire. Mais le pouls battait à 85, tandis que les muscles battaient
à 120.

A la même époque se formait dans la fosse iliaque gauche une tuméfaction volumineuse, dure, d'abord peu douloureuse, qui plus tard se
ramollit, adhéra à la peau et s'ouvrit spontanément. Guérison absolue
deux mois après.

Le *tremblement*, excessivement fréquent, apparaît surtout chez les convalescents. Quelquefois généralisé, il se limite habituellement aux membres et surtout aux mains et aux doigts. Chez la femme LXXXVIII, il est très apparent : au repos, le pouce et l'index émiettent du pain comme ceux des Parkinsonniens ; il persiste égal pendant le mouvement.

Parfois, il peut s'exagérer dans le mouvement au point que le malade doit, pour s'alimenter, recourir aux bons offices de l'entourage. L'observation LX nous révèle un cas limité à la moitié gauche du corps, et durant une demi-heure chaque fois, à deux reprises ; un autre cas de tremblement du bras seulement ou de la jambe.

Je signale ici la crise convulsive finale de la femme CXIII et les convulsions d'un enfant de 7 ans (obs. CXXVI).

Troubles sensitifs.

Les troubles sensitifs occupent une place en vue dans la fièvre de Malte, dont on peut dire qu'elle est habituellement (les 3/4 des cas) une maladie douloureuse. Nous n'envisageons ici que la localisation sur tel ou tel gros filet nerveux. Les déterminations arthralgiques, si nombreuses et si remarquables, viendront plus naturellement au chapitre de l'appareil locomoteur.

Les névralgies.

Voyons d'abord les chiffres. Nous trouvons sur 152 malades : la *sciatique* 25 fois (9 fois bilatérale, 9 fois à droite, 7 fois à gauche). *L'intercostale* 11 fois (3 fois bilatérale, 4 fois à droite, 4 fois à gauche) ; *l'occipitale* 6 fois ; la *faciale* 6 fois. Tels qu'ils sont, ces chiffres ne donnent de la réalité qu'une idée bien trompeuse. Les névralgies se sont montrées en fait beaucoup plus fréquentes, mais je dois là une remarque.

Il ne m'a pas semblé reconnaître à la névralgie méditerranéenne la netteté, la précision de la névralgie rhumatismale, ou a frigore par exemple.

La sciatique, en particulier, a manqué de contours précis ; ce qui explique le nombre restreint de 25 que je viens de donner.

Aussi pour ne préjuger de rien et ne voulant pas mettre de force dans des cadres trop étroits des localisations larges, j'ajouterai aux détails précédents : névralgies du membre supérieur, 12 (9 fois bilatérale, 1 fois droite, 2 fois gauche) ; névralgies du membre inférieur 26 fois (bilatérale 21 fois, droite 3 fois, gauche 2 fois). Et déjà l'importance du trouble sensitif douloureux s'esquisse.

Trois malades ont souffert de névralgies dentaires ; l'extraction des dents incriminées par l'un d'eux n'a produit aucune amélioration.

Ces diverses algies débutent rarement avec la maladie ; le plus souvent, elles surviennent aux rechutes ; elles se prolongent, localisées ou errantes, parfois des mois entiers. Et quoiqu'il s'agisse d'arthralgie et non de névralgie vraie, je rappelle l'observation CXL d'un homme qui, pendant un an, a souffert sans discontinuer de son article sacro-iliaque.

A l'ombre de ces phénomènes nerveux importants les autres troubles sensitifs tiennent un rang modeste.

Les *fourmillements* accusés par la moitié des malades varient depuis une durée de quelques heures jusqu'à plusieurs semaines et depuis l'atteinte d'un doigt, par exemple, jusqu'à un membre entier ou aux mains et aux pieds simultanément. De ces fourmillements je rapproche les *impressions thermiques* limitées ; l'observation LXI rapporte l'histoire d'une femme dont la main gauche devenait subitement chaude tous les soirs vers 7 heures pendant un mois. Cette impression durait une heure ; objectivement, la main restait froide. Quelques autres exemples moins curieux.

L'*endolorissement* de la peau voisine avec diverses manifestations nerveuses ; inégalement appréciable chez quelques malades, il fait de la plupart des « douillets » qui geignent pour un rien.

Troubles trophiques.

Sous cette dénomination, qui ne préjuge d'aucune pathogénie, je groupe les modifications de la peau, la chute des cheveux, des ongles et, faute de meilleure place, les œdèmes.

Il faut chercher les *modifications de la peau* surtout dans les formes prolongées ; les téguments, en particulier au niveau de l'abdomen, se dessèchent, prennent un aspect écailleux et luisant, ichthyosique tout particulier. Un grattage léger détache des petites squames.

Cette desquamation acquiert aux mains une grosse importance ; j'y reviendrai ainsi d'ailleurs que sur la chute des cheveux, des ongles, etc., symptômes qui, associés, pèsent d'un certain poids dans la balance du diagnostic tardif.

Nous en finirions là avec le système nerveux s'il ne fallait toucher un mot des troubles sphinctériens et des réflexes que j'aurais dû englober dans les troubles moteurs.

Comme troubles sphinctériens, un seul cas de rétention d'urine (obs. XCI) chez un homme de 76 ans, au cinquième mois de sa maladie. Terminaison mortelle au bout de 13 jours par infection urinaire ; un seul cas d'incontinence vésicale et rectale (CXVIII).

Du côté des réflexes que je suis en train d'étudier, résultats jusqu'ici contradictoires ; abolis ou diminués, ils se montrent parfois exagérés et assez souvent normaux. Un malade sans lésion apparente, sans diminution de force musculaire, sans atrophie, voit son réflexe, normal d'un côté, aboli de l'autre. Je ne puis donner encore de résultats concluants.

APPAREIL URINAIRE

La fièvre de Malte, qui n'aime guère le cœur, ne paraît pas aimer beaucoup plus le rein. J'ai analysé l'urine de tous ceux qui me paraissaient suspects et en général de la plupart de mes clients ; une dizaine d'échantillons environ contenaient de l'albumine en proportion insignifiante ; une seule fois, le taux s'est élevé à 60 centigrammes. Il s'agissait d'une femme de 59 ans qui s'inquiétait de la défaillance progressive de sa vue. En même temps, troubles auditifs, œdème matinal des paupières, doigt mort, cryesthésie, pollakiurie, pesanteur des reins. Le régime lacté eut raison de l'albumine et de l'œdème des paupières au bout d'un mois. La vision revint peu à peu, quoique plus lentement ; la pesanteur des reins cessa (1). A ce propos, on remarque combien de méditerranéens indemnes de toute lésion rénale, présentent le syndrome brightique : œdème, doigt mort, cryesthésie, troubles visuels et auditifs. Ecueil là aussi pour le diagnostic qui ne se méfie pas.

Dysurie dans deux observations (CLXXX, CXXXII). Un malade

(1) Cette femme vient de mourir il y a quelques jours, présentant le syndrome de la néphrite hydropigène. Elle avait paru guérie pendant 3 ou 4 mois.

me la décrit ainsi : vendredi et samedi, à toutes les mictions, vive douleur le long du canal « jusqu'à l'anus », se faisant sentir aux dernières gouttes seulement et provoquant de faux besoins de défécation ». Ce malade a toute la précision d'un bon clinicien.

Trois cas de pollakiurie nocturne (obs. XIV, LXV) ou diurne (CLV). Un cas d'oligurie confinant à l'anurie (obs. CXXVIII).

La pyélonéphrite suppurée, dont on a lu l'histoire à la discussion de la spécifité des localisations dans la fièvre de Malte, ne peut être oubliée ici, bien que le microscope l'ait dénoncée gonococcique. Le rein adultéré par la grossesse, irrité par le passage constant du micrococcus, qui, on le sait, aime bien s'éliminer par l'urine, devenait une proie toute indiquée à une affection secondaire. Et d'ailleurs, de ce qu'un examen microscopique n'a pas décelé le micrococcus, il ne s'ensuit pas qu'il était absent. Une certaine expérience de ce microbe est nécessaire pour donner le droit de formuler une affirmation formelle.

Comme il faut s'y attendre, l'abondance des sueurs influence en moins la quantité des urines. Les sudations excessives sont contemporaines d'oliguries qui voisinent avec l'anurie (1).

Faute de temps, je n'ai pas fait de diazo-réaction.

Je ne peux passer sous silence les résultats contradictoires obtenus sur la question de l'albuminurie. Alors que les auteurs anglais et italiens la déclarent particulièrement rare, Schoull et Gardon parlent de sa fréquence. Gardon la trouve sept fois sur 14 malades, d'ailleurs indemnes de toute tare rénale actuelle ou passée.

Les cas de MM. Danlos, Wurtz et Tanon, celui de MM. Sicard et Lucas sont vierges de toute albuminurie (2). Notre épidémie penche pour la rareté.

Appareil génital

Ici, l'épidémie de Saint-Martial-Sumène apporte des notions tellement nouvelles que je n'ai pas hésité à faire rentrer dans la sympto-

---

(1) J'ai constaté la *fétidité* des urines contemporaine de la fétidité des sueurs chez quater malades. Mon excellent confrère et ami M. Payrot (de Digne), qui m'a remplacé auprès de ma clientèle pendant deux mois, a trouvé deux nouveaux cas de fétidité.

(2) M. Gouget, in *Presse Médicale*, 19 mars 1910, relate un cas parisien de fièvre de Malte sans albumine.

matologie générale, une lésion, l'orchite, *jusqu'ici reléguée dans les
complications rares.*

Voici d'ailleurs ce qu'on en dit dans une thèse (3) suscitée par le
cas de MM. Sicard et Lucas : « L'orchite se trouve dans 4 ou 5 0/0
des cas ; c'est une orchi-épididymite généralement unilatérale. Complication tardive, elle affecte un caractère aigu ou subaigu, fort douloureuse, mais ne se termine jamais par suppuration et ne laisse jamais
après elle d'atrophie testiculaire. Peut-être l'orchite ne se rencontre-
t-elle que chez les anciens blennorragiques ? » Il y a là matière à
nombreuses rectifications. Sur le chiffre, Gardon montre plus de géné-
rosité, puisqu'il va jusqu'à 10 0/0, mais que nous sommes encore loin
nous-mêmes avec 27 orchites sur 132 hommes, soit du 20 0/0. Et je ne
compte que les orchites bien évidentes, négligeant quatre cas de fluxion
testiculaire mono ou bilatérale durant un à deux jours. Sur ces
27 orchites, 10 sont bilatérales par atteinte *simultanée ou successive,*
9 siègent à droite, 8 à gauche. Donc l'unilatéralité est loin d'être de
règle.

Relativement à leur date d'apparition, mes observations démentent
que ce soit là une complication toujours tardive, puisque chez trois
malades (LI, CXLVI, XLVI), elle a marqué le début de la fièvre de
Malte; chez six autres elle a paru dans le premier mois. Les 18 qui restent s'échelonnent du second au neuvième mois.

L'élément douleur, quelquefois très marqué, a manqué parfois d'intensité, puisque certains, loin de garder le lit, allaient et venaient avec
un testicule notablement grossi, splendeur dont ils se disaient médiocrement fiers, tremblant à la pensée d'une décadence consécutive.
Cette décadence, l'atrophie, ne survient heureusement pas souvent ;
le volume de l'organe, quelquefois diminué après la guérison, revient
rapidement à ses dimensions primitives. Dans un seul cas (obs.
LXXXVII), l'atrophie s'est maintenue notable. Quant à la valeur
fonctionnelle, l'avenir nous renseignera.

La suppuration, jamais signalée, se rencontre dans l'observation
CXLII, déterminant une fièvre élevée, 39-40, des douleurs intolérables
et un gonflement énorme égalant au moins le volume d'une tête de
nouveau-né, gonflement irrégulier, bosselé. Du pus, recueilli par ponction aseptique, ne révèle au microscope aucun microbe (je répète

(3) Rousseau-Langwelt. Thèse, Paris, 1909.

qu'on ne peut déduire de là l'absence du micrococcus). Une incision me permet d'arriver sur le pus, après la traversée d'environ 3 centimètres d'un tissu lardacé, dur, criant sous le bistouri. Pus abondant, bien lié, modérément fétide. Une contre-ouverture postéro-inférieure assure un drainage suffisant. Guérison au bout de deux mois. Le testicule reste difficile à distinguer au milieu d'un tissu cicatriciel. Quant à la présomption du terrain blennorragique nécessaire au développement de l'orchite, je ne puis répondre par des faits, manquant d'affirmations positives dans ce sens et n'ayant pas examiné systématiquement la flore de l'urètre.

Ma conviction, basée sur les mœurs paisibles de ma clientèle, sur la réponse de certains de mes malades (oh ! pas de tous) qui m'auraient avoué simplement le fait, sur l'inexistence chez tous ceux-là d'orchite antérieure, tendrait plutôt à ne voir dans l'incidence de l'orchite méditerranéenne chez de vieux gonorrhéiques, qu'une relation purement accidentelle. C'est d'ailleurs un point à élucider.

Ces rectifications aux données courantes une fois établies, il reste encore à relater une modalité tout à fait originale de cette lésion.

A côté de l'orchite *suppurée*, il faudra désormais compter l'orchite *récidivante*.

La récidive se fait tantôt sur le même testicule, à deux mois d'intervalle (obs. XLIII), ou à sept mois (obs. I) ; tantôt sur l'autre côté après un laps de 8 jours (obs. III), de 15 jours (obs. LI). La récidive homo-latérale est incontestablement la plus intéressante.

Curieuse aussi, l'aventure de cet homme (obs. LX), qui, porteur depuis 6 ans d'une hydrocèle volumineuse, eut le plaisir de la voir se résoudre sans autre dommage immédiat qu'une douleur fort supportable et autre dommage consécutif que la rétraction du testicule vers l'anneau.

On voit par ce rapide exposé le jour nouveau que l'histoire de nos malades jette sur cette manifestation de la fièvre de Malte. La séméiologie déjà si riche de cette maladie s'accroît ainsi d'un élément de plus. Et nous jugerons cet élément d'autant plus secourable dans l'œuvre du diagnostic qu'il peut se montrer avant tout autre symptôme (3 cas) ou dans le premier mois (6 cas).

Les caractères « extérieurs » une fois énoncés, reste le point de vue anatomique qui peut se résumer en ceci : l'orchite méditerranéenne est parfois une orchite, mais le plus souvent une orchi-épididymite avec ou sans lésion de la vaginale. L'épanchement habituellement minime ou nul a acquis dans deux ou trois cas un certain volume mais sans tendre notablement le scrotum.

Rarement l'épididyme accapare l'attention aux dépens du testicule. Par contre, après la guérison, on trouve assez souvent *dans la tête de l'épididyme un noyau induré.*

Deux malades fortement touchés (obs. LI et CXLIII), souffraient surtout sur le trajet du canal déférent gros, dur et horriblement douloureux. La déférentite primait l'orchi-épididymite.

Ces faits nous inclineraient à une discussion pathogénique qui romprait le monotone, le terre à terre de l'observation pure.

Il est si agréable de s'élever au-dessus d'un symptôme et d'aller, par-dessus les considérations locales, chercher le *quia* et le *quomodo.*

Il me souvient d'un article (1) fort intéressant de M. Quenu dans la *Presse Médicale* sur l'orchi-épididymite au cours de staphylococcies et dans lequel les questions agitées valent pour la fièvre de Malte.

Mais la pathogénie nous entraînerait trop loin et, pour nous, praticiens, en pure perte.

Que le micrococcus infecte directement le testicule comme le fait l'Eberth, ou ne le lèse que par ses toxines, ou encore laisse ce soin à d'autres microbes, il importe peu pour l'instant ; que le micrococcus, s'il est coupable, arrive au testicule par la voie sanguine, ou après un cheminement urétral : peu importe encore, bien que la bilatéralité d'emblée, l'orchite initiale sans manifestation déférentielle, opinent pour la voie sanguine. On peut se rallier à ce dernier mode, sans gros risques puisque, pour la blennorragie elle-même, la propagation canaliculaire perd chaque jour un peu plus de terrain.

Quoi qu'il en soit, il demeure désormais acquis que la fièvre de Malte rivalise avec les *oreillons et la variole* comme génératrice d'orchites. Et ce sont là justement unités nosologiques précises avec lesquelles la fièvre de Malte n'autorisera jamais la confusion (2).

L'orchi-épididymite semble épuiser toutes les richesses séméiologiques de l'appareil génital.

---

(1) L'orchi-épididymite au cours de staphylococcies, Pr Quenu, in *Presse médicale,* 21 avril 1909.

(2) Beaucoup de méditerranéens n'avouent l'orchite que si on les interroge sur ce point. Aussi a-t-elle pu passer inaperçue dans certains cas et paraître à certains moins fréquente qu'elle n'est en réalité.

Il reste seulement un cas de spermatorrhée et un cas de spermatorragie.

La *spermatorrhée* (obs. CIX) survient la nuit chez un malade de 28 ans, en dehors de toute image cérébrale, et de toute excitation psychique ou manuelle.

La *spermatorragie,* décrite avec les hémorragies, se produit en dehors de toute douleur, de tout trouble dè la miction ou de la défécation et sans modification de l'impression génésique.

Et le sens génésique, dira-t-on, que devient-il dans la fièvre de Malte ?

J'ai commencé une enquête sur ce sujet, et sans rien préjuger, les premiers résultats, d'ailleurs contradictoires, énoncent chez certains, une fois en période apyrétique, bien entendu, non seulement la *restitutio ad integrum,* mais un accroissement de la capacité fonctionnelle.

Les organes génitaux dé la femme réagissent d'une façon moins évidente à l'infection. Comme pendant à l'orchite on rencontre assez souvent de l'ovaralgie, mais cette ovaralgie n'est pas toujours spontanée et nécessite pour éclater l'intervention de la pression manuelle ou digitale. Quant aux troubles de la menstruation, je les trouve douze fois sur 59 femmes ; ils se répartissent ainsi : aménorrhée ou dysménorrhée, 7 cas ; métrorragies, 4 cas ; l'aménorrhée, de durée variable et se rencontrant chez des jeunes filles et des femmes, peut persister 11 mois (XXIV), alors que la fièvre disparaît au bout d'un mois ; six mois (XXXII) dans une forme ambulatoire ; six mois (XXXVI) dans une forme respiratoire grave ; huit mois (XXXVIII) dans une forme atténuée ; trois mois chez la malade CXLIX ; règles irrégulières pendant quatre mois (CII) ; d'abondance très restreinte (CXI).

Inversement c'est une perte excessivement abondante qui survient chez la femme XXX ; une hémorragie qui met en danger la vie d'une méditerranéenne de 52 ans (obs. CXXXVIII), jusqu'ici régulièrement réglée et qui a vu sa menstruation se rétablir après une interruption de dix mois ; la métrorragie se rencontre encore dans les observations CLXVII et XLV, mais beaucoup moins redoutable que celle de la précédente.

La fréquence de l'*avortement* chez la chèvre, d'après mes informations personnelles et chez la brebis, d'après les recherches de mon ami.

lle Dʳ Crès (de Quissac), cette fréquence fait se poser le problème à l'égard de la femme. Je puis répondre par les documents suivants :

En avril 1909, une de mes clientes avorta au troisième mois ; immédiatement après s'esquissent tous les signes de la fièvre de Malte, sueurs, douleurs vertébrales, constipation, asthénie, desquamation, chute de cheveux, séro positif.

Pareil fait se reproduit dans deux autres maisons où la maladie existe chez l'homme comme chez l'animal, mais ne se développe pas apparemment chez les patientes. Le séro reste négatif. Je ne conclus rien de cette négativité du séro, pas plus que de l'examen clinique qui révéla toutefois une asthénie atténuée sans cause apparente. Faut-il ici mettre en cause le micrococcus! Je ne sais ; d'ailleurs un seul cas probant suffit. (1)

Je résume en deux mots les données nouvelles de notre épidémie. Remarquable proportion de l'orchi-épididymite avec parfois lésion du déférent. Manifestation initiale ou précoce aussi souvent que tardive s'accompagnant parfois d'atrophie. Orchites récidivantes. Orchite suppurée. Spermatorrhée. Troubles de la menstruation. Avortement.

APPAREIL LOCOMOTEUR

Il semble qu'au lieu d'étudier la paralysie des extenseurs avec les lésions nerveuses, il était tout naturel de la réserver pour ce chapitre. Mais toute réflexion faite, la paralysie des extenseurs complétait heureusement la série des paralysies diverses tandis qu'ici son histoire isolée ne se relierait à rien. Il nous suffit de l'avoir évoquée.

Articulations

Si l'on interroge un méditerranéen sur les particularités de sa maladie, il y a gros à parier que sa réponse indiquera en premier lieu une souffrance articulaire.

Cette souffrance témoigne d'un état variable de l'articulation, et,

(1) Le Dʳ Malzac (de Lasalle) vient de constater quatre avortements ou accouchements prématurés chez des méditerranéennes de sa clientèle (avec séro-positif, bien entendu).

à côté d'un genou, par exemple, qui ne révèle rien au plus minutieux examen, tel autre, étrangement déformé (obs. XLVII), induira à des pensées troublantes sur le polymorphisme de la fièvre de Malte.

La topographie de ces arthropathies se précise peu à peu à la lecture des observations ; l'importance de chaque jointure s'affirme par des chiffres.

En tête vient l'*interligne sacro-iliaque*, touché environ dans le tiers des cas (50 fois sur 151 malades), 28 fois des deux côtés (13 fois à droite, 28 fois à gauche). Cette « douleur », la plus fréquente, s'est montrée aussi habituellement la plus intense et c'est à elle qu'un malade (obs. CXL) doit son séjour de un an au lit.

Les *genoux* réclament la seconde place avec un peu moins du quart du nombre total (37 fois sur 151 malades : 16 fois des deux côtés, 10 fois à droite, 11 fois à gauche) ; c'est à droite que s'est localisée la plus ancienne lésion articulaire de toute l'épidémie.

Les *épaules*, moins souvent visitées, se rencontrent une fois sur six (36 fois sur 151), 12 fois des deux côtés, 12 fois à droite, 12 fois à gauche. Ensuite, par ordre de fréquence, les *articulations vertébrales lombaires :* la *hanche* 18 fois (9 fois des deux côtés, 4 fois à droite, 5 fois à gauche); les *poignets* 15 fois (13 fois des deux côtés, une fois à droite, une fois à gauche) ; *les mains et les doigts* (1) 13 fois (11 fois des deux côtés, une fois à droite, une fois à gauche); les *chevilles* 10 fois (4 fois des deux côtés, 4 fois à droite, 2 fois à gauche) ; les articulations *vertébrales dorsales* 8 fois ; les *coudes* 6 fois (2 fois des deux côtés, 3 fois à droite, une fois à gauche); les *articulations cervicales* 3 fois.

On me reprochera d'abuser des chiffres ; mais ils ne sont là que pour mieux réfuter, du moins en ce qui nous concerne, diverses allégations, entre autres celle-ci : « L'arthralgie sacro-iliaque ou intervertébrale est rare, les petites jointures sont le plus souvent touchées. »

Il est possible que chaque épidémie ait son génie particulier; que telle localisation fréquente ici soit rare là-bas. Je ne sais ; quoi qu'il en soit, voici les résultats méticuleusement comptés d'après 151 malades.

---

(1) J'ai vu une jeune femme, atteinte de fièvre de Malte, qui de 6 mois n'a pu s'alimenter elle-même, ses doigts étant incapables de saisir une cuiller ou une fourchette, par suite de la raideur des diverses jointures. On aurait dit la main du rhumatisme déformant (type de flexion).

(2) Quatre malades ont eu de l'arthralgie temporo-maxillaire mono ou bilatérale.

Ici, un correctif est nécessaire : ces localisations ne sont pas toujours pures ; c'est-à-dire que parfois l'arthralgie sacro-iliaque coexiste avec l'arthralgie des vertèbres lombaires, avec l'endolorissement des masses musculaires adjacentes ; de plus, dans la plupart des cas, la polyarthrite l'emporte sur la mono-arthrite, le même individu souffrant simultanément ou successivement de l'épaule et du genou par exemple. Mieux encore, nerf et jointure se plaignent de concert et l'article sacro-iliaque fait écho à la sciatique.

Ces réserves faites et la hiérarchie topographique fixée, passons à l'état anatomique qui, là du moins, offre déjà moins de diversité.

L'arthralgie simple passe au premier plan, laissant loin derrière elle l'arthrite séreuse avec épanchement plus ou moins abondant (28 cas) ; l'arthrite sèche (3 cas) ; l'ostéo-arthrite (2 cas) ; l'arthrite suppurée bénigne (2 cas).

L'*arthralgie simple*, sur laquelle on ne saurait trop insister, acquiert parfois une acuïté inouïe et j'ai vu pleurer des individus dont les traits énergiques juraient étrangement avec les larmes. C'est surtout dans les cas de souffrances sacro-iliaques qu'on devine à quel degré atteignent ces douleurs, à la seule vue des précautions préparatoires au moindre mouvement du tronc. D'autres plus favorisés se plaignent d'une « pesanteur » dans les reins, dans les membres ; un léger effort leur coûte et ils ont de la peine à « se mettre en train ».

Fièvre et algie ne suivent pas nécessairement le même chemin et qui dit cas grave ne dit pas habituellement cas douloureux.

L'*arthrite séreuse*, l'arthrite à épanchement(1), plus rare, témoigne une prédilection particulière aux *genoux ;* on la rencontre aussi aux chevilles, aux poignets, à la hanche, à l'épaule, aux mains et aux pieds. Cette fluxion articulaire, parfois fugace (2-3 jours), sait aussi s'immobiliser, et si dans la première alternative son masque rappelle le rhumatisme, dans la seconde, elle évoque, en particulier à la hanche, le spectre de la coxalgie.

Un cas algérien de Gillot relate une pseudo-coxalgie méditerranéenne. Un de mes malades (obs. CXXI), âgé de 43 ans, après des symptômes respiratoires qui, sauf leur localisation, paraissaient tuberculeux, surtout associés à un dépérissement général, des sueurs,

(1) Un homme de 42 ans garde depuis quinze jours un énorme épanchement dans le genou droit, épanchement compatible avec la marche (type ambulatoire). T° 37,8 le soir.

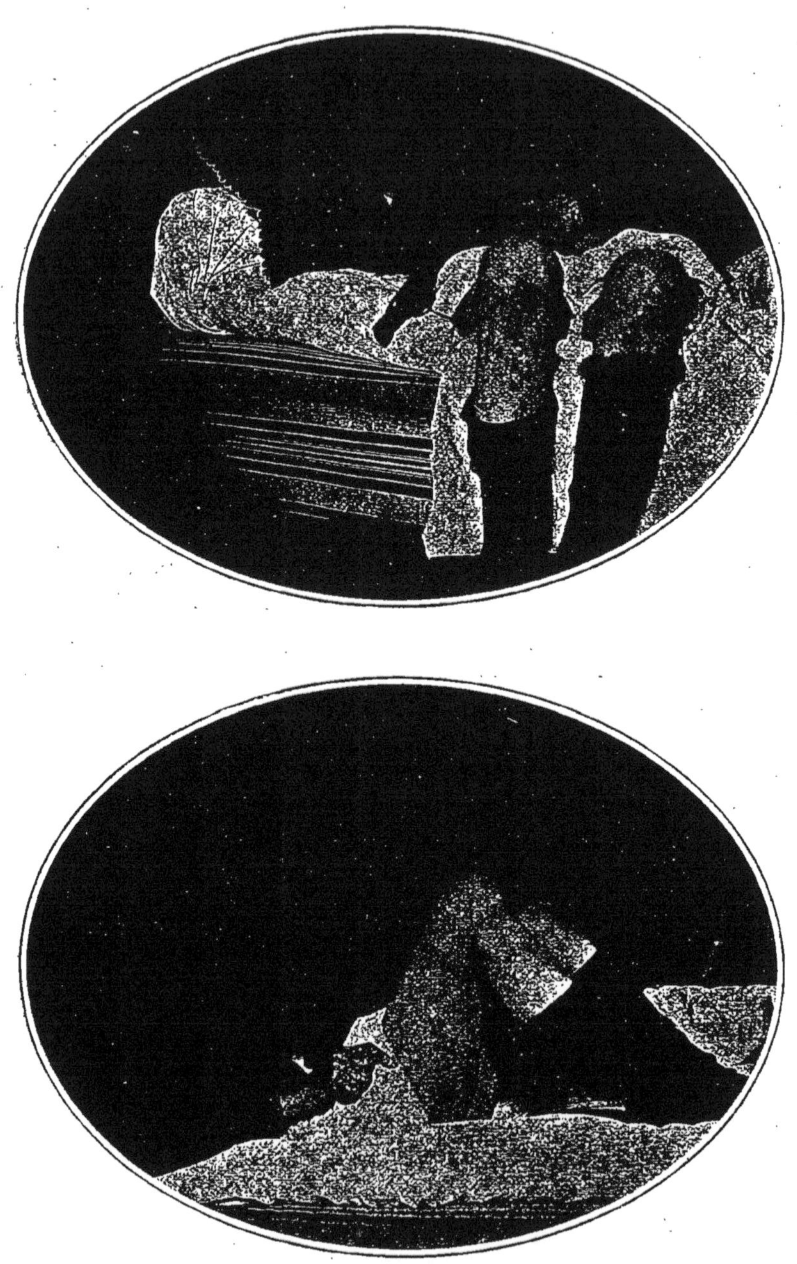

de l'inappétence, etc., commença au bout de quelques mois à traîner
la jambe gauche. Très endurant, il attendit, avant de demander mon
avis, qu'il lui fût impossible de faire un pas. Je l'examine, le pli de
l'aine est effacé ; la pression sur la tête fémorale est douloureuse ;
l'abduction et la rotation en dehors très limitées — séro positif.

Ce malade traité dans un hôpital pour sciatique rhumatismale,
guérit lentement avec récupération de tous les mouvements et
retour à un excellent état général. Cette pseudo-coxalgie (1) nous sert
de transition pour arriver à l'histoire d'un genou ou plutôt de deux
genoux, dont on trouvera ici même la photographie. Une femme de
59 ans (obs. XLVI), séro positif, malade depuis quelques mois,
souffre en janvier 1909 du genou droit ; cette arthralgie va et vient
peu intense, n'impliquant pas le repos au lit qui devient seulement
nécessaire le 23 juillet. Progressivement le genou augmente de
volume ; un épanchement se forme, saillant surtout dans le cul-de-
sac sous-tricipital ; en même temps flexion de la jambe sous la cuisse.

L'extension continue n'est pas acceptée. Les douleurs sont vives,
la fièvre variable, 37-39.

Les phénomènes articulaires prennent de la gravité en décembre ; le
genou gonflé a des apparences d'ostéo-sarcome, avec son gonflement,
ses bosselures, sa peau blanchâtre sillonnée de grosses veines. Sur
l'épiphyse fémorale notablement hypertrophiée le condyle interne
se détache volumineux. L'épanchement existe toujours et particulièrement encore sous le triceps, la jambe fléchie ne peut dépasser
l'angle droit ; sur les bords du creux poplité, on perçoit les tendons
rétractés. La rotule difficilement mobilisable paraît collée contre
le fémur.

A cette même époque, le genou gauche se met de la partie ; une
petite quantité de liquide distend la synoviale surtout au niveau de
l'interligne ; la flexion s'ébauche.

A partir de décembre, tandis que l'arthropathie évolue à droite
vers le type sec (diminution de l'hydarthrose, hypertrophie plus considérable de l'épiphyse et surtout du condyle interne, immobilité

____

(1) Le malade de l'obs. CLV, apparemment guéri de sa fièvre de Malte depuis
décembre 1909, rechute le 20 mars 1910 par une violente douleur au niveau de
l'épine iliaque antéro-sup. et une contracture intolérable du moyen abducteur.
Progressivement développe une pseudo-coxalgie. Effacement du pli de l'aine, abduction et rotation en dehors limitées, allongement apparent, atrophie musculaire, épaississement de la peau. Aucun signe de tuberculose.

à 60) ; à gauche, au contraire, la maladie semble vouloir réaliser le cycle du côté opposé (1).

En avril 1910, peu ou pas de douleurs ; pas de fièvre, état général bon ; état local stationnaire (2).

De cette rapide esquisse de cas particulièrement attachants, découle une notion importante : pas plus que le médecin, le chirurgien ne doit ignorer la fièvre de Malte (3).

Reste l'arthrite sèche, sur laquelle nous n'insisterons pas. L'arthrite suppurée, malgré tout ce que ce terme annonce de redoutable, n'intervient ici que comme facteur négligeable.

Je fus appelé auprès d'un jeune homme de 14 ans pour une « grosseur du pied ». L'articulation métatarso-phalangienne du premier orteil droit, tuméfiée, avec rougeur des téguments, n'était que médiocrement douloureuse. Pas de plaie expliquant cette inflammation. L'ouverture se fit spontanément, avec élimination d'un pus peu abondant. Guérison complète en un mois. Comme traitement le repos au lit et des pansements au permanganate.

Mêmes détails ou à peu près sur le sujet de l'observation CIII, mais ici la lésion siégeait au pouce droit et toujours inter-métacarpo-phalangienne. L'évolution fut rapide, en 15 jours. Ce malade dut se coucher plus tard, pour une volumineuse tuméfaction de la fosse iliaque qui suppura aussi (probablement adénopathie iliaque, d'après le Dr Riche (de Montpellier) à qui je montrai le malade, quelques jours avant la cicatrisation définitive).

Os

La fièvre de Malte touche aussi les os et les cartilages, ainsi que le prouvent les observations suivantes : deux localisations à la crête iliaque (obs. CLV et CIII) ; une à la clavicule droite (CXXV) ; une

(1) Je remercie tout particulièrement M. le Professeur agrégé Riche qui a bien voulu voir la malade et me prêter le secours de son expérience pour préciser les détails de ce cas.

(2) Fin juin, le genou droit est complètement sec. Aspect de subluxation du genou en arrière. A gauche, le genou est fléchi à 80 environ, mais il n'y a pas d'hyperostose des condyles. J'espère donner sous peu la radiographie de ce cas.

(3) J'ai déjà attiré l'attention sur ce point dans le *Journal des Praticiens* (26 mars 1910).

à l'omoplate (CXVI) ; au tibia (XVIII) ; au fémur (XLVII) ; 3 aux cartilages costaux droits (LVIII, LI, CXIII).

Nous ne reviendrons pas sur la lésion fémorale qui se rapporte à la femme au genou ; nous passerons aussi sur l'atteinte bénigne de l'os iliaque, du tibia, de l'omoplate. La clavicule, par contre, mérite une mention particulière à cause de son hypertrophie considérable, hypertrophie limitée à la moitié interne. — Cette hyperostose survenue sans douleur vive et découverte au cours d'une examen général, n'a subi aucun changement depuis plus de 4 mois.

Les malades LVII, CL, CXIII présentent au niveau des cartilages costaux des trois ou quatre premières côtes droites une tuméfaction de volume notable, douloureuse et dure, souffrant vivement à la pression. La guérison survint spontanément au bout d'un mois dans le second cas ; la mort interrompt le troisième, stationnaire encore après 5 semaines.

Quant au premier cas, il n'attire que médiocrement l'attention du patient, qui fut tout surpris de me voir trouver sur son thorax une déformation qu'il ignorait. Et, en effet, les cartilages des quatre premières côtes font un chapelet de saillies, qui rend le thorax asymétrique ; les saillies restent indolores à la pression.

Ainsi la fièvre de Malte ne respecte aucun élément du squelette : ostéalgies, ostéites ou périostites, chondrites ou périchondrites rentrent dans son domaine.

Muscles

Les muscles, rarement l'objet de localisations précises, n'échappent pas à la profusion des algies et le doigt qui les presse, la main qui les palpe, éveillent en leurs fibres des échos douloureux. Les muscles du mollet, de la nuque, le trapèze, le deltoïde, paraissent plus volontiers atteints ; mais, ce n'est là qu'une règle générale. J'ai trouvé une contracture du moyen adducteur chez un méditerranéen, contracture si pénible qu'elle nécessita une piqûre de morphine (obs. CLV) (1).

L'atrophie, habituellement *tardive*, quelquefois très marquée, comme dans la paralysie des extenseurs (obs. XLVIII), se dissimule souvent derrière la bouffissure généralisée.

(1) Cette contracture fut suivie au bout de quelques jours du développement d'une pseudo-coxalgie (Cf. note p. 65).

Gaines, Bourses séreuses

Cinq hygromas : — prérotulien (obs. XLVI), sous-pectoral (CIII), olécranien (CLVIII XLV), sous le grand dorsal (XCVIII), ont disparu spontanément.

L'hygroma prérotulien survint chez un homme de 62 ans, au quatrième mois de la maladie. Au huitième jour, la peau rougie, œdématiée, faisait croire à la suppuration avec ouverture imminente. En quinze jours, résorption absolue. Douleurs modérées.

L'hygroma sous-pectoral persista trois mois chez un jeune homme de 18 ans ; gros comme une mandarine, il s'affaisse brusquement en deux jours.

L'hygroma olécranien ne dépassa pas le volume d'une noix. Les malades n'en ont pas souffert.

Le dernier situé sous le grand dorsal, à la partie postéro-inférieure droite du thorax et dont les proportions devinrent telles qu'il déterminait une malformation appréciable à travers les vêtements, dura environ un mois, absolument indolore spontanément et sensible seulement à une pression exagérée. Cinq semaines plus tard *récidive* de même volume, à la même place. Guérison en un mois et demi.

Un seul cas de synovite suppurée du médius, traitée par l'incision avec un succès rapide ; un cas aussi de synovite séreuse des doigts avec rétraction des doigts en griffe. Evolution lente.

Je réserve pour cette place-ci, un peu à l'écart de tout groupe déterminé, un symptôme dont la valeur ne paraît pas négligeable, loin de là : la TALALGIE.

Hugues indique des *douleurs plantaires* assez fréquentes mais ne parle pas de talon. Il n'est pas mentionné non plus dans les diverses publications que j'ai sous les yeux. Les douleurs plantaires ne sont pas rares, mais la talalgie m'a paru l'être beaucoup moins, puisque je puis, sur un nombre restreint de malades, en rassembler 19 cas. 16 fois bilatérale, 1 fois à droite, 1 fois à gauche. On ne peut accuser la marche, puisque la talalgie survient aussi bien chez des malades couchés (obs. LXXII, LXXV, CI, etc.) ; le sexe (10 femmes et 9 hommes), l'âge (de 12 à 72 ans) ; d'ailleurs, il ne s'agit pas de cette talalgie, de cette « maladie des sergents de ville » que la marche ou la station debout exagère et que le repos calme. Non, la talalgie de la fièvre de

Malte se manifeste, comme les autres algies méditerranéennes, spontanément (1).

Je laisse à d'autres plus compétents le soin d'expliquer cette localisation au talon, comme aussi de rechercher la part du système nerveux dans les phénomènes osseux ou synoviaux que nous avons décrits.

ORGANES DES SENS

Appareil visuel

Le sixième des malades environ se plaint, pendant la convalescence ou au bout de quelques mois, d'une diminution plus ou moins marquée de l'acuité visuelle. Cette diminution, habituellement passagère, paraît dans un cas devoir rester définitive.

Je note, mais moins souvent, du larmoiement, surtout nocturne, quelquefois accompagné de picotements. Quelques blépharites, des chalazions se sont montrés en cours de la maladie.

APPAREIL AUDITIF

Aussi souvent et plus fortement lésé que l'appareil visuel, l'appareil auditif ne redoute cependant pas la fièvre de Malte à l'instar d'autres affections, telles que la scarlatine, la grippe, la pneumonie, etc., qui manifestent un dangereux penchant pour l'oreille moyenne.

L'acuité auditive compromise une fois sur cinq et surtout à une période avancée de la maladie, reprend sa finesse primitive après un temps variable. Cependant, deux observations (I, XLIV) indiquent une surdité complète unilatérale survenue sans douleur, précédée de bourdonnements pendant quelques mois. Quelques *otalgies* surtout nocturnes. Un cas d'*otite* suppurée (obs. XVIII) traitée par la paracentèse du tympan, guérie en 15 jours sans troubles de l'ouïe.

La fièvre de Malte paraît provoquer aussi des perversions du *goût et de l'odorat*. Une femme prétend que tous les aliments « sentent » la gomme ! — Tel trouve à ses sueurs une odeur que ne perçoivent ni l'entourage, ni le médecin. Beaucoup reviennent difficilement à l'usage du vin, à cause de son goût « âcre », « amer », « nauséeux », « cuisant », etc. (2).

(1) Songeant à l'exortose calcanéenne, je déclare que la talalgie méditerranéenne est passagère.

(2) Un malade trouve à « l'air » une odeur d'œillet. D'autres ont la salive salée, etc.

LA PEAU

En plus de son état lisse, sec, squameux, parfois ichthyosique, surtout marqué dans les formes prolongées, il faut faire état de *l'hyperesthésie* modérée, mais fréquente ; il faut surtout insister sur la desquamation et la chute des cheveux.

Généralisée ou localisée, furfuracée ou en placards, la desquamation, dont on méconnaît peut-être trop la grosse importance diagnostique, ne manque que 62 fois sur 151 malades. Elle existe donc dans les deux cinquièmes des cas, et encore ce chiffre est inférieur à la réalité, puisque ne sont pas comptées les desquamations légères, atténuées, ignorées des malades. Et souvent, en effet, un examen méticuleux révèle de fines squames, sur le nez, au talon, à la face postérieure de l'avant-bras, etc. C'est le plus souvent aux mains que le méditerranéen découvre le phénomène. La main calleuse et brunie (1) du paysan se coupe de sillons blancs et peu à peu des lambeaux se détachent, laissant des zones claires, à côté des zones noirâtres ; on ne peut oublier le pittoresque de ces mains, une fois vues ; elles se refusent à toute description.

Mais, si c'est là une localisation presque constante, il ne s'ensuit pas qu'elle soit la seule. Presque toujours les pieds participent à l'exfoliation ; souvent le corps entier fait de même, avec, toutefois, moins de netteté. Dans un cas les squames se sont limitées au scrotum.

Furfuracée chez un petit nombre de malades et rarement aux extrémités, elle procède ordinairement par placards, comme la scarlatine, sans aboutir cependant à des gants ou des semelles.

Les formes ambulatoires de la fièvre de Malte (2) et en général les formes frustes ne possèdent ce symptôme que très irrégulièrement.

Il est plutôt l'apanage des formes sévères et prolongées. Et la plus grande proportion de desquamations chez l'homme (59 sur 92 hommes, 30 sur 59 femmes) semblerait le prouver à défaut des notions précises qu'on trouvera dans nos observations. A quel moment se produit cette chute de l'épiderme? On admet que c'est là un signe de convalescence

(1) Les lambeaux de desquamation acquièrent souvent une coloration noire, ou noirâtre, même chez la femme, et même chez la femme qui ne se livre à aucun travail. Cette coloration spéciale, je ne l'ai jusqu'ici rencontrée que dans la fièvre de Malte. Elle me paraît très utile pour le diagnostic.

(2) Cf. notre article *in Echo médical des Cévennes,* février 1910.

au même titre que la chute des cheveux. Oui, si l'on veut, mais il faut
ajouter que la fièvre de Malte a souvent plus d'une convalescence et
que des individus rechutent, qui s'étaient déjà « pelés ». Souvent
l'épiderme des mains tombe et revient à plusieurs reprises, avant que
la maladie ait dit son dernier mot. Et l'on doit conclure que, si ce
symptôme garde une grosse valeur comme élément adjuvant de
diagnostic rétrospectif, il reste, quant au pronostic, d'une utilité
douteuse.

CHUTE DES CHEVEUX

A l'inverse de la desquamation, la chute des cheveux se rencontre
particulièrement chez la femme. (30 hommes sur 92, 42 femmes sur
59). Elle se réduit parfois à peu de chose et ne se décèle que dans la
toilette quotidienne, dans l'examen du chapeau chez l'homme. Certains malades s'alarment d'une chute en masse ; ils redoutent la
calvitie, mais la repousse se fait lentement. Il est bon, quand la chute
des cheveux n'est pas spontanément révélée, de se rendre compte par
la traction de la fragilité du poil ; on découvre ainsi des chutes in-
soupçonnées du méditerranéen lui-même.

A ce propos, on me permettra une recommandation. Dès les premiers jours d'une fièvre de Malte sévère, on conseillera à la malade de
natter ses cheveux, comme d'ailleurs on fait pour la fièvre typhoïde.
Sinon, plus tard, on peut être acculé à une mesure radicale : les couper.
Exercice que la femme en général considère comme dépourvu de
tout charme.

L'observation CLV nous signale une chute de cheveux hémicranienne, consécutive à une céphalée hémicranienne, presqu'au début
de la maladie.

Les ongles, cannelés, tordus, incurvés, surtout dans les formes sévères ou prolongées, s'éliminent parfois sans jamais la moindre douleur.

Et nous en aurons fini avec l'appareil cutané en citant quelques
éruptions : deux purpura, deux érythèmes papuleux, un lichen simplex
et quatre poussées de furoncles, ces derniers nous permettant, par
une transition naturelle, de traiter la question des suppurations.

SUPPURATIONS

Aux quatre observations précédentes se joignent les abcès sous-cutanés (obs. XI, CXV, CXLIV), un abcès de la marge de l'anus (XIII) ; un abcès tubéreux de l'aisselle (CLVI) ; une otite moyenne (XVIII) ; une synovite suppurée du médius (LVI), une arthrite méta-tarso-phalangienne du pouce droit (obs. CIII) ; une volumineuse adénopathie iliaque chez le précédent ; une orchite gauche suppurée (obs. CXLII). Ces diverses purulences ont affecté généralement un caractère bénin et guéri très rapidement, sauf l'orchite, d'allure plus lente.

L'adénopathie iliaque, dont je compte un seul cas, occupa, toute, le tableau clinique pendant trois mois. Un jeune homme de 18 ans, au dixième mois d'une fièvre de Malte ambulatoire, éprouva dans la fosse iliaque gauche des tiraillements douloureux, pendant que la fièvre disparue reparaissait et avoisinait les sommets 39-40. A l'examen, tuméfaction *très dure*, dépassant en hauteur l'arcade crurale d'environ 3-4 centimètres, allant en largeur de l'épine iliaque antéro-inférieure à l'épine du pubis, disparaissant par sa partie inférieure derrière l'arc antérieur du bassin dont il est impossible de la séparer. La paroi abdominale glisse en avant de cette masse, indolore au repos et seulement sensible à la pression ou par les mouvements.

Progressivement la palpation devient tous les jours plus difficile et plus douloureuse ; le malade, couché depuis le 15 octobre, ne peut, en novembre, étendre complètement la cuisse. A cette même époque, (trois premières semaines de novembre), battements rythmés continus du quadriceps fémoral. Le 24 décembre, la tuméfaction, nettement fluctuante, adhère à la peau, chaude et rouge. Douleurs très vives ; puérilisme, T° 39, pouls 100. Dans la nuit du 28 au 29, impression de « mur qui s'écroule » dans le ventre. Ouverture spontanée de la collection et issue d'une énorme quantité de pus, épais, bien lié, non fétide (ouverture à 2 centimètres en dedans de l'épine iliaque A. S. Le 15 janvier il ne persiste qu'un petit pertuis suintant dans lequel j'injecte de l'eau oxygénée pure (1). Guérison complète le 20 février.

Infection secondaire ou localisation du micrococcus ? Pour diverses

(1) C'est à cette époque que le Dr Riche voit le malade, et me confie son impression d'adénopathie iliaque.

raisons, l'examen du pus ne put être fait. Je dirai seulement que le
malade ne se rappelle pas s'être piqué ou écorché et qu'aucune lésion
du tégument, même infime, ne fut retrouvée.

La symptomatologie de la fièvre de Malte s'arrêterait là si nous ne
jugions nécessaire de consacrer quelques lignes à un côté intéressant
de cette maladie : *l'œdème*.

ŒDÈME

L'œdème méditerranéen se retrouve dans les deux cinquièmes des
cas ; très dépressible et très souple, il ne garde pas l'empreinte du
doigt. Parfois généralisé, il épaissit en quelques jours des individus
considérablement amaigris. Mais l'augmentation de poids ne trompe
pas les malades qui se sentent tout autant déprimés : « J'engraisse,
mais je fais de la mauvaise graisse ». Cet œdème atteint parfois des
proportions considérables ; l'observation CXL relate un œdème généralisé absolument extraordinaire, survenu chez un méditerranéen
gardant le lit depuis un an pour une violente arthralgie sacro-iliaque.
La bouffissure survenue, alors que la peau ayant perdu son aspect
ichthyosique, reprenait sa teinte rosée, cette bouffissure est telle que le
ventre paraît ascitique. En palpant, on s'aperçoit que seule, l'épaisseur énorme de la paroi est en cause ; d'ailleurs, il en est de même sur le
reste du corps. Ce malade, que ses voisins félicitent de son opulente
santé, se déclare incapable du moindre effort.

Le plus souvent l'œdème survient sous une peau sèche et terreuse,
l'erreur n'est alors plus possible.

Dans une vingtaine d'observations, je le trouve localisé, 11 fois aux
malléoles, 2 fois au pieds, 2 fois à la face, 3 fois au mollet, mono ou bila-
téral, une fois à la partie postérieure du tronc, 2 fois à la main droite,
une fois à la main gauche, ces diverses localisations associées ou non
entre elles et suivies ou non de généralisation.

On devine le trouble que ce symptôme peut jeter dans l'esprit du
praticien, qui, le découvrant aux malléoles, par exemple, cherchera
du côté du rhumatisme, des cardiopathies, etc., malgré toutes
les particularités qui empêchent de prendre cet œdème pour un œdème
rhumatismal ou cardiaque.

D'ailleurs, ces « marques » si spéciales de la fièvre de Malte reviendront en question, dans la discussion du diagnostic. Une réflexion nous saisit déjà. La fièvre de Malte, qu'on dit si pauvre d'éléments différenciateurs, s'enorgueillit au contraire d'une des plus riches séméiologies.

Enfin, comme dernier détail symptomatologique, je cite ici un cas de *thyroïdite* chez la malade de l'observation CXIII, dont j'ai déjà parlé aux troubles circulatoires.

FORMES CLINIQUES

Adaptant à mon sujet une phrase tombée dans l'arène politique, je dirai que la symptomatologie, telle que nous l'avons vue, est une symptomatologie « émiettée », « effilochée ». Nous y trouvons un amas de symptômes mais pas de maladie. Pêle-mêle, les matériaux gisent et il n'en manque pas un, mais la maison reste à construire.

Il nous faut, en effet, coordonner tous les éléments, en faire un tout qui tienne et animer d'un souffle de vie cet agrégat incolore.

La tâche ne manque pas d'agrément. Malheureusement, d'autres ont passé, plus qualifiés, et malgré leurs efforts, elle est restée entière. C'est proclamer sa difficulté.

Aussi bien, existe-t-il des problèmes que les chercheurs les plus réputés ne résoudront jamais parce que « congénitalement » insolubles et la quadrature du cercle est de ceux-là.

Pourquoi vouloir systématiquement résoudre la symptomatologie de la fièvre de Malte en des types déterminés ? types qui, comprimés dans leurs cadres, les font éclater, réalisant le primitif pêlemêle, avec des débris en plus.

Tomaselli a bien vu l'écueil, lorsqu'il a déclaré le caractère distinctif de la maladie constitué justement par l'absence de caractères. Et d'avoir vu l'écueil ne l'a pas empêché de s'y échouer puisqu'il décrit des formes gastrique, paralytique, nerveuse, indéterminée. « Indéterminée » paraît peut-être un peu mou.

D'autres distinguent des cas aigus, subaigus et chroniques ; ou bien des cas pseudo-typhiques, pseudo-paludéens et mixtes.

Birt et Lamb, qui basent leur division sur le pronostic, admettent :

des cas aigus rapidement mortels, des cas aigus tardivement mortels ; des cas aigus à guérison rapide, des cas aigus se transformant en sub-aigus ou chroniques. J'avoue ne pas bien voir l'utilité et la solidité d'une pareille classification.

Hugues, souvent cité à ce propos, établit une forme maligne, une forme ondulatoire, une forme intermittente, mais quoique plus net, plus précis que les précédents, son schéma clinique se refuse à englober tous les types et laisse encore trop de place à l'indécision.

Cette diversité d'exemples —je ne cite pas tout — prouve la multi-plicité d'allures de la fièvre de Malte, et, par suite, la difficulté d'une étude répondant à la réalité des faits.

Après une expérience de plus de 200 malades (actuellement 210), la plupart vus simultanément dans un délai très court, quelques mois seulement, ce qui facilitait la comparaison, je pense qu'il faut laisser là pour l'instant tout essai de ce genre. Il n'y a pas de fièvre de Malte, il n'y a que des méditerranéens, et ce que Schoull disait si heureusement de la courbe thermique s'applique aussi bien à la maladie elle-même ; véritable «fièvre folle », la fièvre de Malte est encore, comme nous l'avons montré, une *fièvre à surprises*.

Toutefois, pour faciliter sa reconnaissance, il est permis de faire passer sous les yeux les aspects qu'elle affectionne particulièrement.

D'avance, nous prions de ne voir dans ces aspects que des silhouettes à peine dégrossies, des esquisses vagues, sur lesquelles le « génie » de chaque malade dessinera des ornements différents. A cette condition nous pouvons discerner :

Des types respiratoires ;

Des types infectieux ou pseudo-typhiques ;

Des types pseudo-rhumatismaux ;

Des types ambulatoires.

TYPE RESPIRATOIRE

Douze observations s'y rattachent (obs. XIX, XXXVI, CXLIX, CXL, VIII, XCV, LXXXIII, CV, CXVIII, CXVII, LXVII, CLXIX, XLIV) avec assez de pureté.

Dans chacune d'elles la maladie a débuté par une lésion pulmonaire et, sauf chez le malade CXVIII, sans l'intervention d'autres symptômes. On trouvera tous les détails dans les observations : nous ne donnons ici que les grandes lignes.

On est appelé pour un malade qui, depuis quelques jours, se sent mal en train. Il tousse, crache ; la fièvre s'élève à 39 ou 40 ; sueurs profuses, constipation. A l'auscultation, lésions variables des poumons, des bronches ou des plèvres, surtout de la congestion en bloc ou diffuse.

Rarement la lésion frappe un seul élément anatomique ; ainsi la congestion se complique d'un peu de bronchite ou d'une irritation des plèvres ; autour d'un noyau plus ou moins dense, la fluxion papillonne et si nous avons décrit des congestions, des bronchites, des pneumonies régularisant des situations de contour moins précis, nous tendions ainsi à une plus grande clarté.

On suit l'évolution de l'affection respiratoire : une fausse défervescence qui termine une vague thermique, en impose parfois pour la crise salutaire ; quelques jours après, la fièvre remonte, les lésions atténuées mais non éteintes reprennent, c'est une nouvelle ondulation qui commence.

Dans un seul cas, des « douleurs » accentuées succédèrent à la guérison de la localisation thoracique.

LE TYPE INFECTIEUX OU PSEUDO-TYPHIQUE

Ce type répond à la forme maligne de Hugues. Le terme pseudo-typhique n'indique pas ici une analogie symptomatique particulière avec la fièvre typhoïde, mais évoque « l'aplatissement », l'infection générale intense et profonde.

Primitif (CI, CVI) ou tardif (CXXXVII, CXII, L), il comporte un pronostic grave, puisque mortel pour les trois précédents.

La description n'apprendrait rien de nouveau. Qui a vu un typhique, un pneumonique, un septicémique, un infecté quelconque, gravement atteints, rencontrera les mêmes détails cliniques auprès des méditerranéens à type infectieux.

LE TYPE PSEUDO-RHUMATISMAL

La fièvre de Malte, avec ses fluxions articulaires, simule parfois le rhumatisme franc, cela si bien que, même soupçonnant la fièvre de Malte, on n'hésitera pas à donner le salicylate de soude, tant l'épanchement douloureux polyarticulaire, la fièvre, les sueurs, inviteront à la confusion.

Plus fréquemment c'est un malade dont les allures cliniques sont identiques, mais chez lequel on ne trouve pas d'épanchement. Comme notre revue de l'appareil locomoteur le fait supposer, ce type se rencontre chez un grand nombre de méditerranéens, mais avec toutes les variétés, toutes les singularités spéciales à la fièvre de Malte. Rarement les jointures localisent tout le mal ; les nerfs, les muscles, les os s'en adjugent une part, ce qui ne contribue pas peu à compléter le polymorphisme.

Beaucoup de cas semblables reçoivent l'étiquette de rhumatisme infectieux et cette dénomination, qui ne préjuge en rien de la nature de l'agent microbien, n'implique qu'une demi-erreur de diagnostic. Combien de rhumatismes infectieux vont ainsi disparaître (1) pour faire place à des infections générales déterminées. La connaissance de la fièvre de Malte aidera à rétrécir le terrain vague où poussent pêle-mêle les pseudo-rhumatismes, les pseudo-tuberculoses, les pseudo-typhoïdes, les pseudo-grippes infectieuses, les faux paludismes, une foule d'autres affections plus menues, plus discrètes, nombreuses à l'infini.

TYPE AMBULATOIRE (2)

Le type ambulatoire s'approprie avec le précédent un grand nombre de malades. Je tiens à lui consacrer une mention spéciale à cause des difficultés de diagnostic qu'il sème à profusion, difficultés dont le médecin doit malgré tout triompher s'il veut éviter des erreurs de pronostic et de traitement. Jusqu'ici ce type n'avait guère retenu que

(1) Combien de cas la fièvre de Malte va-t-elle arracher au rhumatisme tuberculeux ?

(2) Cf. Formes ambulatoires, *in Echo des Cévennes*, février 1910.

l'attention des microbiologistes. En particulier Shaw effectuant le
séro de 529 dockers de Malte obtint 29 résultats positifs. L'épidémie
de Saint-Martial offrait l'occasion belle de creuser la question au point
de vue pratique. Aussi j'ai fait la chasse à ces formes ambulatoires,
appuyé pour explorer le terrain sur l'information clinique et deman-
dant au séro de Wright de compter et contrôler les coups. Et voici les
résultats.

Dans la note déjà citée, consacrée aux formes ambulatoires, j'accusais
35 cas sur 180 malades en exprimant qu'il s'agissait probablement d'un
nombre trop faible. En effet, en revoyant mes notes, en fouillant mes
souvenirs, d'autres cas surgissent qui réclament leur entrée dans ce
groupe. Et peut-on la leur refuser parce qu'ils ont passé un jour, deux
jours, quatre jours au lit (1).

Au total, je compte 52 malades sur 200, soit 28 hommes et 24 femmes. Il ne faut ici non plus rien conclure des chiffres, sinon qu'ils sont
encore trop faibles et que, seules, des recherches systématiques comme
celles de Shaw pourraient donner un nombre se rapprochant de la réalité. Je n'ai considéré que ceux de mes clients qui ont été visiblement
malades à un moment donné. Ce sont les seuls qui puissent actuellement intéresser le praticien ; les autres relèvent de l'hygiéniste ou du
laboratoire.

On aurait également tort d'induire, d'après les chiffres précédents,
de la plus grande fréquence de la fièvre ambulatoire chez l'homme. La
proportion de 28 hommes pour 24 femmes n'indique rien d'absolu
puisqu'il ne s'agit que de cas typiques à séro positif et que, d'ailleurs,
sur l'ensemble de 200 malades, l'homme a été touché dans la proportion
de 2 sur 3. On peut affirmer, d'une façon générale, que la femme a été
moins fortement et moins fréquemment atteinte.

(1) Dans la note de l'*Echo Médical des Cévennes,* ne sont comptés dans les fièvres
ambulatoires, que les malades n'ayant pas gardé le lit un seul jour.

Le Dr Thibault veut bien me rappeler ceci : « Shaw entend par *ambulatoires* les
cas où les symptômes sont entièrement absents, ou sont limités à une légère élévation de température de peu de jours, et il déclare que les seuls preuves qu'on
puisse avoir de l'existence réelle de l'infection résident dans la séro-réaction et
l'isolement du microbe dans les urines. Shaw a d'ailleurs pris ses observations sur
des dockers qui ne se croyaient pas malades, et n'en continuaient pas moins un
travail pénible. » Je remercie M. Thibault de sa précieuse information, mais réflexion faite je garde mon terme d'*ambulatoire,* les cas de Shaw n'intéressant pas
le praticien, s'ils intéressent l'hygiéniste. Et d'après M. Thibault ils doivent intéresser ce dernier, comme « porteurs de germes. »

Le terme « forme ambulatoire », très élastique, s'applique aussi bien à cette femme de 68 ans qui garde un léger malaise (obs. XLIX) quelques jours sans perdre une minute de ses occupations quotidiennes, comme à un cultivateur de 53 ans qui traîne sa fièvre par tous les chemins depuis onze mois.

On se reportera avec fruit à la série de mes observations, pour y voir la diversité d'allures de ce type. Tel malade présente au complet l'ensemble clinique de la fièvre de Malte mais avec atténuation de un ou plusieurs symptômes ; chez d'autres, la maladie est fruste : tantôt manque la constipation, tantôt les douleurs, tantôt les sueurs ; un malade n'a du syndrome méditerranéen que l'asthénie, constante sans doute, mais combien peu caractéristique.

Et la fièvre dira-t-on ? Il est probable, sinon certain, que dans tous mes cas ambulatoires il y a eu, à quelque moment, de l'élévation thermique. Je n'ai pu le constater chez tous ; mes confrères ruraux savent combien le campagnard se montre peu médicophile ; il n'appelle que lorsqu'il juge la situation menaçante ; aussi pour arriver à suivre tranquillement certains de mes clients, ai-je dû leur promettre de les soigner pour l'amour de l'art. Rien ne les stupéfie davantage.

Dans un seul cas que je ne relate pas ici, parce qu'il est encore en évolution, j'ai pu avoir depuis le premier jour la courbe avec au moins quatre températures quotidiennes. Il s'agit d'un homme de 40 ans qui sort, se promène, mange, boit, n'a rien changé à son genre de vie. Mais il porte le masque méditerranéen et sue la nuit. Le thermomètre, qui reste immobile jusqu'à neuf heures du matin, atteint à 9 heures du soir 39° et plus. Puis il redescend progressivement et à 3 heures du matin, c'est l'apyrexie. En vain je prêche le repos au lit ; on me répond : « Je ne suis pas malade pour rester couché. — Mais vos 39° ? — Je ne les ai que lorsque je suis au lit ; pourquoi ne me lèverai-je pas, puisque le matin je n'ai pas de fièvre..... »

Tous les méditerranéens ambulatoires en sont là et beaucoup ont rechuté plusieurs fois qui, certainement, auraient plus rapidement guéri s'ils avaient su s'astreindre à un repos prolongé. Je ne sais si les citadins sont plus dociles ; nos paysans restent sur ce chapitre absolument intraitables et l'on rencontre aux champs de pauvres diables dont le visage amaigri, le teint terreux, l'expression angoissée et lasse évoquent plutôt des souvenirs d'hôpital que de scènes rustiques.

Dans ces conditions, un diagnostic plus ou moins précoce n'a qu'une importance restreinte puisque les précautions qui en résultent sont inobservées des malades. Cependant, il y va de l'intérêt du praticien de savoir à quoi s'en tenir sur l'état de tel ou tel asthénique qu'il soigne et pour lequel des âmes charitables ont chuchoté le mot de tuberculose plus souvent que celui de rhumatisme.

Pour « l'amour de l'art » aussi, on me permettra de raconter l'histoire de personnes qui me touchent de près. Une fillette de 2 ans 1/2 tombe brusquement malade le 12 avril 1909, par vomissements, fièvre, diarrhée, etc. Quinze jours plus tard une bronchite se déclare, bronchite bâtarde, avec congestion légère des bases, fièvre 38-39. La guérison se fit attendre ; la toux persista plus d'un mois et avec elle le dégoût, les alternatives de diarrhée et de constipation, le malaise général, sueurs nocturnes abondantes, douleurs diffuses, asthénie, insomnie, otalgie nocturne, desquamation furfuracée légère, pas de chute de cheveux, durée cinq mois, dix jours de lit. La maladie débuta chez sa mère par de l'œdème malléolaire vespéral, œdème dépressible mais élastique, ne laissant pas la trace du doigt. En même temps, malaise général, sueurs nocturnes peu abondantes vers 3 heures du matin. Lassitude générale, douleurs légères diffuses dans les bras et le membre inférieur gauche et localisées au niveau des trois premières articulations chondro-sternales gauches qui restent encore sensibles à la pression treize mois après, douleurs plantaires, appétit diminué, irrégulier, constipation, impression de « gravier dans les yeux », amoindrissement de l'acuité visuelle, raucité, bouffissure surtout à la face, chute abondante de cheveux. Durée environ 6 mois. L'œdème malléolaire a persisté du commencement à la fin. Pas un seul jour de lit. Le lait de vache toujours soigneusement bouilli et la non consommation de fromage de chèvre rendraient ces cas d'explication difficile, s'il n'y avait eu contact avec un malade méditerranéen ambulatoire.

On comprend l'utilité de ces notions comme introduction aux recherches sur la prophylaxie du coccus de Bruce. Les ambulatoires, facteurs de contagion, méritent d'être dépistés comme les autres ; aussi discuterons-nous particulièrement leur diagnostic.

Conclusion

Moins encore que les classifications d'autres auteurs, notre division purement symptomatique en types respiratoire, infectieux, pseudo-rhumatismal et ambulatoire ne prétend donner une étiquette à tous les cas ! Elle n'a d'autre but que de grouper par « salles » des tableaux en apparence dissemblables et de faciliter ainsi la tâche du praticien en quête d'une idée nette.

En réalité, en dehors du type ambulatoire et de quelques cas précis, les types respiratoires, infectieux et pseudo-rhumatisants, s'emmêlent souvent chez le même malade, simultanés ou alternants à tel point qu'il sera difficile de ranger tel ou tel méditerranéen dans une classe déterminée. Peu importe après tout. Nous ne cherchons pas à créer des fièvres de Malte artificielles : nous essayons seulement de rendre accessible la fièvre de Malte vraie et pour cela nous dénonçons la série de ses aspects.

Et pour conclure nous dirons ceci : polymorphe, beaucoup plus par ses lésions que par ses symptômes, la fièvre de Malte, qui n'aime guère le cœur et le rein, chérit particulièrement le système nerveux dans son ensemble : troubles du psychisme, troubles sensitifs, moteurs ou trophiques, œdèmes localisés, asthénie, etc. En plus de ces troubles, il semble que le système nerveux intervient aussi pour une grosse part dans la tendance *fluxionnaire* générale de la maladie ; fluxion des articulations, des testicules, des poumons, du foie, de la rate, etc, parfois si fugaces, si bizarres, si changeantes. Et l'on pourrait presque conclure : *le micrococcus fait le mal et le système nerveux le partage.*

MARCHE ET DURÉE

Si la fièvre de Malte n'est pas une par ses lésions, elle l'est encore moins par sa durée. Effacée, discrète chez quelques privilégiés, parmi lesquels une femme de 63 ans ne s'est jamais crue malade (obs. XLIX), elle s'étend chez d'autres sur la longueur de plusieurs mois et peut-être de plusieurs années. Deux de mes malades sont, au seizième mois, incapables d'un travail quelconque ; l'un d'eux ne peut s'asseoir à lui seul sur le lit par suite d'une arthralgie sacro-iliaque ; une asthénie extrême avec une rate énorme affligent l'autre qui boite et ne peut se passer de béquilles (obs. LVII et CXL). Une femme (obs. XLVII), au vingt-quatrième mois, souffre encore du genou (nous avons raconté son histoire).

Les chiffres donnés jusqu'à maintenant comme durée par les divers auteurs, perdent toute leur signification, parce que étant basés seulement sur la courbe thermique. Il me semble qu'une évaluation précise doit partir du moment où le malade accuse les premiers symptômes, c'est-à-dire, du début de la période préparatoire, alors qu'il couve la maladie, et se prolonger jusqu'au moment où il peut reprendre en partie ses occupations. C'est en somme la durée telle que la comptent les malades eux-mêmes ; ils disent : « Je n'ai pu rien faire de telle date à telle date. » — J'ai « traîné » pendant six mois, huit mois, etc.

Ces explications faites voici une courbe qui permet d'embrasser d'un seul regard la répartition de 136 cas, par nombre de mois. Elle se passe de commentaires : chacun l'interprétera aisément, nous établissons seulement d'après elle une moyenne. Cette moyenne s'élève à près de six mois.

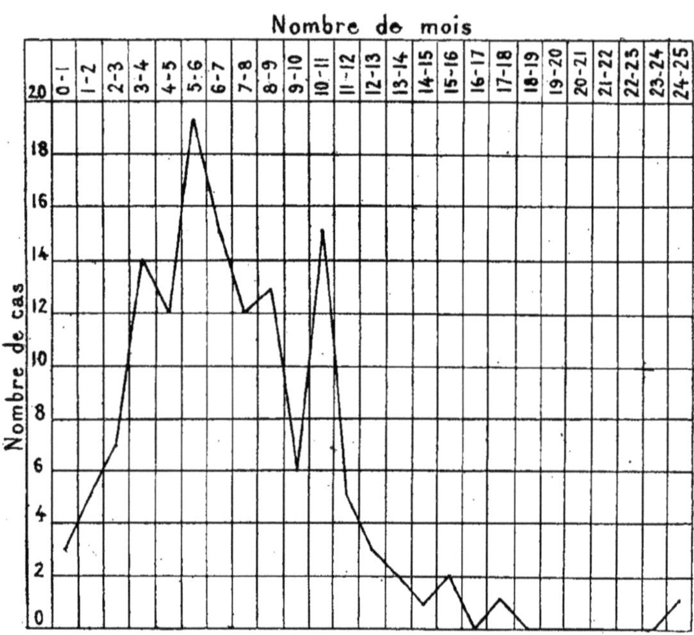

Courbe de la durée de la maladie.

Est-ce le fait de la fièvre de Malte ? Est-ce une particularité de l'épidémie de Saint-Martial ? Toujours est-il que les chiffres sont là.

Sur cette durée totale de la maladie, le séjour au lit entre pour une part variable. Procédons ici comme tout à l'heure. Une courbe comprenant tous les malades y compris les 52 ambulatoires s'écrira ainsi : (Graph. suivant).

Ce graphique frappe par l'importance des cas où le séjour au lit varie de 0 jours à 1 mois. Sur 170 malades, 85 restent peu ou pas couchés. Une moyenne établie d'après cette courbe et tenant compte du nombre exact de mois et de jours, fixe comme chiffre moyen 50 jours.

Ce chiffre, qui n'a qu'une valeur générale, devient éloquent si on le rapproche de la moyenne de durée de la maladie, « six mois », et l'on

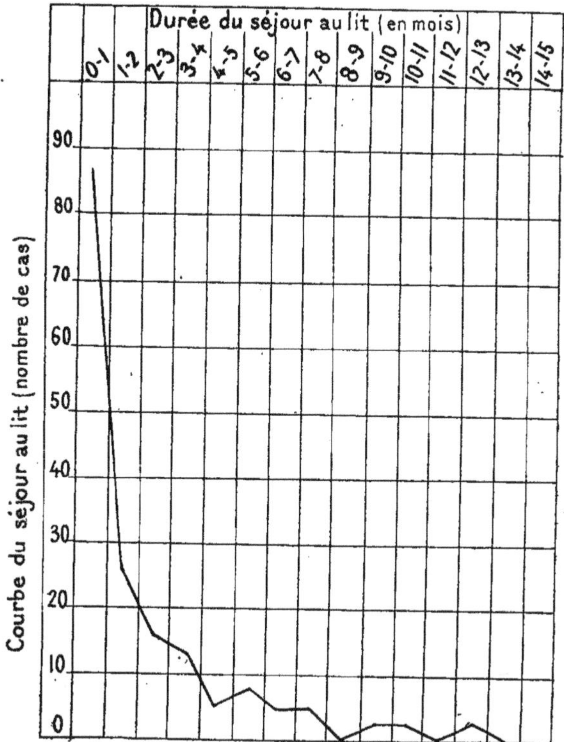

arrive à cette conclusion d'ordre tout à fait général aussi : dans la fièvre de Malte le séjour au lit ne compte pas pour le tiers dans la longueur de la maladie.

CONVALESCENCE

On ne sait le moment où commence la convalescence que quand elle est terminée.

Pour être bien convaincu de cette affirmation, malgré sa tournure de paradoxe, qu'on se rappelle l'observation LXXX dans laquelle un malade apparemment guéri depuis deux mois, capable d'effectuer sans grosse fatigue un trajet de 20 kilomètres et portant tous les attributs extérieurs de la santé, rechute malheureusement et pendant quatre mois souffre d'une arthralgie sacro-iliaque.

En réalité, il n'y a pas une convalescence, il y en a plusieurs, comme il y a plusieurs étapes fébriles, plusieurs desquamations. La fièvre de Malte est un drame à un ou plusieurs actes : chaque acte forme un tout et le dénouement, comme dans les drames, survient parfois plus tôt qu'on ne l'attend, souvent plus tard.

On pourra donc dire à un malade qui se desquame, qui perd ses cheveux, qui n'a plus de fièvre, qui est bouffi ou amaigri : « Vous entrez dans une convalescence, il n'est pas sûr que ce soit la dernière ! » — Et l'on peut rechuter jusqu'à 6-7 fois !

L'aspect du méditerranéen, à cette période, ne peut tromper le médecin. Un individu que vous avez laissé fébrile, en proie à une congestion pulmonaire, une arthralgie, une orchite, etc., l'état général relativement bon, le visage rose ou rouge, les yeux brillants ; vous le trouvez pâle, il paraît amaigri, son regard est éteint ; la transformation surprend beaucoup quand on ne s'y attend pas.

J'exprime habituellement cette particularité en disant que le malade n'a l'air malade que lorsqu'il est guéri. — On vérifiera aisément le fait qui, sans doute, comporte des exceptions. En particulier, la fièvre de Malte type infectieux abat si brutalement ses victimes que leur appliquer la phrase précédente serait d'une belle ironie.

Ce sont des convalescents, qu'on voit errer s'appuyant sur des béquilles ou des cannes, traînant la jambe, cambrant les reins ou pliant le dos, pâles, les traits tirés, amaigris ou inversement bouffis, coupant leurs phrases de pauses, s'émotionnant au moindre bruit et rougissant comme des nymphes.

PRONOSTIC

La fièvre de Malte torture et anémie ses victimes ; elle n'est pas
très meurtrière. Ne succombent que ceux qui ont quelque passé
pathologique à se reprocher, les tarés, les alcooliques, les vieillards,
les surmenés. La mortalité globale de l'épidémie a été de 6 0/0 (exactement 13 sur 210 cas), chiffre supérieur, on le voit, au 2 0/0 de l'épidémie observée à Malte. Mais ces chiffres ne sont pas contradictoires,
si l'on considère que l'épidémie de l'île de Malte a sévi surtout sur
l'élément militaire, élément particulièrement robuste et choisi (1).

Les 13 décès se répartissent ainsi : pneumonie (obs. LI) ; congestion
pulmonaire (obs. XLIV, XCV) ; syndrome encéphalo-méningé
(obs. XXXIII, CXVIII, CXXXIII) ; accidents *convulsifs* (CXIII),
vomissements incoercibles (obs. X) ; cachexie progressive avec
atrophie du foie (XXXIV) ou .hypertrophie (L) ; ictus hémiplé-
gique (obs. XXVIII) ; infection urinaire (obs. XCI). En tout 9 hommes
et 4 femmes.

La pneumonie survient chez un homme de 40 ans, alcoolique,
gros fumeur et surmené ; la congestion pulmonaire chez une femme
de 41 ans rétrécie mitrale et chez un homme de 76 ans, catarrheux et
atteint de sarcome du maxillaire. Parmi les quatre malades morts
après deux ou trois jours de coma se trouvent un jeune homme de
24 ans, sans tare apparente, mais surmené, un alcoolique de 65 ans, un
ancien rénal ; l'accident convulsif termina la maladie d'une femme de
34 ans, goîtreuse, en hyperpyrexie, avec congestion du foie, asthénie cardiaque, dyspnée par compression. La femme de 54 ans qui

(1) D'après diverses statistiques la mortalité oscille de 2 à 10 p. 100.

mourut de vomissements incoercibles, depuis longtemps débilitée, fut mal soignée par son entourage malade. Débilitée aussi, la malade de 59 ans qu'un ictus emporta en trois jours (son fils et sa fille font partie des hémorragiques familiaux que j'ai décrits). L'infection urinaire succéda à l'unique cas de rétention d'urine (1). Quant à la cachexie de deux pseudo-hépatiques elle couronna une carrière d'alcooliques.

Ce résumé nécrologique met en évidence l'influence des tares comme facteurs de gravité. On ne s'en étonnera pas puisqu'il en est toujours de même avec chaque infection. C'est naturel d'ailleurs ; ceux qui ne sont pas armés pour la lutte périssent les premiers. A côté de ces décès méditerranéens, je place celui d'un tuberculeux, frère de tuberculeux, qui atteint depuis longtemps de lésions accentuées (il fut réformé d'emblée au Conseil de révision), mourut au début de l'épidémie après une congestion pulmonaire intense ; je mis à ce moment la congestion et son dénouement sur le compte de la bacillose ; mieux éclairé aujourd'hui, je n'hésite pas, en relisant mes notes, à affirmer l'incidence de la fièvre de Malte et son action accélératrice. Le père et la mère commençaient alors, eux aussi, une forme sévère de fièvre de Malte qui emporta le premier.

C'est là le pronostic *quoad vitam*. Mais de ce que l'infection par le micrococcus melitensis ne tue pas souvent, il ne s'ensuit pas qu'elle soit négligeable. L'épidémie est encore trop récente pour qu'on puisse en tirer des conclusions sur l'avenir des méditerranéens (2) ; mais elle ne l'est pas assez pour empêcher de juger ses effets « désastreux » au point de vue social. Avec sa longue durée, son asthénie si prolongée, la fièvre de Malte *ruine les pauvres gens*. On peut, à la rigueur, faire fi de son pronostic vital ; mais il faut s'alarmer de son pronostic économique. S'abattant sur un village, une contrée, elle s'y installe comme un fléau ; on gardera longtemps dans ma clientèle le souvenir de l'année 1909.

Peut-on porter dès le début un pronostic approximatif ? A cette question la clinique et le laboratoire essaient de répondre.

Le laboratoire s'adresse pour cela à la séro-réaction de Wright

(1) Je viens d'en voir un second chez un homme de 43 ans, déjà compromis par une anémie excessive.

(2) La fièvre de Malte à des séquelles, témoin le genou dont on trouve ici même la photographie.

et de l'intensité de l'agglutination et de ses variations avec
les étapes de la maladie, conclut à une évolution bénigne ou maligne.

Quelques auteurs ajoutent une réelle confiance à ces épreuves ;
d'autres non, MM. Aubert et Thibault ne croient pas au séro-pronostic. Après ma faible expérience de St-Martial, je ne peux y croire
davantage. Quoi qu'il en soit, un avenir prochain nous renseignera
sur ce point.

Cliniquement on n'est pas plus avancé. Il m'a semblé seulement
que les formes pseudo-rhumatismales, névralgiques, ou les formes à
infection généralisée, sans lésion accessible, duraient plus longtemps.
Au contraire, le type respiratoire, habituellement plus dramatique,
tourne assez court (1).

(1) Les rapports du pronostic avec l'âge ne paraissent pas très nets. Faut-il attribuer
aux jeunes une plus grande résistance vis-à-vis de la fièvre de Malte ? Dans la liste
des morts, le moins âgé a 24 ans, et je compte 20 malades de moins de 20 ans.

DIAGNOSTIC

Tout ce qu'on vient de lire jusqu'ici dans cet ouvrage n'a d'autre but que de préparer les voies à ce chapitre : le diagnostic. Au moment où la fièvre de Malte sort de tous les coins de la France, se dégage peu à peu du chaos où pêle-mêle frayent des infections mal ou pas connues, il importe que le praticien sache à quoi s'en tenir sur elle, possède les éléments capables de la dépister dans ses innombrables retraites.

Avant tout, pour donner une idée de la multiplicité d'aspects sous lesquels elle se cache, voici la liste des maladies, affections et lésions qu'on peut avoir souvent à différencier d'avec elle : fièvre typhoïde et paratyphoïdes, grippe, rhumatisme franc, pseudo-rhumatisme, tuberculose, paludisme, typhus récurrent, affections des poumons, du foie, de la rate, de l'estomac, de l'intestin, du rein, du système nerveux, des yeux, des oreilles, anémies, tumeurs blanches, névralgies, névrites, orchites, suppurations et même..... scarlatine et maladie d'Addison ! J'en oublie....

Nous passerons en revue chaque cause d'erreurs, certain de n'éclairer jamais assez une question jusqu'ici si obscure.

Peut-être trouvera-t-on des répétitions ? Peut-être insisterai-je trop sur des points de détails ; mon excuse sera la crainte de tomber dans l'excès contraire, passer trop vite ; défaut habituel à la plupart des études de la fièvre de Malte.

La fièvre de Malte n'est pas une maladie d'allures franches. Elle se cache habituellement derrière le masque de quelque affection courante, rhumatisme, tuberculose, typhoïde, grippe, congestion pulmonaire, typhoïde, pleurésie, pneumonie, paludisme et s'y cache parfois si bien qu'il est impossible cliniquement de ne pas faire, au moins une fois, la confusion.

Ce polymorphisme rendrait le diagnostic impossible, si coexistant avec diverses lésions, il n'y avait pas un *ensemble symptomatologique* à peu près constant, du moins dans la majorité de ses termes et qui permet un diagnostic de probabilité jusqu'au jour, quelquefois rapproché, où une localisation, telle que l'orchite, entraîne la certitude clinique.

Dans cet ensemble se rangent : les *sueurs* profuses, la *constipation*, les *douleurs*, quelquefois tardives et souvent violentes, les *irrégularités* de la fièvre, véritable fièvre à *surprises*, déjà appelée fièvre folle. Si l'on ajoute l'augmentation du volume de la rate, variable, mais habituellement appréciable, la congestion du foie, etc., on n'aura pas le droit de reprocher à la fièvre de Malte sa pauvreté d'extérieur.

Mais il ne faut pas oublier qu'à moins d'être prévenu, on sera malgré tout aiguillé vers un diagnostic faux par une d'entre les nombreuses localisations de la maladie. Des malades sont soignés pour une lésion du poumon ; on étiquette congestion pulmonaire, pleurésie diaphragmatique, pneumonie, broncho-pneumonie, tuberculose. Chez d'autres, une polyarthrite aiguë en impose pour le rhumatisme et l'on se prend à douter du salicylate de soude, en constatant son inefficacité. On voit la lésion anatomique ; on ne cherche pas derrière elle l'infection générale en cause.

Le diagnostic clinique de la fièvre de Malte dans la ou les premières semaines ne peut pas être un diagnostic *à bout de nez*, mais un diagnostic *à étapes* dans lequel la certitude définitive n'est obtenue qu'après plusieurs examens. Il peut arriver, surtout à qui a vu d'autres malades, de suspecter fortement la fièvre de Malte dès le premier jour, il est exceptionnel de pouvoir l'affirmer.

A mesure qu'elle s'avance, la maladie livre plus facilement son secret et l'on peut dire, sans crainte de paraître paradoxal, qu'on la reconnaît plus facilement quand elle est terminée que pendant son évolution.

Un malade raconte qu'il a traîné pendant des mois à travers médecins et traitements ; il a eu des douleurs erratiques, plus ou moins intenses ; les sueurs étaient abondantes à tel point qu'il devait changer de chemises plusieurs fois par nuit ; constipation opiniâtre ; il a rechuté deux, trois, cinq, six fois ; les mains et les pieds se sont « pelés », les cheveux ont tombé ; le malade est un méditerranéen ; s'il ajoute qu'au cours de l'affection une orchite est survenue sans raison, il est inutile de recourir au séro ; la preuve est faite.

Malheureusement, cette certitude n'est alors que d'importance médiocre. C'est au début ou en période d'état qu'elle a pleinement son utilité. Comment y arriver ?

Tout d'abord, pour reconnaître la fièvre de Malte, il faut y penser. Et il semble bien que désormais, il faudra y penser beaucoup et souvent ; l'avenir nous réserve probablement des surprises sur l'importance de cette nouvelle venue dans le cadre des affections continentales ; je dis nouvelle venue sans préjuger de sa date d'importation qui est certainement très reculée. Et si l'on y pense, il suffira pour éviter toutes les causes d'erreur de connaître par le menu la diversité d'allures qu'elle peut revêtir du fait des localisations qui se surajoutent à l'ensemble symptomatique et en voilent l'intérêt. Or, ces localisations sont innombrables et cette réserve faite que la fièvre de Malte n'*aime guère ni le cœur ni les reins*, on peut dire qu'aucun organe, aucun appareil ne lui est étranger. Arthralgies, névrites, congestion de la rate et du foie, orchite, congestion pulmonaire sont les déterminations les plus fréquentes.

L'importance de ces « symptômes associés » de la fièvre de Malte est considérable, puisque, grâce à eux, un diagnostic hésitant s'affermit : c'est l'orchite qui, par sa fréquence, nous a amené progressivement à incriminer le micrococcus, avant que la séro-réaction de Wright en ait donné la confirmation.

Voici notre façon d'opérer en présence d'un cas possible de fièvre de Malte. Je le suppose récent, c'est-à-dire relativement ardu ; après quelques semaines, en effet, l'interrogatoire, à lui seul, élucide souvent le problème.

Dès que le malade a répondu aux questions posées sur son état et sur les circonstances étiologiques, on va tout de suite à la rate dont on apprécie le volume par la percussion que je pratique de la façon suivante :

1° Percussion en pleine rate : matité ; 2° Percussion en plein poumon : sonorité claire. Entre ces deux extrêmes sur lesquels on revient maintes fois pour comparer, on cherche les limites de la matité. Ce procédé rapide donne d'excellents résultats.

Vous me direz : pourquoi percuter la rate ? Dans la typhoïde aussi la rate est grosse.

Si l'on se rappelle que dans l'épidémie de Saint-Martial-Sumène la fièvre de Malte simule exceptionnellement la fièvre typhoïde, on n'hésitera pas à excuser cette façon de faire. Voici un exemple entre beaucoup :

Je suis appelé le 31 janvier auprès d'un malade couché le même jour et fatigué seulement de l'avant-veille. Il habite loin du foyer épidémique, il ne possède ni chèvre, ni autre animal ; ne boit pas de lait, ne mange pas de fromages ; il ne voit point de méditerranéens.

A l'auscultation, rien. A l'examen du ventre, rien. Fièvre, 39. Aucune douleur, mais sueur marquée la nuit précédente. Si c'était la fièvre de Malte ? Je vais à la rate : elle est percutable sur une hauteur de cinq travers de doigt, c'est-à-dire, considérablement grosse. Et rien ne peut expliquer aussi bien cette splénomégalie, rien sauf la fièvre de Malte.

A la reprise de l'interrogatoire, mon client, fouillant mieux dans ses souvenirs, reconnaît que depuis quinze jours « il n'est plus le même » ; moins d'appétit, un peu de lassitude, moiteur la nuit, froid dans le dos, à certaines heures. Et il se souvient d'avoir, il y a trois semaines, pénétré dans la chambre d'un malade, auquel il serra la main.

Rapprochées de cette grosse rate, la sueur de la nuit précédente et la période « préparatoire » devenaient suspectes. Un peu de constipation. Il n'en fallait pas davantage. Pour parachever cette conviction, manquait l'épreuve de Wright ; je pris du sang à cette même visite, j'obtins le lendemain une belle agglutination.

Avec cette confirmation bactériologique, se montra d'accord ce que j'appelle *l'épreuve du pyramidon.*

Dans la symptomatologie générale, nous avons indiqué, en relatant les sueurs, la déplorable influence, à leur égard, du pyramidon et de l'aspirine. Eh bien, ne regrettons pas trop cette déplorable influence ; elle nous fournit un moyen de diagnostic souvent efficace, et d'exécution éminemment simple.

Ainsi, toutes les fois qu'on suspectera de fièvre de Malte *un pyrétique,* on pourra lui administrer un cachet de 30 centigrammes de pyramidon. Au bout d'une demi-heure ou d'une heure, il changera de linge si c'est un méditerranéen.

N'exagérons rien ; ce médicament provoque des sueurs dans toutes les pyréxies ; seule une diaphorèse intense dénoncera la fièvre de Malte.

A défaut de pyramidon, la phénacétine, mais surtout l'aspirine, rendront les mêmes services ; de même la poudre de Dower, etc.

Revenons à notre homme ; je prescrivis 30 centigrammes de pyramidon à prendre vers les 8 heures du soir ; quand je revins, le lendemain, dès mon entrée, il me fit part de son « inondation ».

Cette épreuve facilitait hier encore un diagnostic épineux : Une jeune femme de 24 ans ne boit pas de lait cru ; n'est pas en contact avec des malades : après quelques jours de malaise, elle s'alite. Fièvre élevée, subissant de grandes oscillations dans une même journée (40, 37, 39, etc.). Quelques sibilants. Rien au ventre, *rien au pharynx.* Pas de douleur. Constipation médiocre. Aucune complication. Les secousses thermiques m'inclinent vers la fièvre de Malte, d'autant plus que la matité splénique s'étend sur une largeur de trois doigts.

Séro négatif. Mais cette négativité, on le sait, n'affirme rien ; surtout quand elle s'applique à un seul examen.

Par contre, *l'épreuve du pyramidon* réussit pleinement.

Le lendemain la malade voit un confrère qui parle de bronchite et la convainc de l'inexistence de la fièvre de Malte.

Cependant, quinze jours plus tard, une desquamation survient, très nette, surtout marquée aux mains. Le confrère conclut à une scarlatine fruste guérie ; malheureusement des frissons surviennent, du malaise, du dégoût, saluant cette guérison problématique. En réalité, il s'agit là d'une rechute (1).

A l'appui de cette opinion, j'apprends comme circonstance étiologique, un séjour de quelques jours dans une ferme contaminée. Dès qu'il sera possible, j'effectuerai un nouveau séro.

On trouvera peut-être les détails qui précèdent insuffisants pour justifier ma conviction. Cependant je ne puis douter. Dans des cas similaires, le séro négatif jusqu'à deux et trois reprises, se montrait enfin positif, quelquefois après plusieurs mois. Chez deux enfants, atteints indiscutablement de fièvre de Malte, le séro reste toujours négatif.

Abstraction faite de ces exceptions, on devra, auprès d'un malade récent, se comporter ainsi dès la première visite : interrogatoire,

---

(1) Deux mois plus tard la malade a encore des frissons ; elle porte le masque, mais je n'ai pu prendre du sang.

examen général, percussion de la rate, épreuve du pyramidon, épreuve de Wright.

Près d'un individu couché depuis plusieurs semaines, le diagnostic offrira infiniment moins de difficultés (je reviendrai plus loin sur les formes ambulatoires). L'*orchite*, les *douleurs*, surtout les douleurs de reins (voir l'interligne sacro-iliaque), le *tracé thermique*, les *sueurs*, la *constipation*, souvent la congestion pulmonaire, souvent les rechutes, la desquamation des mains, la chute des cheveux, se presseront pour faciliter la tâche.

On ne saurait trop insister sur l'ORCHITE, de garantie égale au moins à la séro-réaction, mais malheureusement plus rare. Quand vous soupçonnez la fièvre de Malte allez aux testicules ; ils « crieront » assez souvent la réponse.

L'orchite, disons-nous, vaut la séro-réaction ; voici quelques arguments à l'appui.

Un jeune homme de 26 ans (obs. CXXVII) se présente dans mon cabinet souffrant de la tête depuis quinze jours. Température, 37°8. Appétit bon. Constipation. Sueurs modérées, nocturnes. Pas d'insomnie. Rien aux poumons, au cœur, à l'abdomen, au pharynx. Rate mate sur une hauteur de trois travers de doigt. — N'a pas de chèvres ; ne boit pas de lait.

Dans l'hypothèse d'une fièvre méditerranéenne probable, je prélève du sang : séro négatif.

L'épreuve du pyramidon détermine une diaphorèse marquée.

Les jours passent ; la céphalalgie persiste ; aucun nouveau signe n'apparaît. La rate grossit lentement. Deuxième prise de sang ; deuxième séro négatif.

Un troisième échantillon, recueilli six semaines plus tard, sembla produire un peu d'agglutination et clarifier légèrement le tube à essai ; mais nous étions loin de la limpidité « eau de roche » que nous exigeons.

Cependant, ce demi résultat fortifiait nos soupçons. En mars, c'est-à-dire au cinquième mois de cette forme ambulatoire, un jour que, revoyant le malade, je lui posais une fois de plus la série de questions (entre temps une desquamation des mains confirmait nos vues), il m'exhiba un superbe bandage herniaire double, à ressort puissant, comprimant avec autant de force que d'inutilité les canaux inguinaux. Sous les deux pelotes, le scrotum gonflé et rouge, dénonçait pittores-

quement l'erreur du pharmacien qui, consulté sur le cas, avait reconnu !
une grosse hernie double. « Il faut soigner ça au plus tôt, avait-il dit ! »

Absolument rien à l'urètre ; l'orchite évolua bénignement et rapidement.

Je ne doute plus maintenant ; mieux, à force de creuser l'étiologie,
mon pseudo-herniaire s'est rappelé avoir pris quelques repas dans une
maison infectée, une quinzaine de jours avant le début de son mal (1).

Dans trois autres observations, l'orchite marche en tête du cortège
symptomatique ; ce sont les *orchites initiales,* déjà étudiées avec les
autres lésions génitales.

Après plusieurs mois, toujours exception faite des formes ambulatoires, l'interrogatoire et la tête du patient suffisent au diagnostic.
C'est par le seul interrogatoire que j'ai conclu à la fièvre de Malte chez
cette Parisienne (obs. CXLIX) venue dans le Midi pour s'y remettre
d'une anémie consécutive à une pneumonie. On pourra ainsi dépister
des cas passés, et reconstituer l'histoire de la fièvre de Malte « avant la
lettre. »

Ces considérations d'ordre général nous seront maintenant d'un
grand secours dans la différenciation d'avec diverses maladies ou
affections, qu'elle simule habituellement.

LA GRIPPE

Les contours de cette affection sont tellement imprécis, qu'on peut
aisément faire rentrer dans ses dépendances tel domaine nosologique
qui, en réalité, ne lui appartient pas. Pavillon qui couvre bénévolement des maladies, peut-être très dissemblables, elle a pu voiler des
épidémies de fièvre de Malte. Des individus étiquetés aujourd'hui
méditerranéens étaient vus atteints de grippe et, pour ma part,
j'avoue avoir dès l'abord mis au compte de l'affection protée ce qu'une
étude plus attentive m'a permis de restituer au micrococcus melitensis.

Toutes réserves faites sur la spécificité du bacille de Pfeiffer et de la
grippe elle-même, le diagnostic différentiel paraîtra relativement
facile à qui connaît les allures de la fièvre de Malte. Non pas qu'il

(1) L'oncle de ce malade, alcoolique, a été atteint postérieurement de fièvre de
Malte, avec issue mortelle.

existe chez l'une ou chez l'autre de signe d'identité particulier, entraînant la reconnaissance immédiate. Loin de là. C'est au contraire un bloc symptomatique qu'il faudra édifier, et dont on choisira les pièces une à une dans le complexus morbide.

Neuf fois sur dix la grippe débute assez brutalement par un catarrhe des muqueuses, par une lésion respiratoire (coryza presque constant, bronchite, pneumonie) et accompagnant cette lésion, une céphalalgie assez marquée. Le brisement général, le facies caractéristique, l'inappétence, le dégoût se montrent dès les premiers jours. Plus tard, divers appareils peuvent être lésés et la broncho-pneumonie ou l'otite ne sont pas rares.

Inversement, la fièvre de Malte, d'ailleurs plus insidieuse, n'ouvre jamais, presque jamais, les hostilités par un coryza. Je n'ai rencontré cette localisation que chez deux ou trois malades et en période d'état.

Les diverses descriptions ne la signalent pas.

De même, les autres affections respiratoires sont loin de marquer dans la fièvre de Malte la fréquence qu'elles réclament à la grippe. Congestion pulmonaire, pleurésie sèche, bronchite, pneumonie, ces manifestations de l'infection méditerranéenne se rencontrent dans le huitième de mes observations, exactement 24 fois sur 180 ; encore doit-on noter la prédominance de la congestion (16 cas), qui tantôt diffuse et serpigineuse, lèse indifféremment base et sommet. On sait la rareté de la congestion grippale. Il reste, pour établir la différenciation au début, un élément dont l'importance paraîtra peut-être mince et qui, cependant, ne manque pas d'intérêt ; je veux parler du facies, ou mieux pour parler latin, de l'habitus. Pour caractériser cet habitus, à défaut d'un signalement difficile à donner et qui, même très fouillé, ne supplée jamais à l'impression *de visu*, on peut recourir à notre tournure de tout à l'heure : le malade n'a l'air malade que lorsqu'il cesse de l'être.

Le grippé, lui, n'attend pas la guérison pour porter sur ses traits la trace de son mal.

Dès le début il est aplati et, à voir son expression d'anéantissement, on a fait déjà à moitié le chemin du diagnostic.

L'utilité des notions précédentes ne dépasse pas la première étape de la maladie ; plus tard l'incidence d'éléments nouveaux vient aider à la différenciation.

Broncho-pneumonie et otite grippale, d'un côté, arthralgies, orchites hémorragies méditerranéennes de l'autre constituent non pas des preuves spécifiques, mais de suffisantes présomptions cliniques. L'orchite, entre autres, apportera un appoint indiscutable ; elle s'y montre *suppurée* alors que cette complication n'entre que pour une faible part (1 cas sur 27) dans la série des orchites que j'ai observées dans la fièvre de Malte, orchites bénignes, de durée et d'intensité variables, mono ou bilatérales, plus ou moins douloureuses.

Plus tard, au bout de quelques semaines, la distinction deviendra un jeu, même chez un malade qu'on voit pour la première fois. La notion de rechutes complétant une histoire symptomatique souvent fort remplie et dans la plupart des cas, les phénomènes dits de convalescence, œdèmes, desquamation, chute de cheveux, éclaireront d'un jour plus éclatant un diagnostic que l'aspect du client, son facies terreux, ne démentiront pas (1).

LA TYPHOIDE

On lit un peu partout que la fièvre de Malte se cache souvent sous les dehors de la typhoïde. Dans l'épidémie de Saint-Martial-Sumène, deux malades seulement ont donné l'impression d'une infection éberthienne. Que conclure, sinon ce fait connu de tous, que chaque épidémie a son génie particulier conditionné par les circonstances variables de lieu, de temps, de climat, de graine et de terrain.

On lit dans les mêmes relations qu'il ne faut pas songer à différencier cliniquement la fièvre de Malte d'avec la typhoïde. Je me garderai bien de m'élever en faux contre cette affirmation émanant d'auteurs la plupart fort distingués, mais entre nous, entre confrères de campagne, je n'hésite pas à déplorer le mal que cette constatation peut causer. Combien d'entre nous jetteront le manche après la cognée et, dans un cas suspect, se cantonneront dans une réserve pénible pour eux-mêmes, humiliante vis-à-vis de leurs clients.

On dira : Et le séro ? Qu'en faites-vous ? J'entends bien ; je ne méconnais pas le secours du séro et ne fais pas secret des services qu'il

---

(1) Avouons-le. La grippe dans les maladies aiguës, comme la neurasthénie dans les maladies chroniques, est le paratonnerre de nos diagnostics. En baptisant nos clients « grippés » ou « neurasthéniques », nous entendons par là, en bon langage médical, que leur cas nous paraît enveloppé de ténèbres.

m'a rendus. Mais dans la balance du séro, le plateau des avantages n'est
pas seul. J'énumère brièvement les inconvénients.

Il n'apparaît guère qu'au septième ou huitième jour. Un résultat
positif signifie fièvre de Malte ; un résultat négatif ne nie rien du tout ;
seuls des examens répétés autorisent une conviction. J'ai actuellement
deux malades dont l'étiquette clinique ne manque d'aucun détail et
l'étiologie renforce la symptomatologie. Trois examens chez l'un,
deux chez l'autre n'ont pas été suivis d'agglutination. Et cependant
je ne puis absolument pas douter.

Enfin le séro persiste parfois longtemps après la guérison. Pour qui
sait la fréquence de la fièvre de Malte dans le Midi et probablement
dans le reste de la France, ce fait ne paraît-il pas troublant ? Et lorsqu'on
hésitera devant un cas douteux, pourra-t-on incriminer le micrococcus
melitensis, sur la seule foi d'une séro-réaction positive, alors que le
résultat témoignera peut-être d'une infection méditerranéenne passée
et dont le malade parfois ne gardera même pas le souvenir s'il s'agit
d'une de ces formes ambulatoires dont j'ai parlé (1).

On le voit ; malgré toute l'utilité de la réaction de Wright, la clinique ne perd pas ses droits ; il lui appartiendra souvent de prononcer
en dernier ressort.

Revenons à la fièvre typhoïde : il me semble qu'un diagnostic clinique peut, dans beaucoup de cas, être réalisé. Je ne parle pas de
diagnostic toujours facile, mais de diagnostic faisable. Nous allons
essayer de serrer la question de près.

Il faut d'abord faire table rase de tous les signes différentiels donnés
jusqu'ici. On dit : douleur et gargouillement dans la fosse iliaque,
diarrhée, épistaxis, taches rosées, indiquent l'Eberth. Or cette affirmation pâlit à la lumière de faits suffisamment nombreux pour entraîner une conviction ferme.

L'épistaxis jusqu'ici considérée comme exceptionnelle dans la fièvre
de Malte, atteint dans l'épidémie de Saint-Martial-Sumène une haute
proportion avec 34 cas. Ce chiffre, plus que toute discussion, dénie
désormais à l'hémorragie nasale toute signification plus ou moins spécifique.

La diarrhée ne se trouve pas chez les méditerranéens aussi souvent

---

(1) Il faut lire, sur l'association de la fièvre de Malte avec la typhoïde, l'importante
leçon du professeur Rauzier (*Prov. Méd.*).

que chez les typhiques. Mais les premiers n'y échappent pas, dans la plupart des cas graves, je l'ai même constatée chez des malades peu touchés.

La douleur de la fosse iliaque appartient à chacune des deux maladies et si la dothiénentérie l'accuse habituellement, elle ne constitue pas, loin de là, une rareté dans la fièvre de Malte, même indépendamment de toute ovaralgie.

Les taches rosées, le gargouillement, ne peuvent pas, non plus, prétendre à la différenciation. Des auteurs algériens citent des exemples de taches rosées au cours d'infections à micrococcus. Quant au gargouillement, parfois d'ailleurs de valeur diagnostique mince, je le découvre chez des malades même constipés.

S'ensuit-il qu'on croisera les bras, laissant à la maladie le temps de compléter son inscription. Il me semble qu'on peut devancer par un examen minutieux l'heure du diagnostic « spontané ».

Pour cela, on cherchera à édifier, en prenant çà et là les éléments, *le bloc symptomatique*. Un signe isolé n'apporte qu'un maigre appui ; associé à d'autres, il sera le cheveu qui fait pencher la balance. Je prends comme exemple le fait suivant : un jeune homme de 18 ans offre toutes les apparences de l'infection éberthienne : épistaxis légère, diarrhée fétide, gargouillements et douleurs dans la fosse iliaque, congestion de la rate, fièvre élevée ; le mot typhoïde vient à mes lèvres. Mais je suis frappé par l'absence de stupeur de ce malade qui, en dépit de ses 39-40, ne paraît pas le moins du monde « aplati », « éteint ». Je vais au pharynx y chercher les ulcérations de Duguet ; elles n'y sont pas, mais les amygdales se montrent légèrement tuméfiées; pas de taches rosées, mais les taches rosées n'apparaissent pas les premiers jours et il est des typhoïdes qui n'en laissent pas voir. Je percute la rate, elle est grosse et déborde les côtes ; l'épigastre souffre à la pression, les reins « pèsent ».

L'interrogatoire révèle une période de préparation de quelques semaines avec lassitude, frissons légers, inappétence ; le malade s'est couché parce qu'il n'en pouvait plus.

Je ne relate les étapes de cet examen que pour mettre en valeur ses nuances ; en réalité, ma conviction était faite au moment même du soupçon de fièvre de Malte, la famille de ce malade était déjà touchée, les chèvres avortées, etc.

La seule absence de stupeur ne suffisait pas à écarter la typhoïde.

Associée à l'absence de taches rosées, à la splénomégalie, qui n'est pas si précoce dans la dothiénentérie, et qui ne s'explique à un tel degré dans ce cas de fièvre méditerranéenne que par la durée de la période préparatoire, associée encore à la sensibilité du creux épigastrique, à la pesanteur des reins, elle oriente le diagnostic dans le bon chemin. Les renseignements à côté, notion d'épidémie, d'endémie, cas voisins, chèvres avortées, permettent déjà une conviction d'attente.

En effet, le diagnostic de la fièvre de Malte n'est pas, comme nous l'avons déjà dit ici même, un *diagnostic à bout de nez*, mais un *diagnostic à étapes*. Chaque jour porte avec lui son appoint : la certitude remplace bientôt la probabilité.

Dans le cas qui nous occupe, le type de la fièvre constituait le premier échelon. La rémission matinale brusque constatée dès le lendemain, ccïncidant avec des sueurs profuses, le relèvement rapide de la température atteignant le soir deux degrés de plus que le matin, éloignaient de plus en plus la possibilité d'une dothiénenthérie. *L'épreuve du pyramidon* complétait heureusement cette première étape.

Et ainsi, chemin faisant, la maladie lâche peu à peu son secret. Elle se trahit ici par l'orchite, là par l'arthralgie sacrc-iliaque, ailleurs par une polyarthrite à épanchement, rebelle au salicylate et respectant le cœur, d'autres fois par une congestion pulmonaire survenue sans raison apparente. Elle se trahit presque toujours en rechutant.

Et maintenant, après avoir montré la possibilité de reconnaître l'œuvre du micrococcus sous les dehors de la fièvre typhoïde, nous ajouterons : des cas, comme celui de ce jeune homme, dans lesquels la simulation arrive à la perfection, sont rares. Habituellement le diagnostic ne se heurte pas à de telles difficultés.

Il est bien entendu que les considérations précédentes ne s'adressent qu'à des infections récentes ; après quelques semaines, trop de détails accumulés interdisent l'erreur et, à défaut d'autres renseignements, seule la courbe thermique suffit.

LE RHUMATISME FRANC ET LE PSEUDO-RHUMATISME

J'ai vu deux cas de fièvre de Malte qui simulaient étrangement le rhumatisme vrai. La confusion s'cffrait toute facile. Et, en effet, comment se méfier devant un malade couché de la veille qui se plaint des genoux, par exemple, ou des chevilles et dont l'articulation est distendue par un épanchement ; ajoutez la fièvre élevée, les sueurs abondantes, les violentes douleurs et vous vous demanderez ce que vient faire là la fièvre de Malte.

Cependant, elle était bien en cause ; et en plus du séro, l'examen clinique le montre bien. Grosse rate ; polyarthrite d'épanchement médiocre et disproportionné avec l'intensité de la douleur ; algies diffuses ; période préparatoire de plusieurs semaines, avec asthénie, frissons, courbature. Pas la moindre lésion cardiaque. — Le salicylate détermine des vomissements, des sueurs profuses et une fatigue extrême.

PSEUDO-RHUMATISME : RHUMATISME INFECTIEUX

Si l'on entend par rhumatisme infectieux, non pas une entité nosologique, mais un syndrome fébrile mono ou polyarthralgique, on peut attribuer à beaucoup de cas de fièvre de Malte l'étiquette de rhumatisme infectieux. Mais un diagnostic de syndrome n'est qu'un demi-diagnostic. Il faut autant que possible remonter à la cause générale. Des termes comme celui de rhumatisme infectieux, d'état infectieux, n'abritent derrière leur façade imposante que notre ignorance comme le faisaient le grec et le latin pour la science problématique du Médecin malgré lui.

Combien de ces maladies vagues, imprécises, pseudo-typhoïdes, pseudo-rhumatismes, pseudo-paludisme, pseudo-grippes infectieuses vont maintenant s'évanouir, maintenant que le coccus de Bruce est révélé en France.

Je ne m'attarderai pas à énumérer les moyens de séparer la fièvre de Malte d'avec les faux rhumatismes, puisqu'il suffira de la différencier d'avec l'affection causale. Seul le rhumatisme blennorragique pourrait nous arrêter un instant, mais en dehors de ses tendances mono-articulaires, plastiques ou suppurées, des détails ne manquent pas qui établissent la différenciation (1).

(1) Le rhumatisme blennorragique, simulé parfois par la fièvre de Malte, peut déterminer aussi, comme cette dernière, la talalgie. Comme la fièvre de Malte, la blennorragie aime les séreuses. N'y aurait-il pas dans cette « sympathie commune » une preuve de plus que les exostoses calcanéennes ne font pas toutes les talalgies.

LA TUBERCULOSE

En parcourant la série des lésions pulmonaires, manifestées au cours de la fièvre de Malte, nous avons rencontré deux cas troublants de localisation au sommet, simulant la tuberculose, et plus loin la discussion du pronostic nous a fourni l'occasion de citer l'histoire d'un vieux bacillaire dont l'affection reçut un coup de fouet fatal, de la fièvre méditerranéenne.

A côté de ces faits exceptionnels, je tiens à citer l'observation d'un jeune homme, près de qui nous fûmes appelés avec mon excellent confrère le Dr Milhau (de Claret, Hérault).

A l'auscultation, quelques râles dans le sommet droit ; respiration rude. Pas de modifications à la percussion. Toux depuis deux mois ; expectoration banale. Sueurs nocturnes fétides. Constipation opiniâtre. Foie et rate gros. Pas de desquamation. Chute de cheveux. Un interligne sacro-iliaque douloureux à la pression.

Ce malade, qui vit dans une zone contaminée, a bu du lait cru de chèvre avortée (plusieurs chèvres avortées dans la ferme).

Est-ce un tuberculeux ? Est-ce un méditerranéen ? Ou les deux à la fois ?

Le problème préoccupe vivement l'entourage, la mère étant morte phtisique sept ou huit ans auparavant.

Séro-réaction de Wright négative. Bacilles de Koch dans les crachats.

Il y a donc tuberculose.

On pourrait se borner là ; cette constatation légitimant à elle seule un pronostic réservé ; cependant les circonstances étiologiques et l'examen clinique nous engagent, mon confrère et moi, à recourir à un nouveau séro ; le jeune tuberculeux est probablement aussi un méditerranéen (1).

D'autres fois, le praticien se trouvera perplexe devant des lésions suspectes, à marche irrégulière, mais siégeant aux bases, ou diffuses,

____

(1) Un deuxième sero pratiqué 44 jours après le premier a donné une agglutination extrêmement nette. L'intra-dermo-réaction à la tuberculine a été négative ; la cuti-réaction positive. — Positif aussi le séro de la chèvre dont le malade a bu le lait.

L'état de ce jeune homme, qui paraissait fort grave, s'est remarquablement amélioré depuis deux mois.

s'accompagnant de sueurs intenses, de fièvre élevée, de toux avec crachats sanglants ou non. L'aspect rappelle les tuberculeux aigus.

Sans doute l'absence de localisation aux sommets, l'incidence brusque de phénomènes aussi dramatiques, la conservation d'un état général relativement bon éloignent assez de l'hypothèse bacillaire ; donnent-elles, ces mêmes particularités, le droit de la rejeter complètement ? En tout cas l'apparition chez l'une d'elles de l'ulcération linguale dont j'ai parlé, ne diminuait pas l'incertitude.

Enfin, on devra parfois se prononcer sur des anémies suspectes, s'accompagnant de sueurs nocturnes chez des individus fatigués depuis deux ou trois mois, qui ne gardent pas le lit, mais se plaignent de malaises, de frissons, toussent de loin en loin. On ausculte soigneusement les fosses claviculaires et épineuses : rien. Dans le reste du poumon, par ci par là, quelques râles perdus, sous-crépitants discrets, ou sibilants isolés. Si l'on ne connaît pas la fièvre de Malte, on tâtonnera ; on oscillera entre des opinions diverses sans en trouver une solide.

Beaucoup de prétendues tuberculoses, *sine materia,* vont disparaître dès qu'on saura la fréquence des infections par le coccus de Bruce (1).

PALUDISME, TYPHUS RÉCURRENT, PIROPLASMOSE

Pendant les premiers mois de l'épidémie de Saint-Martial-Sumène, alors que j'étais en quête d'un diagnostic, j'envisageai successivement ces diverses hypothèses.

Rapidement éliminé, le paludisme s'appliquait tout au plus à deux ou trois cas. Et encore fallait-il n'y pas regarder de trop près. La courbe thermique, incertaine, folle, jurait avec la silhouette géométrique des tracés paludéens. La quinine, loin d'améliorer, exacerbait le mal.

Je n'ai jamais vu, je crois, de piroplasmose ou de typhus récurrent,

(1) Depuis que j'ai l'attention éveillée sur ces cas, je trouve de tous côtés des renseignements qui augmentent ma conviction dans ce sens. Souleyre raconte l'histoire d'un homme chez qui on crut à une granulie — avec induration au sommet, — séro de Wright positif et guérison rapide. Trois confrères me donnent l'observation de malades crus tuberculeux et qui guérissaient, indiscutablement méditerranéens. Nous venons de voir avec le Dr Milhau un autre tuberculeux chez qui la fièvre de Malte paraît avoir une influence néfaste.

mais les descriptions qu'on en donne autorisent à croire la différenciation habituellement aisée.

AFFECTIONS DES VOIES RESPIRATOIRES

Méfions-nous ! quand notre oreille distingue une pneumonie, une
pleurésie, une congestion pulmonaire, ne nous hâtons pas de formuler
un pronostic, encore moins un délai. Cherchons d'abord si sous le masque de ces vieilles connaissances, ne se cache pas la nouvelle venue.
Un pneumonique qui, fort de votre assurance, attend la fin de ses
maux au bout de la semaine, sentira germer le doute à votre égard
quand, ce laps de temps écoulé, la guérison ne se montrera pas encore
prochaine ; et si la maladie dure un mois, adieu la confiance du malade. La prudence s'impose d'autant plus que la pneumonie des
méditerranéens simule à s'y méprendre la pneumonie banale. Début
brusque (obs. CXLIX, LI), point de côté, souffle, fièvre élevée.

Comment s'y reconnaître ? Si l'étiologie vous engage à suspecter
le micrococcus melitensis derrière ces cas, prenez du sang, et en
attendant le séro, voyez la rate, fouillez attentivement les circonstances causales, faites l'épreuve du pyramidon, et réservez votre
pronostic jusqu'à trois ou quatre températures.

De même pour la pleurésie ; de même pour la congestion pulmonaire ; on ne pourra désormais constater cette dernière sans penser,
ne fût-ce qu'une seconde, à la fièvre de Malte.

AFFECTIONS DES VOIES DIGESTIVES

Je fus appelé, en janvier 1910, auprès d'un jeune homme de 28 ans
(obs. CXXVIII) qui souffrait de la gorge. Amygdales grosses et
rouges, sans exsudat. Rouge aussi le pharynx. Dysphagie. Fièvre 39°.
Appétit bon, constipation opiniâtre, peu de sueurs, pas de grosse
rate.

Je pensai à une angine banale, mais comme le malade avoua un
séjour d'une quinzaine dans un village infecté, je pris du sang par
précaution. Séro négatif. L'épreuve du pyramidon donna des sueurs
intenses.

Incertain, j'attendis. L'angine s'atténua considérablement en
quelques jours, mais persista ensuite deux mois environ. L'état gé-

néral laissait à désirer malgré un appétit toujours bon et l'absence
de fièvre.

Un séro pratiqué à trois semaines du premier montra une belle
agglutination. Depuis, la fièvre de Malte évolue chez lui, caractéristique.

Une femme (obs. CXII) n'offrit pendant longtemps d'autre symptôme qu'une anorexie plus ou moins complète, avec douleur épigastrique, constipation. Considérée comme atteinte de fièvre méditerranéenne, elle n'accepta jamais cette idée, et se confia à un confrère
qui lui affirma une ancienne gastro-entérite. Cependant le séro positif
et une abondante chute de cheveux survenue le troisième mois, con-
firmèrent la justesse de mes vues.

Enfin dans deux observations le syndrome de la colite muco-
membraneuse, se dégage dans sa pureté, mais succédant comme épi-
phénomène à un ensemble clinique chargé, sa différenciation ne
souffre aucune difficulté.

AFFECTIONS DU FOIE

Deux de nos malades réalisent la fièvre de Malte, l'un (obs. L)
avec gros foie, subictère, épistaxis, pharyngorragie, sans décoloration
des fèces, ni pigmentation des urines, l'autre (obs. XXXIV) avec
atrophie du foie, ballonnement du ventre, circulation complémentaire, entérorragies et épistaxis. La lésion hépatique ne se révéla
heureusement qu'après une période remplie de divers symptômes
méditerranéens, sinon on s'exposait à la regarder comme une maladie
primitive de l'organe.

Un individu soigné comme rénal, pendant trois mois, à cause de
sa bouffissure, de la cryesthésie, des troubles visuels et auditifs, etc.,
et malgré l'absence d'albumine, le fut ensuite comme hépatique, et
avec pronostic fatal. Le régime lacté mal toléré déplaisait au patient
qui réclamait incessamment une nourriture plus substantielle (obs.
CLXV).

Impossible de s'y tromper, là aussi, à qui soupçonne la fièvre de
Malte. Aucun signe ne manque.

Je connais deux autres méditerranéens dans ce cas; chez l'un d'eux,
une violente orchite vient de signer le diagnostic (1).

(1) Lagriffoul et Roger ont publié dans le *Montpellier Médical* une observation de
fièvre de Malte avec symptômes hépatiques prédominants (1er mai 1910).

AFFECTIONS DU REIN

Appelé auprès d'un malade frappé depuis plusieurs mois, souvent l'attention risquera, sur la foi de certains détails, de s'égarer suivant une fausse piste ; on vous signale des troubles de la vue et de l'ouïe, des fourmillements dans les doigts, pesanteur dans les reins, lourdeur de tête, cryesthésie ; juxtaposez à ces signes la bouffissure quelquefois très marquée de la face, et le mal de Bright vous paraîtra évident. Mais analysez les urines, rien. Essayez le régime lacté, rien. Bien au contraire, les accidents s'aggravent ; ordonnez un régime reconstituant et ces pseudo-brightiques que le lait affaiblit reprennent, sous l'influence du suc de viande et des biftecks, des forces et des couleurs.

AFFECTIONS GÉNITALES

Il ne faut pas, devant une orchite qui survient brusquement, sans cause générale appréciable, affirmer la gonococcie, on aurait parfois des mécomptes, en particulier avec l'*orchite* méditerranéenne *initiale* qui tend à l'erreur une occasion tentatrice.

Voici un homme, qui jusqu'à hier se livrait à des travaux pénibles ; il jouissait d'une parfaite santé et d'un appétit solide. Dans la nuit, une douleur saisit les testicules qui se gonflent (obs. CXLVI, voir aussi obs. LI et XLVI) ; l'orchite se développe, et la fièvre de Malte s'ébauche.

Initiale, ou plus ou moins tardive, l'orchite, d'appoint si précieux, ne se rencontre guère avec cette fréquence que dans la variole et les oreillons. Et ce sont là justement des infections à dehors tout spéciaux, sans la moindre ressemblance avec l'infection par le micrococcus melitensis.

Désormais, une fois la blennorragie éliminée, il faudra songer à la fièvre de Malte.

Les métrorragies, parfois dangereusement abondantes, ne troubleront guère le praticien attentif qui cherchera, avant d'incriminer une lésion de l'utérus ou des organes génitaux, s'il n'existe

pas une relation entre les hémorragies et les symptômes généraux
accusés par les malades (1).

AFFECTIONS DU SYSTÈME NERVEUX

Le méditerranéen qui souffre, et qui peut se déplacer, erre de
médecin en médecin, quôtant le remède radical de ses douleurs et
de sa faiblesse. Aussi sommes-nous exposés à recevoir dans notre
cabinet des transfuges de confrères voisins, qui exhibent, l'un une
sciatique, un autre une arthralgie de l'épaule, celui-là une névralgie
intercostale.

Là encore méfiez-vous, et retenez sur vos lèvres le mot rhumatisme
qui va tomber.

Une algie quelconque chez un pyrétique, couché, trahit vite son
origine, mais accusée par un ambulatoire, elle cache un piège. Notre
bloc symptomatique peut manquer et s'il reste l'asthénie, ce symptôme
fréquente si souvent nos antichambres que nous n'y prenons guère
plus garde. Malgré les dénégations de l'intéressé, touchant sa parenté
personnelle ou familiale avec le rhumatisme, on se laisse aller à la
courante confusion et l'on formule antipyrine ou salicylate avec
un baume, comme complètement obligé. Heureux, si l'on omet d'in-
diquer telle ou telle station thermale.

Semblables erreurs ne pousseront plus maintenant à tous les coins,
elles se clairsèmeront à mesure que le domaine de la fièvre de Malte
s'étendra incontesté.

La douleur méditerranéenne ne revendique aucun caractère distinctif, à part peut-être sa prédilection pour les reins et surtout pour
l'article sacro-iliaque, mais d'autres signes feront le diagnostic
comme d'ailleurs, pour les autres troubles nerveux, moteurs, sensitifs,
ou trophiques.

(1) Je reçois malheureusement trop tard de notre très distingué confrère, le Dr Tarrou (d'Anduze), une observation qui semblerait me démentir et démontrer qu'il sera
parfois difficile de faire la part dans certaines métrorragies à répétition, de la fièvre
de Malte et de lésions génitales préexistantes. Il s'agit d'une malade de 39 ans qui,
depuis 21 mois, a des pertes abondantes. Elle appelle le Dr Tarrou, vers la fin d'avril
1910 seulement. Notre confrère constate tous les signes de la fièvre de Malte, et le
séro est positif, mais il constate en même temps une annexite gauche, un utérus volumineux et une forte déchirure du col. Cette femme a perdu des chèvres en 1905, 1906
et 1909.

Je n'énumère ici que les principaux aspects trompeurs de la maladie. En réalité la liste s'allongerait interminable comprenant entr'autres la tumeur blanche du genou et de la hanche, l'angiocholécystite, l'infection puerpérale. On a rapporté une pseudo-obstruction intestinale (1).

En somme, on ne peut reprocher à la fièvre de Malte sa pauvreté d'extérieur ; bien au contraire, sa séméiologie, d'une richesse inouïe, offre au moment du diagnostic, à côté de multiples chances d'erreurs, une somme considérable de signes différentiels (2).

Diagnostic des formes ambulatoires

Reconnaître la fièvre de Malte dans les cas aigus est difficile quelquefois, surtout au début ; dès qu'il est question de forme ambulatoire, il faut faire la chasse aux moindres détails, battre le rappel de tous les *renseignements à côté*, chercher le secret du malade moins en lui qu'autour de lui et quelquefois savoir attendre qu'un fait par lui-même insignifiant vienne compléter une inscription jusque-là inintelligible.

Sans doute l'expérience rend d'importants services. Une fois l'esprit en éveil, il suffit d'avoir dépisté un certain nombre de cas typiques pour être insensiblement amené à considérer comme méditerranéens des individus qui n'ont jamais gardé le lit, mais qui traînent depuis des mois sans étiquette médicale précise, et qu'on se renvoie de cabinet en cabinet chargés des éternelles ordonnances au fer, à l'arsenic et aux glycérophosphates. Un de mes malades

____

(1) P. Ramon y Cajal étudie, *in La Clinica Moderna*, 15 mai 1908, Sarragosse, le diagnostic avec la leucémie, l'anémie pernicieuse, la fièvre hystérique et nerveuse, les abcès du foie, les paratyphiques, les grippes de longue durée. Je n'insiste pas plus que sur les infections à colibacille.

(2) J'ai hésité tout dernièrement, plusieurs jours avant d'étiqueter définitivement un jeune garçon de 14 ans qui eut plusieurs poussées fébriles accompagnées de troubles articulaires et gastro-intestinaux. Un purpura survint qui me fit pencher vers la péliose rhumatismale. Mais j'ai vu des méditerranéens faire du purpura. Le séro de Wright a été négatif deux fois, à quinze jours d'intervalle, et il ne s'est montré aucun autre signe qui rappelât la fièvre de Malte.

est revenu avec un diagnostic de maladie d'Addison et un pronostic
fatal. A la réflexion, l'erreur était admissible pour qui ne songeait pas
à la fièvre de Malte. Asthénie extrême (ce malade avait eu deux épistaxis à tamponnement), douleurs lombaires, douleur épigastrique,.
teint méditerranéen accusé, moins foncé, certes que ne l'est la mélano-
dermie addisonienne, mais pouvant à la rigueur prêter à la confusion ;.
il ne manquait rien pour engager l'observateur sur la fausse route.

Par contre, il devenait assez aisé d'identifier ce cas dès que le
soupçon de fièvre de Malte entrait en jeu. Le jeune malade en ques--
tion aurait parlé, si on l'avait interrogé dans ce sens, de sa mère
morte après une maladie de plusieurs mois, avec sueurs, douleurs,.
constipation, fièvre ; de son père, alors couché et souffrant d'atroces.
douleurs lombaires ; de ses voisins couchés ou pourvus de béquilles
et de cannes ; des chèvres avortées, etc. Et ces renseignements don--
naient le droit de recourir, pour supplément d'information, à la.
séro-réaction de Wright, avec quelque espoir de confirmation.

Ce n'est d'ailleurs guère par l'examen du malade qu'on pourra se
faire une certitude dans la plupart des cas ambulatoires, heureux si
l'on peut parler de probabilités. Quelques détails seulement, tirés.
de l'examen clinique, pourront venir en aide : la constatation de la
fièvre, la splénomégalie, les douleurs, les phénomènes de la convales--
cence (œdème, desquamation, chute de cheveux), quelques locali--
sations spéciales, telles que la fluxion du testicule, etc.

a) *Constatation de la fièvre.* — Les élévations thermiques passe--
raient souvent inaperçues si on ne les recherchait systématiquement ;.
aussi dès qu'on soupçonne le micrococcus melitensis est-il bon de-
munir le malade d'un thermomètre en lui réclamant les températures
de deux heures en deux heures ; c'est cette précaution qui m'a permis.
de déceler des températures de 39°6 à neuf heures du soir chez un.
méditerranéen qui se promène, mange et dort (1).

Ces températures élevées, isolées à une heure de la journée, disent.
l'infection générale. En pareil cas, neuf fois sur dix, avant la notion
de fièvre de Malte, on aurait pensé à la tuberculose, et les signes sté--
thoscopiques manquant, à une tuberculose viscérale cachée, l'hypo--

(1) Le Dr Mazel, médecin des hôpitaux de Nîmes, voit un méditerranéen ambulatoire chez qui il a trouvé 40°. Il est à noter que la plupart des malades supportent.
allègrement ces températures élevées.

thèse de typhoïde ambulatoire ne pouvant raisonnablement s'imposer en l'absence de taches rosées et du flux intestinal.

La recherche de la fièvre a donc une importance réelle. Une fois constatée, on en suit l'évolution, et quelques jours suffisent pour qu'on soit témoin de ses « caprices ».

b) *Splénomégalie.* — Précieuse quand on la constate, est malheureusement inappréciable le plus souvent dans les formes atténuées. Chez le malade précité, à températures vespérales élevées, la rate se montrait notablement augmentée de volume. Quelques autres ont eu une splénomégalie modérée ; mais en général, il n'y a pas eu de modification bien sensible, et malgré le séro positif la rate est restée muette. D'ailleurs comme nous l'avons déjà dit, il n'y a pas de parallélisme entre l'hypertrophie de cet organe et la gravité des cas. J'ai vu une rate énorme chez un individu touché sans sévérité ; par contre, des formes sévères ont évolué sans troubles apparents de ce côté.

Même constatée, cette splénomégalie n'entraînera la conviction qu'autant qu'on aura mieux mis hors de cause les diverses affections génératrices de lésions spléniques, passagères ou durables : entr'autres, la typhoïde, le paludisme, la leucémie.

c) *Douleurs.* — Chez un fébricitant couché, qui sue abondamment, qui est constipé, les douleurs dénoncent la fièvre de Malte en l'absence de tout autre diagnostic plausible. Chez un asthénique ambulatoire, elles deviennent matière à hésitation, à tâtonnements, surtout s'il s'agit de ces formes frustes qui comportent comme seul témoin de la maladie une arthralgie sur un fond de malaise et d'inappétence.

Le caractère erratique de ces douleurs, la coexistence fréquente de troubles névralgiques associés à la souffrance articulaire, l'absence de refroidissement, de traumatisme ou d'intoxication à l'origine, la localisation si fréquente sur l'interligne sacro-iliaque, ou l'atteinte assez spéciale de la nuque et des *talons* (1), ces diverses considérations empêcheront de s'arrêter au rhumatisme ou à la vulgaire névralgie *a frigore,* sans avoir cherché s'il n'y a pas à côté de cause plus évidente. Et si ces caractères particuliers ne permettent pas de préciser, du moins légitimeront-ils le soupçon de fièvre de Malte qu'une investigation plus détaillée permettra de reconnaître.

(1) Cf. p. 68.

d) *Œdèmes, desquamation, chute de cheveux.* — Ces phénomènes qu'on rencontre fréquemment, avec plus ou moins d'accentuation dans les cas intenses, sont inconstants dans les formes ambulatoires. L'*œdème* en particulier, est rare, cet œdème méditerranéen, véritable bouffissure qui illusionne l'entourage et fait croire à la guérison alors que le malade, en proie à une asthénie profonde, ne se trompe pas sur la signification de cette « mauvaise graisse ».

La chute des cheveux se montre plus fréquente ; les femmes la signalent à leur médecin ; elle passerait inaperçue chez les hommes si on ne les examinait systématiquement. La *desquamation* furfuracée ou en placards, généralisée ou non, ne respecte jamais les mains et chez les ouvriers agricoles aux mains brunies, le détail saute aux yeux.

c) *Les localisations.* — L'orchite a paru la seule intéressante (1), à cause de son importance diagnostique. Elle appartient à des cas fort dissemblables comme gravité et comme évolution et nous la rencontrons deux fois dans nos observations de type ambulatoire. Chez ces deux malades l'occurrence de cette lésion n'a été que d'un secours médiocre, la fièvre de Malte étant déjà démontrée par les autres symptômes et l'évolution ; par contre, dans d'autres cas, non atténués ceux-là, l'orchite est venue apporter la preuve clinique que le séro a justifiée.

En résumé, la constatation de la fièvre avec ses bizarreries, les douleurs, la splénomégalie, les phénomènes dits de convalescence, l'orchite, et j'ajoute plus exceptionnellement les troubles hépatiques, pourront, quoique isolés, donner par leurs particularités le droit de soupçonner la fièvre méditerranéenne, à plus forte raison si les *renseignements à côté* ont une direction parallèle.

Dans ces renseignements à côté, ont droit de cité, les notions d'épidémie, d'endémie, et nous avons déjà émis notre conviction sur ce point ; la notion d'épizootie ou d'enzootie, dénoncée chez la chèvre et la brebis par l'avortement fréquent ; la saison ; la coïncidence de la mise-bas des chèvres avec la recrudescence de la maladie.

(1) Les localisations chondro-costales ou chondro-sternales ne paraissent pas négligeables non plus. Un individu de 35 ans, le visage floride et se disant plein de santé, demande mon avis sur une « grosseur » qui le gêne quelque peu à la poitrine. Je constate une tuméfaction dure, légèrement douloureuse au niveau de l'articulation chondro-sternale de la quatrième côte gauche. Pas de fièvre. Etat général bon. L'interrogatoire et l'examen ne donnent rien. Mais le malade est tondeur de bestiaux et le séro de Wright est positif.

Séro-Diagnostic

Exception faite de quelques rares cas, qui, terminés par une mort trop précoce, se présentent sans le contrôle du séro (mais avec un suffisant contrôle clinique), les 172 observations, relatées ici même, et sur lesquelles s'appuie ce travail, portent avec elles l'approbation de l'épreuve de Wright.

Est-ce à dire que seule la séro-réaction donne un cachet d'authenticité ?

Nous ne le pensons pas, et estimons certaines manifestations locales, l'orchite en particulier, de valeur égale. Voici d'ailleurs les notions courantes :

Malgré les résultats positifs, à la vérité peu nombreux, obtenus dans le typhus récurrent, le kala-azar, on admet généralement la spécificité du séro. Mais cette spécificité commence suivant les auteurs à des taux de dilution variables. Duran de Cottes et Nicolle la déclarent absolue au 1/10e, Wright indique de 1/30e à 1/50e. Après la longue série d'épreuves effectuées en collaboration avec MM. Aubert et Thibault (1), nous considérons le taux de 1/20e, comme donnant d'excellents résultats.

On s'accorde à fixer la date d'apparition de l'agglutination vers le sixième ou le septième jour, en moyenne ; à l'encontre de cette règle qui souffre des exceptions, je trouvai un séro positif le troisième jour. Comme aussi la négativité de deux ou trois échantillons successifs, à intervalles de plusieurs semaines, se montre démentie plus tard par un séro positif.

A peu près toujours, dans l'épidémie de Saint-Martial-Sumène, clinique et laboratoire ont marché d'accord. Cependant deux enfants, cliniquement méditerranéens, et cela sans conteste possible, persistent à rester négatifs.

La rapidité d'agglutination varie largement, et me semble-t-il indépendamment de toute corrélation apparente avec la gravité des cas (2).

(1) Aubert, Cantaloube, Thibault. *Annales de l'Inst. Pasteur.*
(2) Cf. séro-pronostic, page 89.

On voit des tubes absolument limpides au bout d'une demi-heure ; pour d'autres il faut attendre douze et quinze heures.

En résumé, et pratiquement, séro négatif ne permet aucune conclusion ; séro positif signifie fièvre de Malte. On recourra donc systématiquement à l'épreuve de Wright sans oublier que la clinique ne perd jamais ses droits souverains.

Nous ne saurons maintenant mieux terminer cette longue étude de diagnostic qu'en exposant à la suite, les détails à retenir entre tous : Epreuve de Wright ; Bloc symptomatique (sueurs, douleurs, constipation, asthénie, fièvre ondulante, rechutes) ; percussion de la rate ; épreuve du pyramidon ; *orchite ;* arthralgies surtout sacro-iliaques ; œdème et bouffissure ; desquamation, chute de cheveux, ces trois derniers signes contemporains d'une période plus ou moins éloignée du début.

PROPHYLAXIE ET TRAITEMENT

J'entends dire tous les jours : « A quoi bon diagnostiquer la fièvre de Malte, puisqu'on ne peut la guérir ? » Il faut croire que c'est là une boutade de gens ennuyés d'avoir à changer quelque chose dans leurs habitudes ; sans cela ils s'apercevraient de l'énormité d'une telle affirmation. Pourquoi donc alors diagnostiquerait-on le cancer, la tuberculose, le charbon, la peste, etc. ; pourquoi le laboratoire s'ingénie-t-il à nous donner des méthodes faciles, telles que la cuti ou intra-dermoréaction, la réaction de Wasserman pour la syphilis, la réaction de fixation de l'échinococcose, les séro-diagnostics de Widal et de Wright. Négliger l'étude d'une affection grave parce qu'on ne peut la traiter, c'est renouveler la politique de l'autruche qui se cache la tête devant le danger.

Le diagnostic précoce de la fièvre de Malte permet un pronostic ferme assuré contre l'éventualité des rechutes ; il permet aussi de tranquilliser un malade effrayé d'une tuberculose, d'un rhumatisme, d'une typhoïde possibles (1) ; il permet enfin d'instituer un traitement qui ne paraît pas négligeable, loin de là.

On distingue ordinairement un traitement préventif, et un traitement curateur. Préventif, il se confond avec la prophylaxie.

PROPHYLAXIE

Faisons notre deuil d'une prophylaxie collective. Les meilleures mesures, les plus énergiques et les plus persévérantes, n'arriveront

(1) Le tranquilliser *quoad vitam* s'entend !

pas à nous débarrasser du coccus de Bruce. Voici ce que proposait M. Nicolle, en Tunisie.

1° Rendre obligatoire la déclaration de la maladie,

2° Avertir pas affiches la population du danger du lait cru et des fromages frais ;

3° Surveiller l'importation des chèvres de Malte ;

4° Organiser l'inspection des étables et des troupeaux et interdire la vente du lait des animaux malades.

A Malte, on faisait mieux ; on abattait les animaux infectés, après avoir indemnisé les propriétaires.

Ces diverses mesures paraissent légitimes, et si l'on y ajoutait la crémation des fumiers, complètes. Voyons ce qu'elles valent.

1° La déclaration n'a de raison d'être que si l'administration dispose de moyens efficaces de parer à l'extension de la maladie ; autrement elle devient une complication aussi ridicule que superflue.

2° Par contre, les affiches restent indiquées. Le bon public qui gouaille quand le médecin parle de microbes, lit religieusement les grandes affiches blanches ; plus que tous les discours, elles le convaincront de la nécessité d'un lait toujours bouilli.

3° Les chèvres de France n'ont, aujourd'hui, rien à envier aux chèvres de Malte ; s'il est vrai qu'à une époque, peut-être reculée, la prohibition de leur importation aurait pu nous préserver de la fièvre méditerranéenne, cette interdiction viendrait maintenant trop tard.

4° L'inspection des étables et des troupeaux ne donnera aucun résultat, voici pourquoi :

La chèvre (1) n'héberge pas seule le micrococcus melitensis ; le cheval, le mouton, le lapin, le chien, le chat se montrent aussi positifs. D'après ce que nous savons de la persistance de la réaction chez l'homme, affirmera-t-on qu'un animal positif n'est pas guéri. Inversement, sur la foi d'une ou deux épreuves négatives, pourra-t-on décerner des brevets d'inocuité. Voudra-t-on se baser sur l'avortement, fréquent chez le chèvre, comme je l'ai vu à Saint-Martial, chez la brebis, comme l'a constaté mon ami le Dr Crès (de Quissac). Mais toutes les femelles contaminées n'avortent pas ! (2)

(1) Cf. Aubert, Cantaloube et Thibault. Recherches épidémiologiques sur l'épidémie de Saint-Martial. *Annales de l'Inst. Pasteur*, mai 1910.

(2) Le Dr Laugier (de Saint-Vallier, Alp.-Marit.) qui soigne des méditerranéens, m'écrit que dans un troupeau appartenant à un de ses malades, sur 100 brebis *84* ont avorté.

Et d'ailleurs, exterminerait-on aujourd'hui toute la gent animale, se réservant d'introduire demain dans des écuries et des étables désinfectées, des individus sains, seriez-vous certains que l'urine de l'homme n'ira pas souiller leur litière (comme c'est l'usage dans nos campagnes), que les animaux lécheurs, chiens, chats, ne contracteront pas près des malades l'infection que leurs excreta transmettront aux autres animaux par la voie du fumier.

On objectera : s'il s'agit de foyers épidémiques circonscrits, pourquoi ne pas établir un cordon sanitaire ; ou plutôt, pourquoi ne pas se résigner à des mesures radicales dans ces foyers, pour préserver le pays ?

Malheureusement, l'épidémicité de la fièvre de Malte, en France, découle de son endémicité. L'épidémie de Saint-Martial prend sa source dans une chèvrerie où 250 chèvres réunies se sont mutuellement contaminées, rapportant un ou deux mois après le mal chez leurs propriétaires. En fait, la fièvre de Malte existe depuis longtemps sur le continent et j'ai déjà donné des arguments à l'appui (page 8). Un exemple démontrera la facilité de propagation lointaine de la maladie. Un paysan amène sa chèvre dans telle chèvrerie. Elle revient chez lui « pleine » mais avorte. Il conclut, avec raison, que la chèvrerie est suspecte, et l'année suivante, confie l'animal à un autre chevrier. Si à ce moment cette chèvre garde encore le coccus de Bruce, elle contamine celles chez lesquelles elle cohabite. Et ce ne sont pas là des vues de l'esprit ; au total, cette question de la contagion évoque l'hydre à cent têtes. Il faut tout supprimer d'un coup, ou ne rien faire. Ne rien faire collectivement s'entend. Restent les mesures individuelles, efficaces, celles-là.

Comment contractons-nous la fièvre de Malte ? Par l'alimentation (lait et caillé ; fromages, aussi légumes peut-être) et les contacts.

On se défendra du côté de l'alimentation en buvant du lait toujours bouilli, en s'abstenant jusqu'à nouvel ordre de fromages de chèvres (1), en s'abstenant de salades (à moins de trouver un moyen de les « aseptiser ».

---

(1) Je me demande s'il ne serait pas facile aux industriels du fromage, et même aux simples propriétaires, de fournir des produits inoffensifs quand au micrococcus. Ce dernier ne résiste pas en effet à un chauffage à 60°. Le lait soumis à cette température pendant un laps de temps bientôt déterminé par l'expérience, pourrait désormais redevenir bon pour la caséification.

Quant à la prophylaxie des contacts, on la comprendra ainsi : isolement du malade pyrétique ; précautions à l'égard des ambulatoires. — Désinfection immédiate des urines et des excreta. Désinfection fréquente des mains du malade et de son garde. Lavages de la bouche et gargarismes.

Prévenir le public agricole de la nocuité du fumier, et des contacts avec les animaux lécheurs. Conseiller le savonnage des mains après la traite. (Les recommandations qui précèdent trouveront leur place naturelle dans les affiches signalant le danger du lait cru.)

Ces affiches s'imposent, urgentes.

Sans doute, l'hygiène individuelle ainsi comprise, ne chassera pas la fièvre de Malte de notre pays, mais elle contribuera à restreindre largement son extension.

TRAITEMENT MÉDICAMENTEUX. DIÉTÉTIQUE

On dit couramment : aucun traitement ne vaut contre la fièvre de Malte. Il y a là beaucoup de vrai ; mais combien d'autres maladies méritent la même réflexion. D'ailleurs est-ce une raison pour s'en détacher totalement.

Sérions les symptômes qui réclament une médication ; on discute mieux un problème bien posé.

On demande habituellement nos soins pour la fièvre, pour les douleurs, pour la constipation, l'anémie, l'asthénie ; on les demande aussi pour l'orchite, les hémorragies, la congestion pulmonaire, etc.

La fièvre. Si, ainsi qu'on nous l'apprend, nous considérons la fièvre comme l'expression d'une réaction de défense, pourquoi vouloir à tout prix juguler cette réaction. Donner des antipyrétiques, c'est mettre un rideau devant le feu ; ce n'est pas l'éteindre.

Heureusement, le spectacle de son inutilité et, disons-le, de sa nocuité parfois, rebutera de cette méthode ses plus déterminés partisans. En dehors de quelques cas spéciaux, on se passera du pyramidon et de l'aspirine, du moins aux doses ordinaires ; ils amènent d'ailleurs, à la suite d'une administration prolongée, des troubles digestifs variés, tout à fait mal venus dans la fièvre de Malte. La quinine, le citrophène, la phénacétine, la cryogénine, le salicylate de soude ne valent pas davantage.

A vouloir combattre l'hyperthermie, le mieux serait, il me semble, de recourir aux bains froids ; j'ai dû y renoncer ; les sudations extrêmes, les arthralgies ou arthrites, les bizarreries de la fièvre amenant une chute en n'importe quel point de la courbe, rendent cette médication d'un maniement délicat, et dont il est difficile de laisser la responsabilité à l'entourage des malades ; en son lieu, mes clients ont usé de lotions vinaigrées froides, véritablement très appréciées.

Les douleurs. La série des analgésiques ne procure que d'incertains soulagements. Un effet passager s'achète au prix de doses renforcées, de juxtaposition d'agents thérapeutiques ; quelquefois une amélioration survient qu'on attribue au remède ; le plus souvent, cette amélioration dépend de l'évolution naturelle de la maladie.

Le pyramidon, l'aspirine, la phénacétine, le citrophène, calment peu ou pas et provoquent des crises diaphorétiques ; l'antipyrine, le salicylate de soude, l'exalgine, la belladone, l'aconitine, la jusquiame, le bleu de méthylène, laissent la douleur indifférente. Les topiques variés, liniments (1), pommades, les révulsifs, échouent encore mieux. A peu près seul entre les hypnotiques ou les analgésiques, l'opium conserve en partie ses effets sédatifs, mais détermine des malaises et des assoupissements qui en limitent l'emploi.

Constipation. L'interminable liste des laxatifs trouve dans la fièvre de Malte un remarquable débouché. Mais est-ce horreur native des drogues, est-ce raison pécuniaire, la plupart de mes malades préfèrent les lavements. Irrigateurs et seringues, car la seringue existe encore, fonctionnent jusqu'à trois et quatre fois par jour pour le même individu.

Dans la colite spasmodique (quelques cas seulement) et dans la constipation en général, je me loue fort des pilules de Trousseau : extrait et poudre de belladone, de chacune 1 centigramme ; trois ou quatre ou même davantage, par jour. Mes clients usent beaucoup de bouillons d'herbes et apprécient cette thérapeutique laxative, qui satisfait à la fois leur intestin, leur méfiance à l'égard de la pharmacopée, et aussi leurs goûts d'économie.

Sueurs. Ce symptôme mérite de venir après la fièvre, les douleurs et la constipation, car on réclame rarement les ressources de notre art contre lui. Là encore les médicaments classiques ne gagnent pas des

---

(1) Dans des cas de douleurs modérées, quelques malades ont apprécié un liniment dont j'ai appris la formule chez le professeur Rauzier : Laudanum, Huile de Jusquiame, Baume tranquille, Chloroforme, *aa.*

lauriers : agaric blanc, camphorate de pyramidon, atropine, s'égalent, presque toujours inopérants. Par contre, les lotions vinaigrées froides, toujours volontiers acceptées, donnent, bien maniées, de satisfaisants résultats.

Anémie, asthénie. Les ambulatoires et les convalescents (j'entends par convalescents non pas seulement les méditerranéens définitivement guéris, mais tous ceux qui vivent entre deux rechutes) — fatigués d'un mal qui n'en finit plus, courent de médecin en médecin, après celui qui les guérira en quelques jours. Que prescrire à ces errants ?

On répond naturellement : glycérophosphates, arsenic, fer. Les glycérophosphates et l'arsenic (arrhénal) n'emportent de l'épidémie de Saint-Martial-Sumène qu'une réputation bien mince ; administrés *larga manu*, ils n'ont pas répondu, et il s'en faut, aux espérances qu'ils autorisaient. Quelques améliorations clairsemées relèvent plus de la marche du mal que de l'absorption de ces remèdes.

Le fer, lui aussi, ne produit pas merveilles, mais peut-être ne justifierait-il pas de tels reproches. Une formule de MM. Huchard et Fiessinger (teinture de Bestucheff, 20 grammes, hydrolat de cannelle, 200 grammes, sirop d'écorces, 40) une cuillerée à soupe avant chaque repas, influence favorablement certains malades tant pour les forces que pour l'appétit.

Un homme très gravement atteint s'est remis en quelques jours ; faut-il attribuer ce résultat absolument étonnant pour qui a vu ce malade, quasi moribond, faut-il l'attribuer aux vingt injections de *nucléinate de soude* (une par jour) (1) et aux 10 centigrammes de sérum antidiphtérique qu'il a reçus ; de nouvelles observations permettront de conclure.

Strychnine et noix vomique, kola, histogénol, etc., ne satisferont pas le praticien, plus que l'arsenic et le phosphore. Et l'on se demanderait ce qui reste, si le suc de viande ne s'offrait, remarquablement efficace, et tout à fait digne d'une confiance absolue (2).

L'orchite. Elle guérit habituellement sans complication et... sans traitement. Contre l'orchite douloureuse, on appréciera cependant les cataplasmes chauds. Mes campagnards préfèrent le vieux cataplasme

---

(1) Un autre malade à qui je viens de pratiquer aussi une série d'injections de nucléinate, a déclaré s'en trouver fort bien.

(2) J'associe habituellement de la belladone, quand je prescris du suc de viande. Il est ainsi mieux toléré.

de farine de lin. Ceux qu'effraie ce lénitif débris des formulaires passés, trouveront, dans les cataplasmes plus ou moins aseptiques du commerce, des éléments plus compatibles avec les exigences de l'hygiène contemporaine.

La congestion pulmonaire; les hémorragies, comme les autres manifestations locales de la fièvre de Malte, ne justifient pas d'une thérapeutique spéciale. Je signale seulement l'alerte survenue à la suite de petites doses de poudre de Dower chez une jeune méditerranéenne, atteinte de lésion du poumon (obs. XXXVI).

Aux suppurations on ne se hâtera pas d'opposer le bistouri. La volumineuse adénopathie iliaque, les arthrites suppurées, les abcès sous-cutanés ont guéri rapidement sans ouverture spontanée ; une orchite, incisée, évolua avec plus de lenteur.

Et s'il faut prendre le bistouri, on s'assurera d'abord de la réalité de la suppuration : deux observations légitiment cette précaution :

D'abord un abcès de fixation par injection de trois centimètres cubes d'essence de térébenthine. Après quelques jours de silence, la peau rougit, devint douloureuse, s'épaissit ; peu à peu une collection se forma, abondante avec fluctuation nette ; je me proposai de l'évacuer le lendemain. Le lendemain, même état. Intrigué, je remis à plus tard. La résorption se fit en quelques jours, et la peau reprit progressivement sa coloration normale (1).

Un hygroma prérotulien, lui aussi, fit croire à la suppuration imminente et disparut spontanément en quelques jours.

En plus des symptômes précédents, d'autres poussent les malades à consulter un médecin ; un tel parce que sa vue « s'en va » ; celui-ci parce qu'il n'entend plus ; celui-là pour une paralysie, etc. ; on s'inspirera des circonstances, pour formuler un traitement approprié. Ce n'est pas toujours aisé. La femme au genou m'inquiète beaucoup (obs. XLVI). Ignorante et mal conseillée, elle n'a toléré l'extension continue, appliquée dès le début, que pendant une quinzaine de jours. Actuellement, la jambe fléchie sur le genou à 80° environ, la saillie considérable du condyle interne, ne promettent guère un avenir brillant.

---

(1) Ce malade qui ne fut pas soulagé immédiatement, se rétablit ensuite très rapidement ! Dans un autre cas, l'injection d'essence de térébenthine n'amena aucun résultat.

Le Dr Riche, de Montpellier, se demande si le condyle hypertrophié n'opposera pas une résistance trop grande à toute tentative de redressement. Pour l'instant, il n'y faut pas songer, devant l'obstination de cette femme.

Aux diverses médications, aux divers médicaments déjà cités, j'en ajoute d'autres, qui ne m'ont pas donné plus de succès. Abcès de fixation, collargol en friction, extraits de foie et de rate, rivalisent d'inefficacité. La ponction lombaire pratiquée chez deux méningés, n'a entraîné qu'une fois un soulagement passager.

Je ne veux pas laisser là le traitement sans relater les résultats obtenus par le sérum antidiphtérique ; je l'ai injecté, de propos délibéré, sans l'autorité d'un précédent, sur la foi de certaines réflexions. Voici le détail :

Homme de 76 ans. Arthralgie sacro-iliaque. Fièvre. 5 centimètres cubes. Effet nul.

Femme de 34 ans. Forme légère, prolongée. Fièvre. 20 centimètres cubes en deux fois. Amélioration légère de l'état général. Pas d'influence sensible sur les courbes du pouls et de la température.

Homme 30 ans. Type infectieux. 23 centimètres cubes en trois fois. Amélioration sensible de l'état général. Influence nette sur les courbes de la température et du pouls (courbe VII).

Jeune fille 20 ans. Congestion pulmonaire légère. Fièvre. 10 centimètres cubes en une seule fois. Changement à vue du tableau clinique. L'entourage chante les bienfaits du sérum.

Homme 34 ans. Collapsus algide. Impression de mort imminente. 10 centimètres cubes en une seule injection. Le malade revient à lui peu à peu. Guérison rapide.

Homme 53 ans. Arthralgie sacro-iliaque ancienne. Apyrexie. Ne marche qu'avec des cannes. 20 centimètres cubes en deux reprises. Chaque fois amélioration telle que ce méditerranéen laisse ses cannes. Depuis la seconde séance, état général meilleur (1).

Concluera-t-on à l'utilité certaine du sérum antidiphtérique dans la fièvre de Malte. Non, sans doute ; il faut d'autres observations, en tout cas, les résultats acquis autorisent à continuer.

(1) Chez un homme de 35 ans, que nous avons soigné avec mon ami Peyrot, le sérum (60 cent. en 6 fois) a eu chaque fois des effets sédatifs très remarquables (forme pseudo-rhumatismale).

Je cite pour mémoire seulement les sérums de Shaw, Barrett Smith, Wright, Durand de Cottes, Réiot ; leur valeur reste indémontrée.

DIÉTÉTIQUE

En période apyrétique, on suralimentera le malade, et pour cela, le suc de viande déjà si apprécié dans les dénutritions, s'imposera en premier lieu. Des méditerranéens à bout de forces, se sentent renaître après quelques flacons.

Mais le suc de viande ne doit pas être exclusif sous peine de voir s'aggraver la constipation et s'installer des phénomènes dyspeptiques.

Quand le tracé thermique court au-dessus de la normale, loin d'instituer une diète systématique, on saura se baser sur un sage éclectisme ; on s'inspirera avec avantage de la courbe quotidienne obtenue à l'aide de six à huit températures par jour, pendant quelques jours. L'éducation « thermométrique » du client est vite faite et on n'a pas besoin de se déranger.

La plupart des méditerranéens jouissent de quelques heures de bonne température ; ce répit permettra l'administration d'aliments riches et peu abondants : jus de viande, bouillons à la reine, œufs, etc. Certains ont refusé le lait sous toutes ses formes, usant en son lieu de bouillons gras ou maigres ; il m'a paru que leur état gastrique se trouvait bien de cette préférence. J'ajoute qu'il serait peut-être imprudent de voir là une règle générale et qu'il vaut mieux d'abord tâter le terrain, interroger le foie, peser la valeur de la fonction antitoxique, etc.

A côté de ces considérations diététiques, nous indiquerons l'heureuse influence du repos prolongé au lit, même pour les malades apyrétiques. Au lit, les rechutes sont plus rares et de moindre intensité.

CONCLUSIONS

Pyrexie-endémo-épidémique, à rechutes, acclimatée en France depuis longtemps, la fièvre de Malte revendique aujourd'hui une place en vue dans le cadre des maladies infectieuses courantes.

Elle s'impose à l'attention du médecin qu'elle intéressera vivement par sa morphologie infiniment variée, à l'attention du chirurgien dont elle sait parfois tenter le bistouri. Elle s'impose aussi à l'hygiéniste dont elle risque fort de devenir la maladie « de chevet ».

Au praticien qui la connaît bien, elle donnera les meilleures joies du métier ; le diagnostic délicat mais abordable, le pronostic à longue échéance.

A mesure que le champ clinique se défriche, que disparaissent des unités hétéroclites et floues : les pseudo-rhumatismes, les pseudo-typhoïdes, les pseudo-tuberculoses, etc., notre confiance en notre art, paralysée, se réveille, et notre prestige s'accroît près du public. Et c'est lui, le public, qui en est, au fond, le bénéficiaire.

A l'inconnue d'hier, l'épidémie de Saint-Martial-Sumène a arraché un tout petit lambeau. J'ai voulu en faire profiter mes confrères, les praticiens.

NOTE

Les 172 observations qui suivent ont trait à des malades que j'ai vus et soignés. A peu près toutes sont contrôlées par la séro-réaction de Wright.

Je dois à MM. Aubert et Thibault le séro d'un grand nombre de malades et d'animaux. J'ai moi-même pratiqué les autres avec des cultures que m'a fournies obligeamment M. Thibault. Si grâce à ces épreuves de laboratoire, les documents (1) qui suivent, paraissent plus convaincants, qu'on veuille bien en rapporter l'honneur à qui le mérite.

Parmi ces 172 observations, deux appartiennent à M. Peyrot, qui les recueillit avec trois autres, après en avoir fait le diagnostic (pendant les deux mois de son remplacement à Sumène).

(1) Les documents qu'on trouve ici sont appuyés sur un total de 850 séro-réactions (hommes ou animaux).

172 OBSERVATIONS

Observation

A. A. (Saint-Martial). Homme. 30 ans. Séro positif.

Ne buvait pas de lait mais mangeait du fromage de chèvre. — 3 chèvres avortées. Une positive.

Début apparent : le 10 février 1909.

Durée du séjour au lit : 4 mois (en deux reprises).

Durée de la maladie : convalescent (février 1910), 2 rechutes.

Se couche le 10 février, malaise, *sueurs* nocturnes, asthénie, *constipation*, reste couché un mois ; se lève et peu à peu reprend son travail. Rechute le 25 avril et se recouche pour ne se lever qu'après trois mois de lit. *Signes de tuberculose au sommet droit, douleurs erratiques moyennes* : genoux, bras, jambes, *talon*, nuque, etc.

Orchite gauche en mars (dix jours) ; *orchite gauche* en octobre (20 jours), chaque fois douloureuse. Pas d'atrophie consécutive.

Desquamation abondante surtout aux pieds où elle s'est faite en larges lambeaux.

Diminution notable de l'acuité auditive à droite (est presque sourd de ce côté). Chute de cheveux. Bouffissure. *Asthénie* profonde. Pas d'épistaxis.

Les signes de tuberculose au sommet droit (ramollissement accompagné de sueurs intenses, de toux, de dyspnée) ont disparu en un mois.

Observation

A. A. (Saint-Martial). Homme. 37 ans. Séro positif.

Use de lait cru et de fromages frais et secs. — Une chèvre avortée, négative ; trois brebis positives, une avortée ; un_chat positif.

Début apparent : 15 février 1909.

Durée du séjour au lit : 2 mois.

Durée totale : 3 mois.

Sueurs abondantes nocturnes *non fétides*, survenant vers 3 heures du matin et persistant jusqu'à la fin de la maladie. *Constipation* légère. Pas de douleurs. Appétit variable. Pas de douleur épigastrique. Œdème malléolaire, ne gardant pas l'empreinte du doigt. *Délire* léger, calme, survenant à plusieurs reprises à n'importe quelle heure de la journée. Desquamation large des mains. Pas d'orchite, pas d'hémorragie, pas de chute de cheveux, pas de troubles visuels ou auditifs.

OBSERVATION III

B. P. (Saint-Martial). Homme. 53 ans. Séro positif.

Boit et buvait du lait cru. Mange des fromages. — 3 chèvres positives : 1 avortée.

Début apparent : le 20 janvier 1909, par vomissements, malaise, frissons et sueurs.

Durée du séjour au lit : 2 mois.

Durée totale de la maladie : 6 mois. 4 rechutes.

Sueurs abondantes nocturnes, non fétides (2 chemises par nuit); ont duré deux mois.

Arthralgie de l'interligne sacro-iliaque droit. Pas d'autres douleurs.

Constipation légère. Troubles dyspeptiques.

Orchite, fin février ; d'abord orchite droite suivie au bout de 8 jours d'orchite gauche. Durée 6 semaines. Douloureuse. Atrophie légère consécutive.

Desquamation des mains et du scrotum. Chute de cheveux.

Pas d'hémorragies. Pas de troubles visuels ou auditifs.

OBSERVATION IV

D. Vve. (Saint-Martial). Femme. 54 ans. Séro positif.

Boit rarement du lait mais a mangé des fromages de chèvres contaminées. — Trois chèvres non avortées, *négatives*. Une brebis *positive*.

Ses deux fils ont été malades, avec séro positif. Elle les a soignés.

Début imprécis en mars 1909.

Durée du séjour au lit : 0. (*F. ambulatoire*).

Durée totale de la maladie : 4 mois. 1 rechute en mai.

Pas de *sueurs*.

Douleurs erratiques, surtout au niveau de l'émergence du sciatique, légères et n'empêchant pas la marche.

Constipation légère.

Pas d'hémorragie, ni œdème. Asthénie.

Pas de desquamation. Pas de chute de cheveux. Pas de troubles visuels ni auditifs.

OBSERVATION V

D. F. (Saint-Martial). Homme. 27 ans. (Fils de la précédente et frère du suivant.)

Buvait quelquefois du lait et mangeait des fromages provenant de chèvres contaminées. — (Voir page précédente.)

Début apparent : le 11 février 1908.

Durée du séjour au lit : (2 mois en plusieurs reprises.)

Durée totale de la maladie : 7 mois. 3 rechutes.

Sueurs nocturnes (4 heures du matin) non fétides, pendant 3 mois.

Arthralgies des deux interlignes sacro-iliaques. *Névralgie* sciatique bilatérale.

Douleurs dans la continuité des membres inférieurs. Ces diverses douleurs ne sont apparues qu'en mars. *Constipation légère*.

Œdème, bouffissure. *Furonculose* en août. Asthénie.

Pas d'hémorragies. Pas d'orchite. Pas de chute de cheveux, de troubles auditifs ni visuels.

OBSERVATION VI

D. E. (Saint-Martial). Homme. 24 ans. (Fils et frère des précédents.) Séro positif.

Boit beaucoup de lait. (Des chèvres précédentes.)

Début apparent : le 20 février 1909 (était fatigué depuis décembre, par vomissements, frissons, etc. Ne se couche que le 23 février.

Durée du séjour au lit : 5 mois.

Durée totale de la maladie : 8 mois. (Imparfaitement guéri, mars 1910.) 3 rechutes.

Peu de *sueurs*.

Douleurs erratiques, très violentes, arrachant des cris au malade, qui est resté 8 jours sur le ventre sans pouvoir se retourner. Les douleurs ont passé par tout le corps mais se sont surtout arrêtées au niveau de l'échancrure sciatique, d'abord à droite, puis à gauche.

Fluxion articulaire au niveau des deux genoux, modérément douloureuse, avec épanchement moyen. Spontanément résorbée en quelques semaines.

Constipation opiniâtre, persistante tout le temps de la maladie. Chute abondante de cheveux sans repousse actuelle. Ongles cannelés, tordus, décolorés. *Asthénie.*

Pas d'hémorragies. Pas d'orchite. Pas de troubles visuels ni auditifs.

OBSERVATION VII

G. E. (Saint-Martial). Homme. 53 ans. Séro positif.

Ne boit pas de lait et ne mange pas de fromages frais, mais a mangé des fromages secs. — Deux chèvres non avortées : une positive, une négative.

(Sa femme et son jeune fils furent malades il y a deux ans, pendant plusieurs mois. Sueurs, douleurs erratiques, asthénie, etc.)

Début apparent : le 27 janvier 1909, par malaises, frissons.

Durée du séjour au lit : 7 mois consécutifs.

Durée totale de la maladie : 10 mois. 1 rechute.

Se couche le 28 janvier. Frissons, malaises, *douleurs* dans les reins (interlignes sacro-iliaques) avec tuméfaction à ce niveau, et les cuisses (continuité du membre), articulations de la hanche et du genou, masses musculaires. Les douleurs deviennent si violentes qu'il ne peut se lever de 7 mois. *Sueurs localisées* à la tête, non fétides. *Constipation* opiniâtre. *Orchite* double en octobre évoluant en quinze jours, très douloureuse. Pas d'atrophie consécutive. Œdème malléolaire le soir, depuis qu'il se lève. *Hémorragies* abondantes par hémorroïdes (les hémorroïdes qui saignaient légèrement avant sa maladie sont restées silencieuses pendant les 7 mois de séjour au lit et depuis saignent tous les matins. Foie et rate gros).

Desquamation en placards *des mains. Chute* abondante de *cheveux. Diminution de l'acuité visuelle. Paupières collées le matin.* Asthénie. Pas de troubles auditifs.

OBSERVATION VIII

M. P. (Saint-Martial). Homme. 61 ans. (Père du suivant.) Séro positif.

Ne boit pas de lait mais mange des fromages. — Deux chèvres avortées positives.

Début apparent : le 16 mars, mais se sentait fatigué depuis quelques mois.

Durée du séjour au lit : 2 mois 1/2 (en deux reprises).

Durée de la maladie : 3 mois. Actuellement convalescent (mars 1910). 2 rechutes.

Sueurs abondantes vers 2 heures du matin, non fétides, pendant un mois.

Douleurs violentes, tenaces, à l'interligne sacro-iliaque droit.

Céphalée frontale à gauche. Entéralgie. *Constipation* marquée.

Hoquet à deux reprises.

Fourmillements dans les mains et les doigts.

Est resté couché du 16 mars à mi-avril ; s'est levé pendant une quinzaine de jours ; se recouche aux premiers jours de mai, jusqu'au 20 juin. Ne s'est plus couché depuis.

Insomnie durant 2 mois. Desquamation en placards des mains et des pieds. Asthénie. Pas d'orchite. Pas d'œdème, d'épistaxis. Pas de chute de cheveux, de troubles visuels ni auditifs.

OBSERVATION IX

M. L. (Saint-Martial). Homme. 22 ans. (Fils du précédent et de la suivante.) Séro positif.

Boit du lait et mange des fromages. — Cf. le malade précédent, son père.

Début apparent : le 15 avril 1908. Etait fatigué depuis 1 ou 2 mois.

Durée de la maladie : encore en cours.

Durée du séjour au lit : encore en cours. Déjà 2 rechutes.

Se couche le 25 avril. Céphalée, malaise, frissons, troubles digestifs. Garde le lit 25 jours, puis se lève et se couche. Aide aux travaux pénibles des vers à soie. Se sent à nouveau fatigué. Le 20 juillet (40°), il est cependant levé et vient d'ingurgiter un plat de haricots. Je l'oblige à rester couché. Le 21 juillet *épistaxis à tamponnement.* Epistaxis les jours suivants, moins abondantes et cessant par les petits moyens ; depuis le commencement du mois saignottait du nez. *Douleurs* erratiques. *Constipation* légère. *Sueurs* abondantes. En septembre va mieux, mais est asthénié profondément. Part pour le régiment où il est étiqueté *Addisonien.* Rechute. *Fièvre, épistaxis, pas de sueurs.*

En juin 1910, c'est-à-dire au bout de 13 mois, est encore gravement atteint, asthénie et anémie très accentuées.

OBSERVATION X

M. (Saint-Martial). Femme. 54 ans. (Mère et femme des précédents.)

Buvait du lait et mangeait des fromages de ses chèvres. Deux chèvres avortées, positives.

Début apparent : le 16 mars 1908. Se sentait mal en train depuis quelques mois.

Durée de la maladie : 3 mois et 20 jours (*mort*).

Durée du séjour au lit : a gardé toujours le lit sauf 15 jours en mai. Se couche le 16 mars, *céphalée*, frissons, troubles gastriques, *douleurs* erratiques *légères*, mais douleur *épigastrique* accentuée, spontanée et à la pression. *Vomissements* fréquents, devenus incoercibles le dernier mois. *Constipation*. Amaigrissement prononcé. *Congestion pulmonaire* légère, diffuse, avec toux et expectoration peu abondante. Je n'ai jamais constaté de fièvre, sauf au début. Mort le 10 juillet après un coma de 2 jours. La malade, mal soignée par son entourage, couché ou impotent, est morte d'inanition.

OBSERVATION XI

D. A. (Saint-Martial). Homme. 32 ans. (Fils de la suivante.) Séro positif.

Ne boit pas de lait, ne mangeait pas des fromages de chèvre. — Deux chèvres : l'une n'a pas encore été couverte, l'autre couverte, n'a pas été fécondée, on l'a vendue.

Début apparent imprécis en mars.

Durée du séjour au lit : 1 mois (mars).

Durée totale de la maladie : 5 mois. Pas de rechutes.

Se couche dans les premiers jours de mars et reste tout ce mois au lit. *Sueurs* nocturnes modérées. *Douleurs* erratiques, généralisées. Pas de constipation. Douleur épigastrique spontanée ; en juillet abcès sous-cutané à la face interne du bras gauche. Le malade traîne depuis longtemps (17 ans) une coxalgie avec fistules. Rien ne s'est passé du côté de la hanche lésée. Appétit nul durant 5 mois.

Œdème malléolaire le soir. *Asthénie*. *Desquamation des mains*. Pas d'orchite. Pas d'épistaxis, de chute de cheveux. Pas de troubles visuels ni auditifs.

OBSERVATION XII

D. A. (Saint-Martial). Femme. 59 ans. (Mère du précédent.) Séro positif.

Ne buvait pas de lait et ne mangeait pas de fromages de chèvres. — Comme le précédent.

Début apparent imprécis vers la mi-janvier 1909.

Durée du séjour au lit : 3 mois consécutifs.

Durée totale de la maladie : boite encore par douleurs dans le membre inférieur droit (sciatique, crural et continuité du membre) (juin 1910).

Début par *névralgie sciatique* et droite, et *œdème* limité au bras droit (œdème indolore, dépressible, ne gardant pas l'empreinte du doigt ; quelques douleurs erratiques, légères. Sueurs nocturnes, abondantes, non fétides. *Pas de constipation* ni de *diarrhée*. Pas de douleur épigastrique. Insomnie rebelle. Troubles digestifs ; appétit nul, *nausées* fréquentes et *vomissements*. Œdème généralisé en mars, disparaissant peu à peu en un mois. Persistance de la névralgie sciatique pendant la durée de la maladie.

Asthénie. Chute de cheveux. Pas de desquamation. Pas d'épistaxis, de troubles visuels ni auditifs.

Cette malade se casse l'avant-bras (fracture du radius à l'extrémité inférieure et du cubitus au tiers supérieur). Consolidation parfaite dans le délai normal.

Observation XIII

S. A. (Saint-Martial). Homme. 59 ans. Séro positif.

Boit peu de lait cru mais mange des fromages de ses chèvres. — Quatre chèvres, dont deux avortées en janvier 1909. Trois positives. Un lapin positif.

Début apparent : le 20 février 1909.

Durée du séjour au lit : 1 mois.

Durée totale de la maladie : 6 mois. 3 rechutes.

Sueurs nocturnes pendant 4 mois. Changeait une fois de linge par nuit. *Douleurs* dans les articulations lombaires, aux interlignes sacro-iliaques, dans la continuité des membres inférieurs. *Constipation* légère. Appétit inconstant. Abcès superficiel à la marge de l'anus, guéri en quelques jours. Asthénie. Desquamation furfuracée des mains. Pas d'orchite. Pas d'épistaxis. Pas d'œdème, de chutes de cheveux. Pas de troubles visuels ni auditifs.

Observation XIV

F. A. (Saint-Martial). Homme. 54 ans. Séro positif.

Buvait du lait et mangeait des fromages de chèvres. — Chèvres couvertes dans une ferme contaminée (le séro n'a pas été fait).

Début apparent imprécis, début mai 1909.

Durée du séjour au lit : 7 mois consécutifs.

Durée de la maladie : souffre encore d'arthralgies diverses en mars 1910 (*10 mois* déjà). Le 28 mai 1909, le malade rencontré par hasard dit être mal à l'aise depuis le début du mois. Il tousse depuis ce jour, *bronchite* légère diffuse ; amaigrissement, teint terreux, asthénie.

En juin va mieux et ne tousse plus. Il se croit en voie de guérison lorsque le 25 juillet *arthralgies sacro-iliaques gauche* et *intervertébrales* lombaires, douleurs qui le retiennent au lit jusqu'au 1er mars 1910.

Le 7 novembre, *congestion pulmonaire droite* intense, occupant les trois quarts de la hauteur du poumon, avec dyspnée, *crachats sanglants*, frissons, *fièvre* à 39°, *point de côté* qui ne disparaît qu'au bout d'un mois. Cette congestion persiste mais en s'améliorant jusqu'en décembre.

Le 24 novembre elle est minime ; la dyspnée a cessé, le point de côté est atténué, la fièvre est à 37-38. *Sueurs nocturnes* (3 h. du matin), depuis le début de la maladie jusqu'en février 1910 (le malade change 2-3 fois de linge par nuit). *Constipation opiniâtre* pendant toute la durée de la maladie. *Appétit conservé. Angine* légère au début. Rate percutable. Foie petit. *Muco-membranes* très souvent. *Hoquet fréquent*, même en dehors des repas.

Douleurs. Arthralgies sacro-iliaque et *intervertébrale lombaire* (durée sept mois). *Arthralgie scapulaire droite* avec craquements le 31 décembre 1909. *Point de côté* en novembre. Myalgie du bras droit.

Fourmillements dans les extrémités. Pollakiurie nocturne. *Asthénie. Desquamation* en placards généralisée (à plusieurs reprises). *Bourdonnements d'oreille.* Pas d'albumine ; pas de signes rénaux. Pas d'orchite. Pas d'épistaxis (mais crachats sanglants). Pas de chute de cheveux et de troubles visuels.

OBSERVATION XV

F. (Saint-Martial.) Femme, 56 ans. Séro positif.

A bu très rarement du lait cru. — Chèvres couvertes dans une ferme contaminée. Le séro n'a pas été fait.

Début apparent imprécis, fin mai 1909.

Durée du séjour au lit : 3 jours.

Durée de la maladie : 1 mois.

Cette malade a vaqué à ses occupations, sauf pendant trois jours passés au lit.

Sueurs nocturnes modérées, *non fétides.*

Pas de constipation. Appétit conservé.

Douleurs : arthrites séreuse bilatérale, du poignet et du cou-de-pied.

Douleur rétro-sternale.

Asthénie. Desquamation des extrémités. Chute abondante des cheveux. Pas d'épistaxis, pas de troubles visuels ni auditifs, pas de bouffissure.

OBSERVATION XVI

P. A. (Saint-Martial.) Homme. 42 ans. Séro positif.

Boit du lait cru et mange des fromages de chèvre. — Une chèvre avortée couverte dans une ferme contaminée.

Début apparent imprécis, fin janvier 1909.

Durée du séjour au lit : forme ambulatoire; n'a pas gardé le lit un seul jour.

Durée de la maladie : 5 mois.

Les derniers jours de janvier 1909, asthénie, lassitude, courbature. Dès le début de février, *arthralgies sacro-iliaques* oscillant de droite à gauche, puis jusqu'à juin, douleurs erratiques : *arthrite séreuse* des poignets, terminée par résolution au bout de huit jours. *Arthralgie scapulo-humérale ; névralgie intercostale* droite ; arthralgies légères intervertébrales lombaires. Œdème du mollet droit, *douloureux. Pas de sueurs ni de constipation.* Appétit nul en février, bon depuis. Sommeil irrégulier. *Asthénie.* Pas de desquamation, pas de chute de cheveux et d'orchite. Pas d'épistaxis, de troubles visuels ni auditifs.

OBSERVATION XVII

P. A. (Saint-Martial). Femme. 40 ans. Séro positif.

Buvait du lait cru et usait de fromages de chèvre. — Une chèvre avortée couverte dans une ferme contaminée.

Début apparent : le 25 mars 1909.

Durée du séjour au lit ; forme ambulatoire. N'a jamais gardé le lit.

Durée de la maladie : reste encore lasse et souffre de temps en temps.

Le 25 mars 1909, début par *céphalée, vomissements*, lassitude, frissons. Une semaine après, *arthralgie* des genoux et de l'épaule droite. Cette arthralgie scapulo-humérale persiste encore un an après.

Asthénie. Pas de sueurs ni de constipation. Appétit modéré. Diminution de l'acuité visuelle. Pas d'épistaxis. Pas de desquamation. Pas de chute de cheveux et de troubles auditifs.

OBSERVATIONS XVIII ET XIX

I. A. (Saint-Martial.) Homme. 28 ans. Séro positif.

Buvait peu de lait et mangeait peu de fromages de chèvre. — Deux chèvres avortées, couvertes dans une ferme contaminée.

Début apparent : fin février 1909.

Durée de la maladie : 3 mois.

Vagues malaises de la dernière semaine de février jusqu'au 12 mars. Le 12 mars, *otite droite suppurée*, qui guérit en quinze jours sans diminution consécutive de l'acuité auditive. La suppuration s'est faite au bout de 4 jours de *vives* douleurs surtout nocturnes. — Dans la dernière semaine de mars, *orchite* droite : le testicule est gros ; l'épididyme est légèrement touché ; la douleur est peu intense. *Guérison* en 8 jours sans atrophie.

Myalgies et ostéalgies de la jambe droite. Une *épistaxis. Sueurs* peu intenses. Pas de constipation.

Bouffissure généralisée peu marquée. Asthénie. *Pas de desquamation. Pas de chute de cheveux et de troubles visuels.* Le père du précédent (65 ans), dont le séro n'a pas encore été fait, est, lui aussi, atteint depuis peu. Facies caractéristique. Asthénie. *Sueurs nocturnes* modérées. *Constipation. Arthralgie sacro-iliaque.* Début : en février 1910.

OBSERVATION XX

I. M. (Saint-Martial). Femme. 22 ans. Séro positif.

Boit du lait et mange des fromages de chèvre. — 2 chèvres couvertes dans une ferme contaminée, avortées.

Début apparent : le 31 décembre 1909.

Durée du séjour au lit : 2 mois.

Durée de la maladie : 3 mois.

Le 31 décembre, se sent mal à l'aise ; *frissons, céphalée légère.* Se couche le 6 janvier. *Sueurs nocturnes* abondantes non fétides. *Constipation. Appétit nul.* Rate grosse.

Le 13 janvier, point de côté sous le sein gauche.

A ce niveau, petit *foyer de pleurésie sèche.* Température : 38,5. *Toux sèche quinteuse. Hoquet.* Le point de côté et la pleurésie sèche persistent pendant 10 jours jusqu'au 24 janvier, avec une température modérée (37,6-38,6). La température, la douleur et la pleurésie disparaissent, l'appétit revient et la malade se remet en quelques semaines.

Œdème : bouffissure généralisée en février et mars. Asthénie. Pas de desquamation, de chute de cheveux. Pas d'épistaxis. Pas de troubles de la menstruation, de troubles auditifs ni visuels.

Observations XXI et XXII

A. M. (Saint-Martial). Homme. 30 ans. Séro positif.

Buvait du lait toujours bouilli. Mange des fromages frais et secs. — 2 chèvres. Une avortée positive, couverte à Blaquisses (1). Une non avortée, négative (couverte au Grand-Liron). 2 lapins, positifs.

Début apparent imprécis en février 1909.

Durée du séjour au lit : forme ambulatoire.

Durée de la maladie : 3 mois.

Le malade qui fit, il y a 5 ans, une poussée bacillaire dans le sommet droit, poussée du 2ᵉ degré, dont il guérit au bout de 2 ans, a éprouvé, en février 1909, au niveau de l'épaule droite, une légère douleur. En même temps, toux, *sueurs nocturnes, variabilité de l'appétit ;* pas de troubles intestinaux. A l'auscultation, pluie de râles sous-crépitants dans le sommet droit, avec submatité, bronchophonie, etc. On pense à une reviviscence du foyer bacillaire et le régime particulier est prescrit. Disparition du foyer en un mois. Le malade est complètement guéri un mois après.

Desquamation. Asthénie. Pas d'orchite.

Pas d'épistaxis, de troubles visuels ni auditifs.

Le père du précédent, âgé de 75 ans, atteint, lui aussi, de la fièvre de Malte, est mort subitement après 5 mois de séjour au lit. *Constipation extrême. Sueurs nocturnes. Arthralgie sacro-iliaque. Etat général bon.*

Observation XXIII

A. M. (Saint-Martial). Femme. 32 ans. Séro positif. Femme du précédent.

Buvait du lait toujours bouilli. Ne mangeait pas de fromages. — Voir le précédent.

Début apparent : le 26 février 1909, par malaise, courbature, céphalée.

Durée du séjour au lit : 1 mois 1/2 en trois reprises.

Durée totale de la maladie : 8 mois. Deux rechutes.

Du 26 février au 9 mars, se sent mal en train, mais ne garde le lit complètement qu'à partir du 9 mars, jusqu'au 9 avril. Se lève ensuite tous les jours jusqu'à Pâques ; se recouche ce jour-là pour congestion pulmonaire. Au bout de 7 jours, se lève à nouveau. Fin mai, nouvelle rechute qui nécessite 12 jours de lit.

Sueurs nocturnes fétides. *Céphalée* intense persistante ; pas d'autres douleurs appréciables, sauf au niveau du genou droit et des reins pendant 2 jours. En avril, *congestion pulmonaire* droite, diffuse, avec submatité,

(1) Blaquisses est la ferme d'où est sortie l'épidémie de St-Martial. Le Grand-Liron est une autre ferme d'où les chèvres revinrent non infectées.

crachats sanglants, sueurs abondantes. Guérison rapide. Constipation, à ce moment-là seulement. *Epistaxis* à répétition, tous les jours, vers 4 heures du soir, de juillet à octobre. Epistaxis plus abondantes à l'époque des règles qui n'ont reparu qu'en septembre. (Elle avait sevré son nourrisson en mars). Lichen simplex aux jambes en août. *Appétit conservé* pendant toute la maladie. Sommeil bon, sauf au début. Asthénie. Bouffissure. Desquamation en squames variables des mains et des pieds. *Chute* de cheveux. Pas de troubles visuels ni de troubles auditifs.

Depuis février 1910, saigne du nez à nouveau, mais pas quotidiennement.

OBSERVATION XXIV

B. A. (Saint-Martial). Femme. 26 ans. Séro positif.

Buvait du lait cru et mangeait des fromages de chèvre achetés aux voisins. — N'a pas de chèvres. 2 lapins négatifs.

Début apparent : le 15 février 1909, mais se sentait mal en train depuis les premiers jours de janvier.

Durée du séjour au lit : 3 semaines.

Durée totale de la maladie : 4 mois. Une rechute.

Du 15 février au 10 mars, malaise, courbature, frissons légers, se couche le 10 mars et garde le lit jusqu'au 5 avril.

Pas de sueurs. Douleurs légères, erratiques, dans les diverses articulations.

Surtout impression de lassitude dans les membres inférieurs. *Constipation* extrême. *Céphalée* en juin. Le 10 mars, congestion pulmonaire légère, diffuse, cédant rapidement. *Aménorrhée.*

Etait régulièrement réglée, mais depuis février n'a rien vu, sauf en août quelques gouttes (1).

Bouffissure. Asthénie. Chute de cheveux. Pas de desquamation, de troubles auditifs ni visuels.

OBSERVATION XXV

B. E. (Saint-Martial). Homme. 62 ans. Séro positif.

Ne buvait pas de lait, avant sa maladie, mais mangeait du fromage et visitait ses voisins malades. — Ses deux chèvres non avortées, négatives. Lapin, cochon, chien, chat, négatifs.

Début insidieux : au commencement de mai 1909.

Durée du séjour au lit : n'a jamais gardé le lit. Forme ambulatoire.

Durée totale de la maladie : 8 mois (2). Deux rechutes.

(1) Les règles n'ont pas reparu (juin 1910).
(2) Souffre à nouveau en mai 1910, et déclare qu'il ne s'est jamais cru guéri.

Pendant mai et juin, travaille quelque peu, malgré malaises, anorexie, *céphalée*. Fin juin, *névralgie* intercostale bilatérale, très violente, pendant 15 jours.

(Le malade est atteint de rhumatisme déformant.)

Sueurs nocturnes et diurnes. *Pas de constipation.*]

Endolorissement des reins et douleurs erratiques dans le thorax. *Œdème malléolaire* vespéral remplacé en novembre par de *l'œdème du mollet sans œdème malléolaire*. Œdème matutinal des paupières et de la face. Air bouffi. Pas de lésion rénale. Depuis la cessation des douleurs thoraciques, démangeaison à leur niveau, sans éruption. Appétit *nul* jusqu'à fin juin.

Splénomégalie. *Asthénie. Desquamation des pieds. Chute de cheveux* (abondante). Pas d'épistaxis, pas d'orchite. Pas de troubles visuels ni auditifs.

Observation XXVI

B. A. (Saint-Martial). Homme. 44 ans. Séro positif.

Use de lait cru et de fromages de ses chèvres. — 3 chèvres non avortées. 2 positives.

Début apparent : le 21 juillet 1909 par congestion pulmonaire.

Durée du séjour au lit : 3 mois. Une rechute.

Durée totale de la maladie : 5 mois.

S'était senti fatigué en mars-avril. Est pris brusquement, le 21 juillet, d'une *douleur* dans le côté gauche (*congestion pulmonaire légère*), avec frissons, toux et *épistaxis* abondante. Reste couché depuis ce jour jusqu'à mi-octobre. *Sueurs* non fétides, survenant à heures variables. *Constipation marquée. Douleurs* erratiques : *névralgie* occipitale. *Talalgie. Arthralgies* digitales et lombaires. *Diarrhée* pendant quelques jours consécutifs. Pas de céphalée. Gros foie. Asthénie. *Desquamation des pieds* en placards. Chute de 3 ongles. Pas d'orchite, de chute de cheveux. Pas de troubles visuels ni auditifs.

Observation XXVII

C. N. (Saint-Martial). Homme. 24 ans. Séro positif.

Usait de lait cru et de fromages. — 2 chèvres positives. Une avortée. L'autre non avortée. Une brebis positive a fait un agneau mort.

Début apparent : le 17 mai 1909.

Durée du séjour au lit : 42 jours, en 3 reprises.

Durée totale de la maladie : 6 mois. Deux rechutes.

Se couche le 17 mai, frissons, malaise, céphalée, *sueurs*. Reste 8 jours au lit et se lève ensuite tous les jours jusqu'au 15 juin. Ce jour-là, il rechute et reprend le lit pour 12 jours. Va mieux au bout de ce temps, mais rechute à nouveau le 17 octobre.

Frissons, *céphalée, épistaxis* à *tamponnement :* le malade avait eu d'abord des épistaxis abondantes, mais s'arrêtant spontanément (à quatre reprises).

Sueurs abondantes, non fétides, survenant surtout le matin. *Douleurs* modérées, erratiques. *Arthralgie* du genou gauche et de l'articulation métacarpo-phalangienne du pouce gauche.

Constipation opiniâtre. Bouffissure. Asthénie. *Desquamation* furfuracée. *Chute de cheveux* abondante. Pas d'orchite, de troubles visuels ni auditifs. Epistaxis le 17 janvier 1910 (légère).

OBSERVATION XXVIII

C. (Saint-Martial). Femme. 59 ans. Séro positif. (Mère des malades obs. XXIII et XXVII.)

Usait de lait cru et de fromages. — 2 chèvres positives. Une avortée. L'autre non avortée. Une brebis a fait un agneau mort-né.

Début apparent : en juin 1909.

Durée du séjour au lit : quelques jours, une dizaine (en deux fois) jusqu'à l'ictus.

Durée totale de la maladie : 9 mois. Mort par ictus. 4 rechutes.

Dès les premiers jours de juin, éprouve du malaise. Soignait son fils atteint de fièvre de Malte depuis le 17 mai. Garde le lit une semaine. *Arthralgie* des vertèbres lombaires et *sciatique* bilatérale modérée.

Les *douleurs* s'atténuent par intervalles et persistent jusqu'au 24 janvier 1910. Mais avant ce jour, a eu à plusieurs reprises des douleurs erratiques généralisées.

Le 24 janvier se recouche pour *arthralgies* des vertèbres lombaires et *sciatique* gauche violente, qui s'atténue au bout d'une semaine et lui permet de se lever.

Le 5 mars ictus à 4 heures du matin. Hémiplégie gauche avec hémianesthésie. Vomissements à plusieurs reprises. Avait déjà accusé les jours précédents une céphalée surtout occipitale. *Hoquet fréquent.* Je la vois le 7 mars. Hémiplégie gauche totale avec hémianesthésie. Facies vultueux. Pouls dur, à 80, arythmique. Pas de souffle cardiaque. Mort le 8 mars au matin.

Constipation marquée, durant la maladie. *Peu de sueurs. Epistaxis* à diverses reprises, sans cause appréciable.

Tremblement intentionnel. *Asthénie. Desquamation* furfuracée des mains et

des pieds. *Chute abondante* de cheveux. Diminution de l'*acuité* visuelle. Pas
de troubles de l'acuité auditive. Pas d'œdème.

OBSERVATION XXIX

D. E. (Saint-Martial). Homme. 48 ans. Séro positif.

Buvait du lait cru et mangeait des fromages de ses chèvres. — Une
chèvre avortée positive ; une chèvre avortée négative.

Début apparent : le 20 février 1909.

Durée du séjour au lit : 6 mois en trois reprises. 3 rechutes.

Durée totale de la maladie : 11 mois. Convalescent en février 1910. Le
20 février 1909, malaise, frissons, céphalée ; se couche et reste 15 jours au lit.
Pas de *sueurs*, mais *constipation*. Aucune *douleur*. Se lève et va de mieux en
mieux jusqu'au 20 avril. Rechute alors et garde le lit cinq semaines, pour
arthralgies sacro-iliaques. L'état général s'améliore progressivement et le
malade peut « faire » les vers à soie. Il se croit guéri. Mais dès les premiers
jours de juillet, *arthralgie* du coude gauche durant un mois, puis *douleur*
dans le mollet gauche (20 jours). Se couche le 26 août : arthralgie sacro-
iliaque et *douleurs abdominales violentes*. Colite à type spasmodique. Selles
muco-membraneuses, *constipation* opiniâtre. Les douleurs abdominales persistent pendant 2 mois. Efficacité de la belladone. *Funiculite* à deux reprises.
Se lève fin janvier. *Desquamation* furfuracée généralisée. Diminution passagère de *l'acuité visuelle*. Pas d'orchite. Pas d'épistaxis, d'œdème. Pas
de chute de cheveux ni de troubles auditifs.

OBSERVATION XXX

D. E. (Saint-Martial). Femme. 44 ans. Séro-positif (femme du précédent).
Buvait lait cru et mangeait fromages contaminés. — Voir le précédent.
Début imprécis en décembre 1908.
Durée du séjour au lit : 2 mois et 20 jours en 3 reprises.
Durée totale de la maladie : 10 mois, 3 rechutes.
Début mi-décembre 1908 par douleurs de reins, surtout le matin. Reste
couchée une vingtaine de jours en février. *Sueurs*, malaise, pas de constipa-
tion. Traînaille jusqu'au mois de juin, jusque-là était régulièrement réglée.
Mais à cette époque, après un retard de 15 jours, a une *perte* excessivement
abondante pendant 4 jours. Puis ne voit rien pendant 5 mois jusqu'aux premiers jours de novembre. De temps en temps, *épistaxis* légères. En juillet,
légère perte par l'anus. Le 26 août, avait repris le lit pour *douleurs de reins*

(interligne sacro-iliaque) et ne s'est levée que fin novembre. Depuis, va mieux progressivement (mars 1910).

Sueurs. Diarrhée. Vomissements le matin.

Asthénie. Desquamation des mains et des pieds (petites squames). *Chute* abondante de *cheveux. Troubles auditifs* (déjà un peu dure d'oreilles est devenue *sourde*). Pas d'œdème. Pas de troubles visuels.

Observation XXXI

D. H. (Saint-Martial.) Homme. 25 ans (fils des précédents). Séro positif.

A fait une forme légère. Début le 1er janvier 1909. *Sueurs modérées. Constipation.* Pas de douleurs. Pas d'orchite. Pas d'épistaxis. Asthénie. Desquamation. Pas de chute de cheveux. Guérison en 2 mois.

Observation XXXII

D. M. (Saint-Martial). Femme. 42 ans. Séro positif.

Buvait du lait cru provenant d'une chèvre contaminée. — 2 chèvres non avortées négatives ; 2 brebis négatives ; 2 lapins négatifs.

Début apparent : le 1er février 1909.

Durée du séjour au lit : forme ambulatoire grave.

Durée totale de la maladie : 10 mois. Pas de rechute.

Début le 1er février par *douleur* de reins (vertèbres lombaires). Cette douleur a persisté 10 mois jusqu'en novembre. Comme autres douleurs, *arthralgie* coxo-fémorale et *névralgie* sciatique. *Sueurs* pendant 3 nuits. *Constipation* légère. *Aménorrhée* de février en août. Déjà avait eu quelques suppressions de peu de durée. Appétit nul, mais pas de vomissements. *Asthénie. Chute* abondante de cheveux. Pas de desquamation. Pas d'épistaxis, de fourmillements. Pas d'œdème. Pas de troubles visuels ni auditifs.

Observation XXXIII

D. C. (Saint-Martial). Homme. 58 ans.

Buvait du lait cru et mangeait fromages de chèvres. — Deux chèvres, une avortée positive ; une non avortée négative.

Début apparent imprécis, fin avril 1908.

Durée du séjour au lit : 43 jours. En trois reprises.

Durée totale de la maladie : 5 mois. *Décédé* (2 rechutes).

Début fin avril par *névralgie du trijumeau* à droite. Le 4 mai, extraction. d'une dent que le malade croyait en cause. La douleur persiste avec, en même temps, frissons, malaise, inappétence. Se couche du 25 juin au 5 juillet pour une *pleurésie sèche de la base droite*, surtout en arrière, avec fièvre modérée, 37,5-38,5 ; dyspnée peu accusée, toux sèche. Guérison en 3 semaines. L'amélioration est telle que le malade reprend en partie son travail et décide d'aller à une foire le 22 septembre. Mais, ce même jour, il se couche pour *céphalée*, fièvre, *délire léger*, dysarthrie. Dès le 26 septembre, reste insensible à toutes les questions, il a les yeux fermés. Pas de Kernig, pas d'inégalité pupillaire ; pas de vomissements, mort le 3 octobre. Avait fait de la néphrite légère deux ans avant et depuis buvait beaucoup de lait.

Peu de sueurs. Constipation. Douleurs erratiques ; la névralgie de la face a été seule intense. Asthénie. Facies caractéristique. Pas d'orchite. Pas. d'épistaxis.

Le séro-diagnostic n'a pas été fait mais la marche clinique de la maladie ne pouvait laisser *aucun doute*.

Observation XXXIV

D. C. (Saint-Martial). Homme. 55 ans.

N'aimait pas le lait mais mangeait des fromages de ses chèvres. — Quatorze chèvres. Trois positives.

Début apparent : le 23 février 1908.

Durée du séjour au lit : 10 mois (en plusieurs reprises). 6 rechutes.

Durée totale de la maladie : 1 an et 15 jours. (*Décédé.*)

Se sentait fatigué depuis environ un mois, inappétence, malaise, frissons légers, lorsque le 23 février *douleurs diffuses* dans les membres, fièvre 39-40, *vomissements, sueurs profuses.* Pas d'appétit, *constipation, insomnie rebelle.* Cet état se prolonge, mais s'améliore jusqu'au 17 avril. Ce jour-là, douleur violente dans le sciatique gauche. La morphine ne donne qu'une amélioration passagère. Les genoux, les chevilles, les hanches sont douloureux ; inefficacité du salicylate de soude.

En mai, atténuation de la sciatique et douleur *violente* sacro-iliaque gauche, toujours *sueurs profuses, constipation extrême; splénomégalie.* Entérorragies. En allant à la selle, le malade, qui n'a pas d'hémorroïdes, fait à diverses reprises de petites *quantités* de sang pur avec des débris de muqueuse et du mucus. *Epistaxis.* Brèves atténuations en juillet, en septembre, en octobre, en novembre. Chaque réascension de la fièvre et des phénomènes infectieux est précédée d'une fatigue ou d'une infraction au régime (malade indocile, mal entouré). A partir de février *diarrhée* avec épreintes, *vomissements intenses.*

Congestion pulmonaire droite *avec hémoptysie* occupant les trois quarts du poumon mais non massive, avec submatité. A gauche, congestion de la base. Dès novembre s'esquisse l'*atrophie* du foie avec *ballonnement du ventre.* Pas d'ascite. La peau est sèche et se *desquame.* Voix cassée. Amaigrissement extrême. Les *sueurs* n'ont jamais cessé. Le malade s'éteint dans la cachexie avec un foie notablement *atrophié* et une rate percutable sur une hauteur de cinq doigts, le 9 mars 1909.

La séro-réaction n'a pas été faite, mais il ne peut y avoir de malade qui donne une impression clinique plus nette de fièvre de Malte.

Le malade a eu le *hoquet* des nuits entières pendant le dernier mois. En plus de l'arthralgie sacro-iliaque et de la sciatique gauche il a eu de l'*arthralgie* de l'épaule droite, *des coudes,* des poignets, des *névralgies intercostales,* ces diverses douleurs, fugaces.

N'a pas eu d'orchite mais a souffert énormément au niveau des testicules, à chaque effort de vomissement.

OBSERVATION XXXV

D. J. (Saint-Martial). Homme. 41 ans. Séro positif.

Il y a dix ans qu'il n'a pas bu de lait ; a mangé des fromages achetés en août 1909 dans une ferme contaminée. Ne va pas traire les chèvres. N'avait pas mangé de fromages depuis deux mois quand il est tombé malade. — Deux chèvres non avortées, positives.

Début imprécis en décembre 1909.

Durée du séjour au lit : n'est pas resté au lit un seul jour. Forme ambulatoire.

Début en décembre (du 15 au 20) par malaise, *céphalée,* frissons légers. *Sueurs* la nuit pendant une dizaine de jours seulement, vers 3 heures du matin, non fétides.

Constipation. Selles sanguinolentes *avec muco-membranes* « râclures de boyaux ». *Arthralgie* du poignet droit. Toux légère sans congestion pulmonaire. *Grosse rate* ; foie normal. Appétit modéré. Sommeil bon. Asthénie. En février desquamation et chute de cheveux. Pas encore d'épistaxis, d'orchite, de troubles visuels ou auditifs.

Observation XXXVI

D. M. (Saint-Martial). Femme. 20 ans. Séro positif.

Affirme n'avoir pas bu de lait et mangé de fromages depuis bien long-temps. — Pas d'animaux.

Début apparent : le 15 janvier 1909.

Durée du séjour au lit : 5 mois consécutifs. Forme grave.

Durée totale de la maladie : 8 mois. 4 rechutes.

Début le 15 janvier par céphalée, frissons, douleurs dans le côté droit, œdème de la face avec bouffissure des paupières.

Se couche le 1er février. *Sueurs excessives* continuelles (la malade changeait 4 et 5 fois de linge par nuit) ; malaise. *Constipation.* Températures élevées 40-41. Le 15 février *congestion pulmonaire* de la base droite massive avec matité, crachats sanglants, toux quinteuse ; *vomissements* intenses à deux reprises. La congestion persiste deux mois avec alternatives de plus grande ou de moindre intensité, puis passe à gauche où elle reste une quinzaine de jours, puis revient ensuite à droite. Pendant 5 à 6 jours, *diarrhée*. Douleur diffuse de la cuisse gauche persistant 3 semaines. La congestion pulmonaire a dominé la scène. *Grosse rate* débordant les fausses côtes. Ventre souple. Foie normal. Pouls 110-130, mou, dépressible ; suspension des règles depuis février jusqu'à septembre. *Epistaxis légères* à plusieurs reprises. *Aphonie* pendant 1 mois. Asthénie. *Desquamation. Chute abondante de cheveux. Œdème*, bouffissure. Pas de troubles visuels ni auditifs.

La poudre de Dower a déterminé des sueurs excessives et des vomissements avec *prostration* à deux reprises.

Observation XXXVII

D. A. (Saint-Martial). Femme. 18 ans. Séro négatif. (Sœur de la précédente.)

Ne boit pas de lait et ne mange pas de fromages. — Pas d'animaux.

Début imprécis en mars 1909.

Durée du séjour au lit : 1 mois.

Durée totale de la maladie : 4 mois. Pas de rechutes.

Sueurs nocturnes, modérées, non fétides. *Douleurs* rares ; seulement un peu de *céphalée* et *arthralgie* du genou droit. Pas de constipation. Appétit conservé. A toussé pendant quelques jours. Malaise général. La fièvre n'a jamais été constatée. Un peu de céphalée. *Asthénie.* Desquamation légère. Pas d'épistaxis. Pas de chute de cheveux. Pas de troubles visuels ou auditifs. Facies caractéristique. Aménorrhée. Malgré la négativité du séro, fait après la guérison, le diagnostic ne fait pas de doute d'après l'aspect général, l'asthénie, les sueurs, la concomitance de la fièvre de Malte chez la sœur et la mère de la malade.

OBSERVATION XXXVIII

D. M. (Saint-Martial). Femme. 60 ans. Séro positif. (Mère des précédentes.)

Comme ses filles elle affirme que depuis au moins 1 an elle n'a pas mangé ni fromage de chèvre, ni bu du lait, mais elle a soigné ses filles et divers malades. — Pas d'animaux.

Début apparent : le 1er octobre 1909.

Durée du séjour au lit : forme ambulatoire.

Durée totale de la maladie : Paraît guérie depuis fin novembre (2 mois).

Début par *arthrites tibio-tarsienne et médio-tarsienne* du pied droit, douloureuses, avec épanchement modéré, rougeur de la peau ; au bout d'un mois rétrocession des phénomènes inflammatoires qui apparaissent à gauche avec la même intensité mais ne persistent que 15 jours (avant d'être malade, souffrait souvent de la cheville droite) ; lassitude générale. Pas de *sueurs*. *Constipation* marquée. Appétit conservé. Fourmillements et crampes des doigts la nuit. Asthénie légère. Chute légère de cheveux. Pas de desquamation. Pas d'épistaxis. Pas de troubles visuels ou auditifs (1).

OBSERVATION XXXIX

D. C. (Saint-Martial). Homme. 28 ans. (Fi's de la précédente.)

Début : le 8 février 1909.

Durée du séjour au lit : 0. Forme ambulatoire.

Durée de la maladie : 3 mois. 2 rechutes.

Sueurs nocturnes, non fétides. *Douleurs* erratiques légères surtout localisées au niveau du thorax (névralgie intercostale gauche). *Constipation*. *Appétit nul*. Desquamation légère. Chute de cheveux. Ni épistaxis, ni orchite, ni troubles visuels ou auditifs.

(1) Bien que n'éprouvant plus de malaise ni autre trouble, elle garde depuis sa guérison un œdème *dur*, douloureux à la pression, encerclant le bas de la jambe et la cheville sur une hauteur de 8 centimètres environ.

OBSERVATION XL

D. C. (Saint-Martial). Homme. 47 ans. Séro positif. (Fi's de la suivante.)
Ne buvait guère de lait, sinon dans son café bouillant, et mangeait rarement des fromages secs. — Deux chèvres non avortées, négatives. Lapins négatifs.

Début apparent imprécis en avril 1909.

Durée du séjour au lit : 1 mois (juin).

Durée totale de la maladie : 7 mois, 3 rechutes.

En mars, malaise, courbature, frissons, sueurs. Ne se couche qu'en juin et garde le lit le mois entier. *Constipation accentuée. Sueurs* non fétides, nocturnes (change 2 ou 3 fois de linge par nuit). Œdème malléolaire. De juillet à octobre va mieux ; l'appétit et les forces reviennent. En octobre, *douleurs abdominales* vives ; malaises. *Sueurs, constipation, fourmillements* dans les doigts. Congestion pulmonaire légère, diffuse. Sommeil conservé. *Desquamation des mains* et des pieds en placards à deux reprises (août et novembre). *Chute partielle de cheveux. Asthénie.* Pas d'épistaxis. Pas d'orchite. Pas de troubles visuels ou auditifs.

OBSERVATION XLI

D. Vve (Saint-Martial). Femme. 76 ans. Séro-positif. (Mère du précédent.)

Buvait très rarement du lait et très rarement mangeait des fromages de chèvre. — Deux chèvres non avortées, négatives. Lapins négatifs.

Début apparent : le 2 janvier 1909.

Durée du séjour au lit : forme ambulatoire.

Durée totale de la maladie : 10 mois. 6 rechutes.

Début le 2 janvier, par frissons, malaise, troubles digestifs. *Sueurs* surtout nocturnes, disparaissant par la suite. *Douleurs* diverses erratiques. *Névralgie* occipitale. *Névralgie* du trijumeau, *talalgie ;* arthralgies du genou, de la hanche, du coup-de-pied, etc., erratiques. Pas de *constipation.* Bronchite légère au début. Sommeil relativement bon. *Asthénie. Desquamation des mains et des pieds.* Chute de cheveux. Pas d'œdème ni d'épistaxis. Pas de troubles visuels ou auditifs.

Observation XLII

D. C. (Saint-Martial.) Femme. 62 ans. Séro positif. (Femme de D. C. Obs. XXXIV.)

Buvait du lait cru et mangeait des fromages de chèvre. A soigné son mari atteint de fièvre de Malte grave avec issue fatale. — Trois chèvres positives.

Début apparent de la maladie imprécis, fin décembre 1909.

Durée du séjour au lit : 4 mois.

Durée totale de la maladie : (en évolution). A rechuté en mars 1910.

Se sentait très fatiguée les derniers mois de maladie de son mari, qui meurt le 9 mars 1909. Elle se couche le 10 mars, à bout de forces. *Sueurs* vers 4-5 heures du matin, tous les jours, depuis le 10 mars jusqu'en mai. *Constipation* opiniâtre pendant 10 mois, jusqu'en janvier 1910. Frissons, *céphalée* jusqu'aux premiers jours d'avril. *Vomissements* le matin à 7 heures pendant les mois de mars et avril (vomissements aqueux ou bilieux). Selles ovillées sans membranes ni mucus.

Douleur *épigastrique* fréquente, survenant à n'importe quel moment de la journée. *Epistaxis* légère le 10 mars. *Arthralgie* des vertèbres dorsales, d'intensité modérée, et ne durant guère plus d'une quinzaine, à diverses reprises. Œdème, bouffissure. Desquamation généralisée, à diverses reprises. (larges squames). A fait couper ses cheveux. Diminution de l'acuité visuelle. Fourmillement des doigts. Intégrité de l'acuité auditive.

Observation XLIII

F. I. (Saint-Martial). Homme. 41 ans. Séro positif. (Mari de la suivante.)

Ne buvait jamais de lait mais mangeait des fromages. — Deux chèvres avortées, positives.

Début apparent : le 12 mars 1909.

Durée du séjour au lit : 1 mois et demi environ en plusieurs reprises.

Durée totale de la maladie : 7 mois. 3 rechutes.

Début le 12 mars par *arthralgie* tibio-tarsienne bilatérale. *Sueurs* abondantes survenant à divers moments de la journée. *Constipation* intense. *Arthralgie* de l'interligne sacro-iliaque. En mai *orchite droite* durant une vingtaine de jours, et guérissant spontanément. *En juillet récidive sur le même testicule*, très douloureuse, avec gonflement accentué et durant 15 jours. Il existe en janvier 1910 un peu d'atrophie et un petit noyau induré dans

la tête de l'épididyme. *Epistaxis* répétées. *Saignement* des gencives survenant spontanément. *Hémorragies* par l'anus, sans hémorroïdes externes ou
internes appréciables. Ces hémorragies nasales, gingivales et anales ont
duré 3 semaines en août, et se sont reproduites depuis avec une intensité
moindre. Depuis octobre à février, inflammation circonscrite de la *paupière
gauche*, très rouge et peu douloureuse. *N'entend plus de l'oreille gauche* dont
il n'a pas souffert. Il a eu seulement des bourdonnements de ce côté il y a
2 mois. Pas de cerumen. *Asthénie*. Pas de desquamation. Pas d'œdème, de
chute de cheveux. Pas de troubles visuels.

Observation XLIV

F. J. (Saint-Martial). 31 ans. (Femme du précédent.)
Buvait du lait cru et mangeait du fromage de ses chèvres. — Deux chèvres avortées, positives.
Début apparent : le 14 mars 1909.
Durée du séjour au lit : 17 jours (en deux reprises).
Durée totale de la maladie : *décédée* le 21 mai. 1 rechute.
Début le 14 mars, par malaise, frissons, *céphalée*, courbature. Cependant
ne se couche que le 17 mars, et reste au lit jusqu'au 26, puis se lève et se
couche. Le 14 mai *congestion pulmonaire massive bilatérale* avec hémo-
ptysies. *Mort* le 21 mai. *Sueurs* abondantes. *Constipation* accentuée. Pas de
phénomènes douloureux. Pas d'hypertrophie du foie ni de splénomégalie.
Pouls 100-120. Température 37,5-38,5.
La malade était porteur d'un rétrécissement mitral probablement congénital pour lequel je la soignais depuis un an.

Observation XLV

G. N. (Saint-Martial). Homme. 44 ans. Séro positif.
Buvait rarement du lait mais mangeait des fromages de chèvres. — Deux
chèvres non avortées, négatives.
Début apparent : le 10 février 1908.
Durée du séjour au lit : 1 semaine.
Durée totale de la maladie : 6 mois, 2 rechutes.
Début le 10 février, par frissons dans le dos, malaise, courbature et
sueurs nocturnes. Ne se couche que fin mars et garde le lit une semaine
seulement. Guéri en août. *Sueurs* nocturnes, abondantes les premiers jours,
modérées ensuite, non fétides. *Arthralgies* des poignets, des genoux, des

·épaules, des reins. *Mollets* douloureux. *Constipation* légère. Vomissements
en mai. Le 1ᵉʳ mai, *orchite* droite avec épididyme particulièrement douloureux. Un peu d'épanchement.

Guérison en 15 jours. Mais alors épididymite gauche, laissant après elle
un peu d'atrophie.

Céphalée persistante, d'intensité modérée. En juin, à plusieurs reprises,
parésie subite de la langue et des lèvres durant quelques minutes et précédés
par des fourmillements ascendants de la main à l'épaule gauche. Bouffissure.
Asthénie. Pas de desquamation. Pas de chute de cheveux, ni d'épistaxis.
Pas de troubles visuels.

Hygroma retro-olecranien gros comme une noisette survenu en mai 1910.

Observation XLVI

M. B. (Saint-Martial). Homme. 62 ans. Séro positif. (Mari de la suivante.)

Buvait du lait cru et mangeait du fromage de ses chèvres. — Une chèvre
avortée, négative. Un lapin cohabitant avec la chèvre, positif.

Début apparent : le 20 février 1909.

Durée du séjour au lit : 5 jours en deux reprises.

Durée totale de la maladie : 4 mois. 1 rechute.

Début le 20 février, par malaise, frissons légers, *Orchite* gauche. Testicule volumineux, douloureux ; scrotum rouge, non œdématié, épididyme
modérément tuméfié, douloureux. Pas d'épanchement. Guérison en 8 jours.
Le malade très endurant ne garde le lit que 3 jours.

En mars, *douleur* dans l'épaule droite (*arthralgie*). Pas de *sueurs* sauf au
début. *Constipation* à peine marquée.

Fin juin *hygroma prérotulien* à gauche, hygroma qui me donne, quand je
le vois pour la première fois, au huitième jour, l'impression de l'hygroma sup-
puré, avec ouverture imminente, peau rouge tendue, œdématiée, douleur
modérée. En 15 jours, résorption absolue. Bouffissure. Pas de desquamation apparente, pas de chute de cheveux, de troubles visuels ou
auditifs, pas d'épistaxis.

Observation XLVII

M. A. (Saint-Martial). 59 ans. Séro positif. (Femme du précédent.)

Buvait du lait cru et mangeait du fromage de ses chèvres. — Une chèvre
avortée, négative. Un lapin positif cohabitant avec la chèvre. La chèvre a
été couverte dans une ferme où toutes les chèvres sont contaminées.

Début possible en mars 1908.

Durée du séjour au lit : 7 mois à ce jour (fin mars 1910).

Durée totale de la maladie : en évolution.

En mars 1908 se sent fatiguée. Cette fatigue persiste mais lui permet de faire la saison des vers à soie ; se trouve après plus fatiguée et amaigrie, mais ne se couche pas. Au bout de 2 mois reprend peu à peu, mais cependant éprouve toujours des malaises et des douleurs *erratiques* légères dans les membres inférieurs.

A peu près remise lorsque le 12 janvier 1909 *douleur* dans le genou droit. *Constipation. Anorexie*, sécheresse de la bouche et du gosier. *Pas de sueurs* ni de céphalée. L'*arthralgie* du genou droit, intermittente, n'est pas si intense qu'elle ne puisse faire encore la saison des vers à soie. Mais le 23 juillet, rechute (céphalée, frissons, *sueurs, constipation extrême* (une selle tous les 8 jours) et garde le lit à partir de ce jour ; depuis ne s'est plus levée. Le genou ne commence à augmenter de volume qu'au début d'août. Progressivement il se fléchit en même temps qu'il se forme un épanchement saillant surtout dans le cul-de-sac tricipital, et à droite; les accidents articulaires s'accompagnent de phénomènes fébriles, température 38-39, de sueurs, frissons, malaise, dégoût, courbature. Le 27 octobre, le genou droit, mesuré au niveau de la pointe de la rotule, mesure 4 centimètres de plus que l'autre. Ce jour-là j'installe l'appareil à extension continue pour combattre la flexion qui s'accuse (à peine si l'extension maxima dépasse l'angle droit de quelques degrés). La malade continue à souffrir, mais la flexion s'atténue et il y a progrès notable, lorsque au bout de 20 jours, la malade, cédant à des influences aussi zélées qu'ignorantes, enlève son appareil. Le 10 décembre le genou gonflé a des apparences d'ostéo-sarcome avec son gonflement, ses bosselures, sa peau blanchâtre sillonnée de veines. Il est plus chaud que l'autre. Les douleurs sont moindres, la fièvre est nulle, mais la rétraction est telle que l'extension ne peut dépasser l'angle droit. L'épanchement existe toujours, disséminé mais surtout marqué sous le triceps. L'épiphyse apparaît déjà gonflée surtout au niveau du condyle interne.

Jusqu'à cette date, la malade s'est plaint de secousses dans le membre inférieur, avec crampes douloureuses; le même 10 décembre, le genou gauche dont la malade souffre légèrement depuis quelques jours présente un peu d'épanchement localisé autour de l'interligne.

A partir du 10 décembre, le genou droit se modifie et paraît évoluer vers le type « sec ». L'épanchement s'atténue peu à peu, les condyles deviennent de plus en plus saillants ; la rotule, plus perceptible, paraît collée entre les condyles ; la flexion s'accuse, les tendons de la face postérieure se montrent de plus en plus tendus et, le 6 février 1910, avec M. Riche, professeur agrégé à Montpellier, nous constatons l'état suivant : genou droit, flexion à 60° environ (Voir la photographie). Saillie du condyle interne hypertrophié non douloureux. Le condyle externe est hypertrophié en moindre proportion. Fixité de la rotule (à peine quelques légers mouvements latéraux sont perceptibles). Un très léger épanchement dans le cul-de-sac latéral gauche et dans le cul-de-sac sous-tricipital.

Genou gauche : flexion à 100°. Léger épanchement. La rotule n'a qu'une mobilité latérale assez limitée. Pas de saillie notable des condyles.

L'état général est, depuis décembre, relativement satisfaisant. Appétit et sommeil revenus. Cependant rechute légère au début de février.

Rate percutable sans splénomégalie accentuée. Foie normal. *Epistaxis légères* à plusieurs reprises. Desquamation des mains et des pieds. Abondante chute de cheveux. Bouffissure.

En juin, genou droit absolument sec. Aspect de subluxation en arrière. La flexion du genou gauche s'accentue.

OBSERVATION XLVIII

M. S. (Saint-Martial). Homme. 27 ans. Séro positif.

Buvait du lait bouilli ; jamais cru. Mange des fromages frais. — 2 chèvres positives ; une avortée ; une non avortée.

Début apparent : le 10 mars 1909.

Durée du séjour au lit : 7 jours (en deux reprises).

Durée de la maladie : paraît guéri en août, quoique un peu fatigué, mais en janvier, paralysie des extenseurs (pied droit).

Début brusque le 10 mars, par une *céphalée frontale* très vive, durant 3 jours. Il garde le lit ce laps de temps, puis se lève pendant 8 jours ; se recouche ensuite pour 4 jours.

Sueurs peu abondantes survenant le matin et localisées à la tête.

Constipation légère. Pas de douleurs hors la céphalée. *Hoquet* après les repas depuis qu'il se croit guéri. Bouffissure. *Desquamation* des lèvres. *Chute partielle de cheveux.* Pas d'orchite. Pas d'épistaxis. Pas de troubles visuels et auditifs.

Le 16 décembre, revient de faire ses 23 jours : il paraissait guéri, mais il a reçu une averse sur le dos ; depuis il a de la peine à marcher tout en ne souffrant pas. *Son pied droit heurte le sol* par la pointe et le bord interne. Il a besoin d'une canne. Sur le malade assis on voit le *pied droit tomber ;* la flexion spontanée du pied sur la jambe est impossible, la force de flexion de la jambe sur la cuisse est diminuée.

Réflexe rotulien aboli à droite, conservé à gauche.

L'électrothérapie amène une amélioration marquée.

OBSERVATION XLIX

M. (Saint-Martial). 63 ans. (Mère du précédent.) Séro positif.

Buvait du lait bouilli et mangeait des fromages frais. — Deux chèvres positives ; une avortée ; une non avortée.

Début apparent : en mai 1909.

Durée du séjour au lit : (ne s'est jamais couchée).

Durée totale de la maladie : inappréciable, environ 15 jours.

Cette malade ne croyait pas avoir été malade. Ce n'est que par un inter-rogatoire serré que les détails ci-joints ont pu être dépistés.

Pas de sueurs. Légères douleurs erratiques (arthralgies de l'épaule, tibio-tarsienne) ne durant pas plus de 15 jours. *Constipation légère.*

Œdème malléolaire le soir pendant ces 15 jours. *Crampes* fréquentes dans les doigts, à la même époque. Acuité auditive un peu amoindrie. Chute abondante de cheveux. Pas de desquamation, pas d'épistaxis ni de troubles visuels.

OBSERVATION L

P. J. (Saint-Martial). Homme. 65 ans.

Buvait rarement du lait, mais mangeait des fromages de chèvre. — Pas de chèvres.

Début apparent : 1er septembre 1908.

Durée du séjour au lit : 3 mois.

Durée de la maladie : 11 mois. *Mort* le 2 août 1909.

Etait mal à l'aise depuis quelques jours, lorsque, en septembre 1908, *bronchite intense*, avec *fièvre*, 39,5, frissons, *sueurs, expectoration abondante.* (Le malade avait eu une bronchite il y a 8 mois.) Au bout d'un mois, le malade se lève, reprend peu à peu ses occupations, mais garde dans la base droite un petit foyer congestif et tousse un peu. Le 1er février 1909, est obligé d'inter-rompre à nouveau le cours de ses occupations. Il tousse encore et il se fait une poussée de *bronchite* avec peu de fièvre cette fois, 38, et de la con-gestion diffuse surtout marquée aux bases. Expectoration épaisse, quelque-fois striée d'un mince filet de sang. *Appétit nul.* Sommeil modéré. *Peu de sueurs. Céphalée* à diverses reprises.

Cet état persiste jusqu'au 8 mai. Ce jour-là, il doit se coucher ; il ne se lève plus jusqu'à sa mort, 3 mois après. Du 8 mai au 15 mai, *hoquet incessant,* fatiguant énormément le malade. La congestion pulmonaire fait des progrès et monte progressivement dans les poumons. L'état général empire ; les téguments prennent une teinte subictérique très appréciable au niveau des conjonctives. Pas de pigments biliaires dans l'urine. Les selles ne sont pas décolorées. Le malade, qui continue à tousser, crache des crachats sanglants ; à diverses reprises *épistaxis très abondantes.* Les gencives saignent ; la gorge est douloureuse, fétide, encombrée de mucosités ; le muguet s'y développe ; la langue est rouge, vernissée, sèche ; il n'y a pas de constipation. Le foie est notablement hypertrophié et peu douloureux. L'hypertrophie qui est appréciable sur tout l'organe, porte surtout sur le lobe droit et le lobe moyen, plus particulièrement sur ce dernier. La rate est grosse, mais modérément (percussion, 4 doigts de hauteur).

Cet état se prolonge jusqu'au 2 août, date à laquelle le malade s'éteint miné par la cachexie. La fièvre n'a jamais cessé, 37,5-38,5 ; le subictère a persisté ; les poumons étaient pleins de congestion erratique ; le ventre s'était un peu ballonné aux derniers jours. Les sueurs, extrêmement intenses au moment de la bronchite, l'ont été bien moins à partir de février. Hémoptysie légère.

Douleurs erratiques au cours de la maladie.

Le *cœur* a tenu bon jusqu'aux derniers jours, malgré des *bruits mous* et un peu de tachycardie (100-120). Jamais de souffle, jamais d'arythmie, sauf aux derniers jours. *Desquamation généralisée.* Diminution de l'acuité visuelle. Pas de chute de cheveux. Pas d'orchite. Pas de troubles auditifs.

<h3 style="text-align:center">Observation LI</h3>

P. H. (Saint-Martial). Homme. 43 ans (fi's du précédent).

Buvait rarement du lait, mais mangeait du fromage de chèvre. — Pas de chèvres.

Début apparent : le 2 mars 1909.

Durée du séjour au lit : 33 jours (en trois reprises).

Durée de la maladie : 4 mois. Mort par pneumonie, le 3 août.

Début le 2 mars par *orchite droite* douloureuse. 39°. Etat général bon. sommeil bon. Peu de sueurs. Cette *orchite*, avec notable augmentation du testicule, ne s'accompagne que d'une minime atteinte de l'épididyme. Epanchement nul. Le malade qui s'est couché le 2 mars, se lève le 16 mars. 8 jours après, *orchite gauche* (le côté droit est presque guéri) évoluant en 15 jours comme la précédente.

Epistaxis très abondante au moment de la première orchite.

Le malade se remet peu à peu ; il se lève le 8 avril et reprend en quelques jours ses occupations (négociant). Mais il porte le masque méditerranéen.

Le 30 juillet, il se recouche ; dans la nuit du 29 au 30, il s'était levé pour fermer une fenêtre et était resté quelques minutes en chemise à la fraîcheur de la nuit. *Frissons*, fièvre, 41. *Douleur légère* sous le mamelon droit. *Sueurs* profuses extrêmes, un peu d'excitation ; quelques râles fins en arrière et à droite ; il se développe une *pneumonie* qui emporte le malade le 3 août, terminant un delirium tremens de 24 heures. (Malade buveur de vin et gros fumeur.)

Pas d'autres douleurs que le point de côté, pas de constipation. Foie douloureux. Rate grosse.

Comme pour le précédent, le séro n'a pu être fait, mais pas plus que pour le précédent il ne peut y avoir de doute.

OBSERVATION LII

P. Vve. (Saint-Martial). Femme. 52 ans.

Buvait du lait cru et mangeait des fromages de chèvre. — Trois chèvres, dont deux positives ; une seule couverte dans une chèvrerie contaminée.

Début apparent : le 7 février 1909.

Durée du séjour au lit : 1 mois.

Durée totale de la maladie : 9 mois.

Début apparent le 7 février, par frissons, *céphalée*, nausées, *trachéo-bronchite, épistaxis*. Se couche le lendemain, 8 février, et garde le lit tout le mois. *Sueurs abondantes* à des heures irrégulières, non fétides. *Constipation* pendant le mois de février. *Sciatique* gauche. Commence à se lever en mars, mais survient alors une *sciatique droite*. Pas d'autres douleurs sauf brisement général.

Impression de striction à la racine des orteils, pendant 2 mois. *Lunettes douloureuses* avec impression de *gravier* dans les yeux, et *larmoiement nocturne*.

D'avril à novembre, *fourmillements* dans le pied droit durant toute la journée ; « les orteils sont morts ». Le 3 octobre 1909, étant en train de parler, *parésie subite des lèvres et de la langue*, durant une dizaine de secondes. Essoufflement léger, anémique. *Appétit nul* de février à août ; revenu progressivement depuis. *Sommeil toujours bon.*

Diminution de l'acuité visuelle. Asthénie. Bouffissure. Pas de desquamation, pas de chute de cheveux ni de troubles auditifs.

OBSERVATION LIII

R. H. (Saint-Martial). Homme. 35 ans. Séro positif.

Ne buvait pas de lait mais mangeait du fromage de ses chèvres. — Une chèvre avortée négative, mais cohabitant avec un lapin positif. La chèvre a été probablement positive à un moment donné, elle a d'ailleurs été couverte dans une ferme contaminée.

Début apparent : le 2 janvier 1909.

Durée du séjour au lit : 2 mois.

Durée de la maladie : 8 mois, 2 rechutes.

Début après quelques jours de malaise par *céphalée, nausées, vomissements*. *Sueurs nocturnes* extrêmes, non fétides. *Douleurs erratiques*, en particulier *épaule droite* et *arthralgie sacro-iliaque droite. Constipation opiniâtre. Appétit nul* jusqu'en juillet. Convalescence traînante. Desquamation des mains.

Chute de cheveux. Asthénie. Pas d'hémorragies, pas d'orchite, pas de troubles auditifs ni visuels.

OBSERVATION LIV

Femme du précédent. 30 ans. Séro positif.

Ne garde jamais le lit. Continue de vaquer à ses occupations. Pas de douleurs. Asthénie profonde. *Constipation. Sueurs nocturnes légères.* Appétit inconstant. Desquamation. Pas de chute de cheveux. Pas de troubles menstruels. Pas d'hémorragies. Pas de troubles visuels ou auditifs. Début en mars. Guérie en mai.

OBSERVATION LV

S. J. (Saint-Martial). Homme. 28 ans. Séro positif.

Buvait très rarement du lait cru, mais avait usé de caillé et de fromages. — Une chèvre avortée positive.

Début apparent : le 3 février 1909.

Durée du séjour au lit : (4 mois en quatre reprises).

Durée de la maladie : 7 mois (3 rechutes.)

Après quelques jours de malaises, s'alite le 3 février. Fièvre. *Sueurs profuses non fétides. Constipation extrême. Trois épistaxis abondantes.*

Rechute 3 fois en mars, en avril, en juin.

Les *sueurs*, intenses à la première période, l'ont été moins aux rechutes.

La constipation est restée extrême jusqu'en août.

En mai, *orchite droite* ; très douloureuse, mais avec gonflement modéré du testicule.

Douleurs : arthralgies *scapulaire droite, sacro-iliaque droite ; douleur diffuse de la nuque.*

Otalgie gauche avec surdité consécutive.

Les intervalles de bonne santé apparente n'ont pas duré plus de 15 jours. Guéri fin août. Bouffissure. *Asthénie. Desquamation* aux mains. Pas de chutes de cheveux. Pas de troubles visuels.

OBSERVATION LVI

La femme de ce malade. 25 ans. Séro positif. N'a gardé le lit que quelques jours après son accouchement normal (janvier 1910). Etait fatiguée depuis avril 1909. Phénomènes dyspeptiques, digestions laborieuses, douleur épi-

gastrique spontanée et à la pression. Anorexie. Constipation. Asthénie.
Synovite suppurée du médius gauche. *Douleurs erratiques légères.* Sueurs nocturnes modérées. Un peu de bouffissure. Son enfant naquit porteur d'un
spina bifida.

OBSERVATION LVII

S. A. (Saint-Martial.) Homme. 28 ans. Séro positif.

Buvait du lait cru et mangeait des fromages de chèvre. — Trois chèvres
avortées positives.

Début apparent : en janvier 1909.

Durée totale du séjour au lit : 3 mois en trois reprises.

Durée totale de la maladie : 10 mois.

Début insidieux aux premiers jours de janvier par malaise, lassitude,
inappétence, frissons légers. En février, *sciatique droite* très douloureuse
gênant la marche. Cette sciatique a reparu à divers intervalles au cours de
la maladie et a nécessité à elle seule le séjour au lit.

La période fébrile a été relativement peu intense, 38-39. *Sueurs abondantes*, surtout nocturnes, non fétides.

. *Constipation opiniâtre*, sauf à partir d'août, où elle est remplacée par de
la diarrhée.

La *rate* a progressivement augmenté de volume chez ce malade. En
octobre elle arrive à deux travers de doigt de la crête iliaque et à quatre travers de doigt de l'ombilic.

Le *foie*, lisse, un peu dur, déborde les fausses côtes d'environ 2-3 centimètres. En avril, *fluxion testiculaire* qui ne dure que 2 jours. A partir d'août,
bouffissure généralisée qui disparaît peu à peu à partir d'octobre. Desquamation abondante. Chute de cheveux. Pas d'épistaxis, pas de troubles visuels
ni auditifs (1).

OBSERVATION LVIII

S. A. (Saint-Martial). Homme. 51 ans. Séro positif.

Ne boit pas de lait, mais mange des fromages frais ou secs. — Trois chèvres avortées positives.

Début apparent : en janvier 1909.

Durée totale du séjour au lit : 3 mois.

Durée totale de la maladie : 11 mois. 4 rechutes.

Se sent fatigué dès les premiers jours de janvier, lassitude, frissons légers,

____

(1) Ne peut encore se livrer à des travaux fatigants (juin 1910).

dégoût, *sueurs nocturnes*. Puis *arthralgie* modérée du genou gauche ; pas d'épanchement ni de rougeur. Cette arthralgie disparaît, et, après un intervalle de bien-être de quelques semaines, tuméfaction *douloureuse* au niveau des extrémités antérieures des 2e, 3e, 4e et 5e côtes droites (chondrite ou périchondrite). Cette douleur, très intense pendant 2 mois, mars, avril, s'est atténuée ensuite considérablement, mais sans cesser tout à fait. En février 1910, il reste un gonflement des parties lésées, déterminant une *asymétrie très nette* du thorax, mais ce gonflement est maintenant indolore, spontanément ou à la pression. Après un nouvel intervalle de calme relatif, douleur dans *l'épaule gauche* avec *épanchement modéré*. (C'est à ce moment que la fièvre atteint son maximum, 40,5.)

Quand cette arthrite séreuse est résorbée (2 mois), le calme se fait à nouveau, interrompu par une *arthralgie sacro-iliaque bilatérale*, qui guérit peu à peu ; cette détermination *sacro-iliaque*, très violente au point de vue douleurs, n'a influencé que faiblement le tracé thermique. En même temps, *fluxion bilatérale des articulations du poignet*.

Constipation opiniâtre jusqu'en août, suivie de 40 jours de *diarrhée*, puis selles normales quotidiennes. *Sueurs nocturnes fétides*.

Desquamation généralisée abondante, par larges squames. Chute de cheveux. *Bouffissure généralisée* en octobre. Pas d'orchite. Pas d'épistaxis. de troubles visuels ou auditifs.

OBSERVATION LIX

S. M. (Saint-Martial). 58 ans. Séro-positif. (Femme du précédent.)

Buvait du lait de chèvre cru et mangeait des fromages. — Trois chèvres avortées, positives.

Début apparent : en mars 1909.

Durée du séjour au lit : 7 mois en trois reprises.

Durée totale de la maladie : 3 mois. 3 rechutes.

Début le 17 mars par *sciatique gauche*, frissons, fièvre (39), *sueurs*. Cette névralgie sciatique a duré environ 7 mois avec des accalmies de 8 à 10 jours. A divers intervalles, *douleur* dans le bras gauche, douleur à la pression des muscles ; *arthralgies* des genoux, douloureuses, interdisant la marche. *Constipation opiniâtre. Sueurs* nocturnes, non fétides. Inappétence. *Douleurs erratiques* endolorisant le corps entier.

Œdème des chevilles et du mollet, surtout marqué le soir, survenant à partir d'août. Tremblement. Asthénie. Desquamation abondante. Chute complète de cheveux. Pas d'épistaxis. Pas de troubles visuels. Pas de troubles auditifs.

OBSERVATION LX

T. A. (Saint-Martial). Homme. 63 ans. (Mari de la suivante.)

Ne buvait ni lait ni caillé, mangeait des fromages frais. — Deux chèvres positives.

Début apparent : en janvier 1909.

Durée du séjour au lit : une quinzaine.

Durée totale de la maladie : 9 mois. 2 rechutes.

En janvier, malaise, anorexie, frissons, lassitude surtout marquée dans les jambes. Cet état persiste jusqu'au mois d'août, le malade se permettant quelque petit travail. Le 2 août, il se couche pour *arthrite légère* du genou droit avec épanchement notable, modérément douloureux. Le tout durant une quinzaine de jours. A la même époque, une *hydrocèle* datant de 6 ans, volumineuse, se résorbe spontanément en quelques jours, sans douleur intense, et ne laissant après elle qu'une rétraction du testicule vers l'anneau. Ensuite *arthralgie* de l'épaule gauche, durant quelques jours. *Sueurs* nocturnes abondantes. Pas de constipation. A deux reprises *tremblement généralisé à la moitié gauche* du corps, durant une demi-heure vers les 10 heures du soir. *Fourmillements* dans l'extrémité des doigts. Desquamation généralisée. Pas d'épistaxis, de chute de cheveux. Pas d'œdème, de troubles visuels ou auditifs.

OBSERVATION LXI

T. S. (Saint-Martial). Femme. 59 ans. Séro positif.

Ne buvait ni lait ni caillé, mais mangeait des fromages frais. — Trois chèvres positives.

A été la garde malade de D. C. (obs. XXXIV).

Début apparent : fin février 1909.

Durée du séjour au lit : Ne s'est jamais couchée.

Durée totale de la maladie : mort fin mai.

Fin février, perd l'appétit ; malaise général ; frissons légers. *Sueurs localisées* au cou, survenant vers 4 heures du matin, inodores. Cet état de malaise persiste jusqu'en août.

En août *arthralgie sacro-iliaque* gauche. Pas d'autres douleurs. Appétit nul pendant toute la maladie. Sommeil toujours bon. Pendant le mois d'octobre, tous les soirs, vers 7 heures, la main gauche devient subitement chaude subjectivement (objectivement la température n'est pas modifiée). Cette impression thermique dure une heure. Crampes soudaines en flexion, de l'annulaire gauche.

En octobre, signes de néphrite ; troubles de la vue, troubles auditifs, œdème matinal des paupières, doigt mort, cryesthésie, pollakiurie, albuminurie légère (0,50). Le régime lacté fait disparaître en un mois l'albuminerie et tous les troubles.

Constipation. Troubles de la sensibilité (*a ses dents comme du coton*). Tremblement léger au repos, s'exagérant dans les mouvements. Essoufflement léger. Amaigrissement *prononcé. Asthénie. Desquamation* généralisée furfuracée surtout marquée au thorax. *Chute abondante de cheveux.* Pas d'épistaxis, pas d'œdème (1).

Observation LXII

V. I. (Saint-Martial.) Homme. 73 ans. Séro positif.

Buvait du lait cru et mangeait du fromage de chèvre. — Une chèvre morte récemment et qui a cohabité avec des chèvres contaminées.

Début apparent de la maladie : Fin avril 1909.

Durée du séjour au lit : N'est jamais resté couché.

Durée totale de la maladie : 6 mois. 1 rechute.

Début fin avril par malaise, *céphalée, vertiges,* surtout le matin. En mai, *bronchite légère.* En juin, *la céphalée* et les *vertiges* disparaissent et font place à des douleurs abdominales (coliques) survenant tous les jours à plusieurs reprises, et irrégulièrement, et à une *arthralgie sacro-iliaque* bilatérale qui persiste jusqu'en septembre permettant la marche. En août *funiculite* bilatérale légère. Appétit nul en avril et mai. *Constipation. Sueurs légères.*

Pas d'autres douleurs que les douleurs abdominales et sacro-iliaques. *Essoufflement* sans lésion pulmonaire cardiaque ou autre, et probablement d'origine anémique.

Tremblement. Ongles cannelés de couleur brunâtre depuis sa maladie. Asthénie. Bouffissure. Pas d'orchite. Pas de desquamation. Pas de chute de cheveux. Pas d'épistaxis. Pas de troubles visuels ni auditifs.

Observations LXIII-LXIV

V. S. (Saint-Martial). Homme. 42 ans. (Fils du précédent.) Séro positif.

Buvait du lait cru et mangeait du fromage de chèvre. — Une chèvre morte récemment et qui avait cohabité avec des chèvres contaminées.

Début apparent de la maladie : mai 1909.

Durée du séjour au lit : 2 mois.

(1) Cette femme, que je n'avais pas revue depuis janvier, vient de mourir avec tous les signes de la néphrite hydropigène.

Durée totale de la maladie : 4 mois.

Malaise, frissons légers, lassitude dès les premiers jours de mai. Il reste au lit pendant 2 mois à partir du 15 mai. N'a pas de fièvre, *pas de sueurs*, pas de céphalée mais souffre du *ventre*. *Douleur diffuse* surtout marquée au niveau du gros intestin, et s'accompagnant de *constipation* extrême avec *muco-membranes*. En même temps arthralgie de l'épaule droite qui dure 15 jours. La douleur du ventre était continue, et chaque selle obtenue à grand renfort de lavements s'accompagnait d'une cuisson à l'anus.

Asthénie. Desquamation en placards limitée aux mains. Pas d'orchite. Pas d'épistaxis, pas d'œdème, pas de chute de cheveux.

La femme du précédent (34 ans) dont le séro n'a pas été fait, est resté couchée 8 jours en juillet pour *arthralgie sacro-iliaque droite* et *myalgie crurale*.

Asthénie diminuant progressivement. En décembre *arthrite séreuse du genou* gauche avec épanchement appréciable, qui se résorbe en 8 jours. Guérison.

Pas de constipation, ni sueurs. Pas de troubles de la menstruation.

Observations LXV et LXVI

V. A. (Saint-Martial). Homme. 74 ans. Séro positif.

Buvait du lait de chèvre cru et mangeait des fromages de chèvre.

Début apparent de la maladie : le 24 décembre 1909.

Durée du séjour au lit : 6 mois, à deux reprises.

Durée de la maladie : 15 mois actuellement. 5 ou 6 rechutes.

Début apparent le 24 décembre 1908 par lassitude, frissons, sueurs. Ne se couche que le 8 janvier et garde alors le lit 5 mois, jusqu'aux derniers jours de mai. Souffrait horriblement des reins (*articulation sacro-iliaque, bilatérale, vertèbres lombaires, masses musculaires des lombes*) à tel point que son lit n'a pas été fait de 5 mois.

Depuis les premiers jours de juin amélioration progressive interrompue de légères rechutes, cependant depuis octobre *arthralgie* du genou droit, qui « craque » au moindre mouvement : *arthralgies* plus tolérables, dans l'épaule droite, les poignets.

Le 20 janvier 1910 à 5 heures du matin, paralysie faciale, ictus. *Dysarthrie* accentuée (on ne pouvait comprendre ses paroles), paralysie du bras droit et parésie du membre inférieur droit. Progressivement ces divers troubles s'amendent. Le 22 mars, il persiste encore un peu d'hémiparésie. La parole est intelligible quoique encore un peu hésitante. Le bras a recouvré en partie sa force. Le malade ne peut encore siffler ; la commissure et la langue sont encore un peu déviées.

Sueurs profuses vers 4 heures du matin, inodores, de décembre à mai.

11

Constipation opiniâtre, depuis le début, dure encore avril 1910. Le malade ne va à la selle que tous les 8 jours.

Appétit toujours bon. Langue rôtie les premiers mois. Spasme du colon ascendant. Pas de douleur épigastrique. *Hoquet* à diverses reprises, fréquent en mars 1910.

Sommeil toujours bon. Pas de délire. *Pollakiurie* accentuée depuis le début. Urine tous les trois quarts d'heure, toutes les demi-heures : urines limpides, pas de lésion appréciable de la vessie ou de la prostate.

Asthénie. Desquamation à plusieurs reprises (avril 1909, mars 1910), par larges squames. *Œdème, bouffissure.* Pas d'orchite. Pas d'épistaxis, pas de chute de cheveux, de troubles visuels ou auditifs.

Sa femme, 64 ans, souffrait à certaines périodes depuis plusieurs années, elle a eu aussi un séro positif. Elle n'a jamais gardé le lit, et le seul témoin chez elle de la fièvre de Malte a été : les *sueurs nocturnes.* Aucun autre signe particulier. Bouffissure. Desquamation.

OBSERVATION LXVII

F. E. (Saint-Martial.) Homme. 48 ans. Séro positif.

Buvait du lait cru et mangeait du fromage de ses chèvres. — Quatre chèvres avortées, positives. Trois brebis négatives.

Début apparent : le 19 mars 1909.

Durée du séjour au lit : 7 mois.

Durée totale de la maladie : 10 mois. 3 rechutes.

Le 19 mars, éprouve quelques frissons, du malaise, perte d'appétit, lassitude. Se couche le 28 mars et le même jour début d'une *bronchite* qui dure deux mois, modérée. En même temps *légère épistaxis* et *arthralgie* sacro-iliaque bilatérale d'intensité supportable. En août se lève quelques jours puis rechute et reprend le lit jusqu'en décembre.

Sueurs abondantes, surtout nocturnes, *fétides. Constipation* extrême (ne va à la selle que tous les 7 à 8 jours : matières dures, ovillées). *Délire* tranquille pendant juillet et août, surtout le soir. *Rate* débordante. *Appétit* nul pendant 10 mois. *Sommeil* agité. Pas de céphalée, ni de douleur épigastrique. *Asthénie. Desquamation* large des mains et des pieds (en juillet). *Chute abondante de cheveux. Diminution de l'acuité visuelle.* Pas d'œdème,. Pas d'orchite, pas de troubles auditifs.

OBSERVATION LXVIII

F. E. (Saint-Martial). 45 ans. (Femme du précédent.) Séro positif.

Buvait du lait cru et mangeait des fromages de chèvre. — Quatre chèvres avortées, positives. Trois brebis négatives.

Début apparent : le 2 mai 1909.

Durée du séjour au lit : 3 mois en deux reprises.

Durée totale de la maladie : 5 mois. 2 rechutes.

Malaise, lassitude, depuis quelques jours lorsque le 2 mai *sciatique gauche* très violente. Se couche ce même jour et garde le lit 2 mois durant.

Fièvres, *sueurs abondantes* survenant vers 3 heures du matin, *fétides*, ces sueurs persistent jusqu'au mois d'août. *Constipation* jusqu'en octobre. Peut se lever pendant tout le mois de juillet, mais rechute en août, toujours pour la même sciatique et ne peut se lever qu'au début de septembre. Depuis va mieux mais reste toujours une légère douleur au niveau de la cuisse. *Talalgie* une seule nuit. *Appétit nul* de mai en septembre. La première semaine de juillet, *œdème* de la main, indolore, dépressible, ne laissant pas le godet, disparu après 8 jours. Quelques jours après *œdème* du mollet ne durant qu'un jour. *Sommeil nul* de mai en novembre. *Règles supprimées* en juin.

Pas de céphalée, ni de douleur épigastrique. *Asthénie. Desquamation* furfuracée généralisée. *Chute légère de cheveux.* Pas d'épistaxis. Pas de troubles visuels ou auditifs.

OBSERVATION LXIX

F. G. (Saint-Martial). 24 ans. (Fils des précédents.) Séro positif.

Buvait du lait et mangeait des fromages de chèvre. — Quatre chèvres avortées, positives. Trois brebis négatives.

Début apparent : le 3 juin 1909.

Durée du séjour au lit : 70 jours environ.

Durée de la maladie : 5 mois. 2 rechutes.

Venu du régiment, en permission, reste chez lui (son père malade) du 27 avril au 2 mai. Le 2 juin entre à l'infirmerie pour *arthralgie coxo-fémorale* gauche ; y reste 6 jours, et passe à l'hôpital où il garde le lit jusqu'au 26 juin (soigné pour rhumatisme). Est envoyé en convalescence le 12 juillet. Se sent fatigué le 15 juillet et progressivement les *douleurs* augmentent, est obligé de prendre le lit jusqu'à fin août. Syndrome rhumatismal polyarticulaire. *Arthrite séreuse* des deux genoux avec épanchement abondant ; le genou gauche plus touché est rouge et très douloureux. Le genou gauche est guéri au bout d'un mois ; le genou droit après 15 jours. En même temps que la fluxion articulaire des genoux s'amende, les chevilles se prennent et il se fait là aussi de l'épanchement. Le malade se lève dès les premiers jours de septembre, mais le 26 de ce mois, rechute. L'articulation du coude-pied s'enflamme à nouveau, et nécessite un séjour au lit de 3 semaines. En août fluxion de l'articulation qui unit la phalange à la phalangine du médius droit et de l'articulation intermétacarpo-phalangienne de l'annulaire gauche (durée 20 jours).

Les déterminations articulaires diverses se sont accompagnées de fièvre élevée, de *sueurs* abondantes, continues, non fétides. *Peu de constipation.*

Depuis septembre, *talalgie* bilatérale n'empêchant pas la marche. *Rate grosse* : à ce niveau le thorax est déformé, globuleux. Foie normal. Bouffissure. Asthénie. *Appétit* conservé. *Sommeil nul.* Pas de desquamation, pas de chute de cheveux, d'orchite, pas d'épistaxis, pas de troubles visuels ou auditifs.

Observation LXX

F. A. (Saint-Martial). 16 ans. (Fille et sœur des précédents.) Séro positif.

Buvait du lait cru et mangeait des fromages de chèvre. — Quatre chèvres positives, avortées ; trois brebis négatives.

Début imprécis en février 1909.

Durée du séjour au lit : 6 jours (en deux reprises).

Durée totale de la maladie : 2 mois en 2 fois.

En février se sent mal à l'aise. *Sueurs* nocturnes peu abondantes. *Constipation* légère. *Arthralgie* de l'épaule droite durant 4 jours. Garde le lit 3 jours, puis reprend son travail au bout de 40 jours. Se croit guérie, mais en juillet, rechute. *Névralgie* du crural gauche, guérison en 1 mois environ après un nouveau séjour au lit de 3 jours.

Secousses musculaires irrégulières dans le membre malade. Asthénie. Pas de desquamation. Pas de chute de cheveux, pas d'œdème, d'épistaxis. Pas de troubles visuels et auditifs.

Observation LXXI

F. M. (Saint-Martial). 12 ans. (Fille et sœur des précédents.) Séro positif.

Buvait du lait cru et mangeait des fromages de chèvre. — Quatre chèvres avortées, positives ; trois brebis négatives.

Ne garde le lit que 2 jours en mars 1910.

A éprouvé du malaise pendant 2 ou 3 semaines et s'est plaint d'une légère douleur à la jambe gauche. Un peu d'inappétence.

Pas d'autres signes, ni sueurs, ni constipation, ni desquamation, ni chute de cheveux, ni épistaxis, etc., etc.

Observation LXXII

M. U. (Saint-Martial). Homme. 40 ans. Séro positif.

Ne boit pas de lait cru et très rarement du lait bouilli. Mange du caillé et des fromages frais. — Trois chèvres négatives, couvertes dans des chèvreries contaminées, une avortée ; deux non avortées ; une brebis et deux lapins négatifs.

Début apparent : le 10 janvier 1909.

Durée du séjour au lit : 7 mois en deux reprises.

Durée totale de la maladie : 10 mois. 2 rechutes.

Début le 10 janvier par asthénie, malaise, frissons, courbature. Se couche au bout de 8 jours et reste au lit 20 jours sans éprouver autre chose qu'un brisement général et des *sueurs abondantes* localisées aux membres. Le 20 février, *arthralgie sacro-iliaque*, surtout à gauche, qui le force à reprendre le lit après 15 jours d'amélioration réelle. Cette arthralgie, accompagnée de *douleurs vertébrales* lombaires, persiste jusqu'en septembre. En mars, le *poignet gauche* devient subitement douloureux ; un épanchement se forme qui disparaît avec la douleur au bout de 8 jours. A partir de septembre, le malade commence à se lever tous les jours en dépit d'une *fluxion de l'articulation coxo-fémorale gauche avec épanchement ; le pli de l'aine est effacé,* et la pression sur la tête fémorale est douloureuse. *Douleur vive* à la pression au niveau de l'échancrure sciatique. A diverses reprises, *névralgie occipitale* et *talalgie.* Les *sueurs localisées* aux membres ne se sont guère montrées que pendant 1 mois, lors du premier séjour au lit.

Diarrhée de février à septembre. Cette diarrhée ne se produit qu'à certains jours (avant sa maladie, le malade avait une selle quotidienne).

Rate grosse, débordant légèrement les fausses côtes. Rien au foie. *Appétit nul* de février en août.

Sommeil toujours bon. Larmoiement nocturne, surtout marqué à l'œil gauche (qui ne larmoyait pas avant). *Œdème malléolaire* tous les jours (depuis que le malade se lève), œdème méditerranéen. Pas de lésion rénale. *Asthénie. Desquamation* généralisée à diverses reprises. Pas d'orchite, pas d'épistaxis, pas de chute de cheveux, de troubles auditifs. Pas de troubles visuels (sauf le larmoiement).

Observation LXXIII

M. A. (Saint-Martial). Homme. 74 ans. Séro positif.

Buvait du lait cru et mangeait des fromages de chèvre. — Trois chèvres ; une positive ; deux négatives.

Tombé malade en février 1909, ne s'est senti mal en train qu'environ 1 mois. A toujours travaillé, sauf pendant 3 jours.

Pas de sueurs, ni constipation. Pas d'épistaxis ni orchite ; lassitude, malaise ; appétit un peu diminué, ni desquamation ni chute de cheveux. Aucun signe particulier. Type complet de forme ambulatoire.

OBSERVATION LXXIV

M. M. (Saint-Martial). 59 ans. (Femme du précédent.) Séro positif.

Buvait du lait cru et mangeait du fromage de chèvre. — Une chèvre positive ; deux négatives ; couvertes dans une chèvrerie contaminée.

Début apparent : en janvier 1909.

Durée du séjour au lit : une semaine.

Durée totale de la maladie : Imprécis. Au bout de 8 mois a encore des malaises.

Début en janvier par malaise, frissons légers, courbature, céphalée. *Sueurs* nocturnes. Douleur *épigastrique* spontanée et à la pression. Douleur de la *nuque ; arthralgie scapulaire* bilatérale. *Sciatique. Arthralgie coxo-fémorale. Arthralgie* sacro-iliaque.

Ces diverses *algies* ont été relativement modérées et ont eu leur maximum la *nuit. Fluxion passagère* des genoux. Pas de constipation. De février à mai, fourmillements dans la main droite « qui est restée tout ce temps endormie ». Diminution de l'acuité visuelle. *Appétit* variable. *Sommeil* nul. Essoufflement. Tremblement. *Asthénie.* Pas de desquamation, pas de chute de cheveux ni d'épistaxis. Pas d'œdème, pas de troubles auditifs.

OBSERVATION LXXV

M. P. (Saint-Martial). Homme. 33 ans. Séro positif.

Buvait du lait cru et mangeait des fromages de chèvre. — Trois chèvres négatives, couvertes dans une chèvrerie contaminée : un mouton malade.

Début apparent : fin décembre 1908.

Durée du séjour au lit : 70 jours.

Durée totale de la maladie : 6 mois.

Début fin décembre par asthénie, malaise, courbature. Le 28 décembre, *arthralgie sacro-iliaque gauche* et *douleur épigastrique* avec irradiations dans tout le ventre. Peut marcher, mais il lui est impossible de se baisser. Fin février est obligé de se coucher pour cette même arthralgie. A ce moment-là apparaissent des *sueurs nocturnes* abondantes et *fétides*. Garde le lit février et mars ; se lève les premiers jours d'avril quelques heures chaque jour. Va mieux progressivement jusqu'au 1er juin. Se recouche jusqu'au 16 ; depuis va progressivement mieux. Cependant l'asthénie est telle qu'en novembre 1909, il n'a pas encore repris son travail. En plus de *l'arthralgie sacro-iliaque gauche* qui a persisté intense jusqu'en juin, *arthralgie des poignets* en juin ; *névralgie intercostale droite* très intense en mai ; *névralgie occipitale* en avril ; douleurs thoraciques diffuses à diverses reprises, *névralgie sciatique gauche. Talalgie* légère de temps en temps. En plus de ces douleurs, toutes les articulations ont été visitées et particulièrement celles de la main et des doigts, du pied et des orteils. *Peu de constipation*, sauf en février et mars. *Appétit nul ;* excellent depuis juin. *Saignement des gencives* fréquent.

Sommeil irrégulier. Larmoiement nocturne et impression de gravier dans l'œil. Amaigrissement. *Desquamation* généralisée. *Chute de cheveux légère.* Pas de troubles visuels ni auditifs.

OBSERVATION LXXVI

M. Vve. (Saint-Martial). 64 ans. (Mère du précédent.) Séro positif.

Buvait du lait cru et mangeait des fromages de chèvre. — Trois chèvres positives couvertes dans une chèvrerie contaminée ; un mouton malade.

Début apparent : le 25 mars 1909.

Durée du séjour au lit : 2 mois environ.

Durée totale de la maladie : 3 mois.

Début apparent le 25 mars, par malaise extrême, frissons, vomissements, courbature. Se couche le même jour et à partir de cette date éprouve différentes douleurs : d'abord douleurs de reins (*vertèbres lombaires* et articulation *sacro-iliaque) ;* douleurs *diffuses* dans la *cuisse,* la *nuque. Talalgie. Douleurs nocturnes* dans la continuité des doigts. *Constipation* en avril, mai. Depuis juin, *diarrhée.* Appétit nul au début, revient peu à peu depuis fin mai. *Céphalée légère* à intervalles réguliers. *Sueurs modérées.* Depuis octobre, vaque aux soins du ménage, mais souffre de temps en temps des reins. Pas de fourmillements, bouffissure. *Desquamation généralisée* marquée surtout aux mains. *Chute abondante de cheveux. Acuité visuelle diminuée* depuis juin à octobre. Pas de troubles auditifs, pas d'épistaxis.

OBSERVATION LXXVII

M. L. (Saint-Martial). Femme. 63 ans. Séro positif.

Buvait peu de lait de chèvre mais mangeait des fromages frais. — Quatre chèvres ; une avortée positive ; trois non avortées, dont deux positives.

Début apparent : le 3 février 1909.

Durée du séjour au lit : 2 mois consécutifs.

Durée totale de la maladie : 10 mois. 4 rechutes.

Début le 3 février par frissons, courbature, troubles digestifs, sueurs. Au bout d'une semaine, douleurs. *Fluxion articulaire du genou droit* avec épanchement, pendant 1 mois (très douloureux). La jambe est enflée. Au bout d'un mois, disparition de ces douleurs et apparition d'une douleur diffuse de la nuque qui dure jusqu'en mai. A partir de mai jusqu'en décembre, douleur de *reins* très intense, nécessitant 2 mois de séjour au lit (mai et juin) et ne permettant ensuite que des mouvements très limités (arthralgies sacro-iliaques droite et gauche, sciatique gauche, arthralgies vertébrales lombaires inférieures). *Sueurs* peu intenses. *Constipation opiniâtre.* Fosses iliaques douloureuses spontanément et à la pression. Appétit irrégulier avec, parfois, vomissements. *Fourmillements* dans la main droite continus. *Œdème* limité aux reins et au dos. *Desquamation du ventre.* Chute de cheveux. Tremblement accentué. Asthénie. Pas d'hémorragies, pas de troubles visuels et auditifs.

OBSERVATION LXXVIII

S. L. (Saint-Martial). Homme. 26 ans. Séro positif.

Buvait du lait de chèvre et mangeait des fromages. — Deux chèvres avortées, positives.

Début apparent : le 18 mars 1909.

Durée du séjour au lit : n'a jamais gardé complètement le lit.

Durée de la maladie : 3 mois. Rechute.

Début le 18 mars par malaise, asthénie, courbature, frissons. *Sueurs intenses, fétides,* survenant vers 3 heures du matin.

Constipation opiniâtre. *Arthralgies scapulo-humérale et sacro-iliaque. Céphalée* les premières semaines avec lourdeur des paupières.

Orchite double s'annonçant les premiers jours de mai et durant 15 jours ; modérément douloureuse, évoluant sans laisser d'atrophie après elle. L'épididyme, la vaginale ont été à peine touchés.

Rate grosse, *douloureuse.* Elle est encore douloureuse 4 mois après la guérison apparente (octobre). Rien au foie. *Sommeil bon. Appétit variable,* modéré. Un peu de bouffissure. Amaigrissement. Pas d'épistaxis, de desquamation. Pas de chute de cheveux, pas de troubles visuels et auditifs.

OBSERVATION LXXIX

S. A. (Saint-Martial). 34 ans. (Femme du précédent.) Séro positif.

Buvait du lait de chèvre cru et mangeait du fromage de chèvre. — Deux chèvres avortées, positives.

Début apparent : fin janvier 1909.

Durée du séjour au lit : 3 jours.

Durée de la maladie : 2 mois.

Se couche le 28 janvier pour courbature, asthénie, frissons, *trachéo-bron-chite légère*. Garde le lit 3 jours. *Sueurs* survenant irrégulièrement dans la journée. *Constipation opiniâtre. Douleur épigastrique* spontanée. *Céphalée* avec lourdeur des paupières.

Appétit nul. *Sommeil bon. Pas de douleur* précise, mais seulement lassitude. Pas d'épistaxis, pas de troubles de la menstruation, pas de desquamation, pas de chute de cheveux, de troubles visuels ni auditifs.

OBSERVATION LXXX

S. J. (Saint-Martial). Homme. 40 ans. Séro positif.

Ne buvait pas de lait de chèvre, mais mangeait des fromages frais. — Trois chèvres positives ; une avortée.

Début apparent : le 18 avril 1909.

Durée du séjour au lit : 5 mois en deux reprises.

Durée de la maladie : 7 mois 1/2. 2 rechutes.

Se couche le 18 avril : *frissons*, malaises, lassitude, inappétence. Etait fatigué légèrement depuis 2 à 3 jours. Du 18 avril au 20 mai, garde le lit. Ne souffre pas, mais : malaises, *sueurs* nocturnes, *fétides*, abondantes (change 3 fois de linge par nuit). *Constipation* intense. *Dysurie* pendant 5 à 6 jours. Du 20 mai au 12 août reste levé ; n'a pas de douleurs ; l'appétit est bon, mais se sent moins fort qu'auparavant. Il va passer quelques jours chez les parents de sa femme et revient le 11 août ayant fait, pour rentrer chez lui, 4 heures de chemin à pied. Il se couche peu fatigué. Le lendemain, 12 août, au matin, *arthralgie sacro-iliaque droite* de violence atroce, accompagnée de fièvre (38-40), de *sueurs* abondantes qui persistent jusqu'en novembre. Depuis mai n'est plus constipé.

Cette *arthralgie sacro-iliaque* s'accompagne d'irradiations dans la cuisse droite, irradiations diffuses et d'intensité variable. Elle persiste en s'atténuant à partir de décembre, jusqu'à fin décembre. Le 25 novembre, toute médication restant inutile, je fais un abcès de fixation (cuisse droite, 3 centimètres cubes d'essence de térébenthine). Cette injection détermine une douleur intense les premiers jours, sans autre modification qu'un peu de rougeur. A partir du sixième jour, la peau s'empâte et devient d'un rouge vif ; le placard enflammé occupe environ un cercle de 10 centimètres de diamètre. Le douzième jour la rougeur a diminué notablement, la peau est moins empâtée, mais il est aisé de percevoir la fluctuation. La douleur est déjà bien moindre. Le liquide paraît assez abondant et je l'évalue approxima-tivement à un demi-verre. Je déclare que j'inciserai le lendemain ; le len-

·demain la rougeur est encore moindre et je suis surpris de constater une diminution de liquide. Intrigué, je remets mon incision au lendemain encore. Le liquide a encore diminué. Trois jours après, il ne restait comme témoin ·de l'abcès (?) de fixation qu'un peu de rougeur.

Est-ce le fait de cette injection d'essence de térébenthine ou bien le cours ·de la maladie a-t-il amené naturellement l'amélioration ; toujours est-il que depuis les douleurs sacro-iliaques se sont rapidement atténuées ; la fièvre est tombée, l'état général est redevenu bon et aujourd'hui (27 mars 1910), le malade travaille et se trouve très bien. Rate grosse débordant le ·rebord costal. Foie gros. Pas d'autres douleurs. Sommeil variable, nul pen-·dant les *grosses douleurs*. Desquamation des mains en mai. Œdème, bouf-fissure en août. Asthénie. Tremblement. Pas d'orchite. Chute de cheveux ; ·pas d'épistaxis ; pas de troubles visuels et auditifs.

Observations LXXXI et LXXXII

V. L. (Saint-Martial.) Homme. 27 ans. Séro positif.

Buvait du lait cru et mangeait des fromages de chèvre. — Quatre chèvres ·positives dont trois avortées.

Début apparent : le 8 juin 1909.

Durée du séjour au lit : 6 mois (à ce jour).

Durée de la maladie : 8 mois (encore en évolution).

Début le 8 juin par frissons, nausées, *céphalée intense*, *sueurs* profuses non ·fétides, survenant vers 3-4 heures du matin. Se couche le 12 juin et ne se lève plus jusqu'aux derniers jours de septembre. Le 8 octobre, rechute ; il re-prend le lit et ne commence à se lever qu'en février 1910. La première quin-zaine de novembre, *vive douleur* dans les masses musculaires de la cuisse ·gauche ; n'a pas eu d'autre douleur.

Sueurs depuis le 8 juin jusqu'à mi-octobre. En novembre, sueurs localisées à la main droite et aux deux pieds. *Constipation intense* toute la maladie durant. *Céphalée* continue depuis le début. Pendant les mois de juin et de ·juillet, *douleur épigastrique* spontanée. *Appétit* variable. *Hoquet* pendant quel-ques jours, à diverses reprises. *Sommeil* toujours bon.

Congestion douloureuse du foie, qui est gros, déborde les côtes notablement ·et souffre surtout au niveau de la vésicule. La rate est percutable sur une hauteur de 4 travers de doigts. *Langue* particulièrement vernissée avec liseré rouge des gencives. Asthénie. *Desquamation* des mains en larges ·squames (septembre). *Chute abondante* de cheveux. Œdème, bouffissure. Pas d'épistaxis, pas d'orchite, de troubles visuels et auditifs.

V. H. 50 ans. Séro positif. Père du précédent. A gardé le lit 8 mois. Sueurs, douleurs articulaires, constipation opiniâtre. Asthénie. Desquamation. ·Chute de cheveux. Pas d'épistaxis ni d'orchite.

Observation LXXXIII

A. E. (Sumène). Homme. 34 ans. Séro positif.

Buvait du lait et mangeait du fromage de chèvre. — Quatre chèvres avortées ; une positive ; un lapin positif ; une chèvre a avorté fin janvier.

Début apparent : le 7 février 1909.

Durée du séjour au lit : 1 mois en plusieurs reprises.

Durée de la maladie : va apparemment bien, mais souffre encore de loin en loin et a un hoquet persistant. Après 2 ou 3 jours de léger malaise, début brusque le 7 février par dyspnée, frissons, fièvre, expectoration sanguinolente. *Congestion pulmonaire droite* occupant la moitié de la hauteur du poumon droit. Fièvre, 39,5. Pouls, 100. Toux quinteuse. Expectoration sanglante ou simplement striée de rouge. *Epistaxis* légères. *Sueurs* abondantes, inodores, diurnes et nocturnes. *Constipation* accentuée. Au bout de 10 jours, la congestion s'éteint, la fièvre tombe, et 5 jours après le malade se lève.

Le 20 mars, rechute (15 jours de lit) pour *douleurs ; arthralgie coxo-fémorale droite* et douleurs de reins ; *vertèbres lombaires*. Les douleurs s'atténuent ensuite, reviennent, disparaissent, reparaissent ensuite jusqu'en octobre 1909.

En mai, *arthrite séreuse* du genou droit, durant 12 jours et se terminant par résolution.

Douleur épigastrique modérée depuis le début de la maladie. A partir de juillet, *hoquet* survenant d'abord de temps en temps après les repas et déterminant des vomissements alimentaires, puis devenant de plus en plus fréquent, au point d'être une véritable gêne pour le malade. En novembre, décembre, janvier, le malade ne peut avoir un jour de répit. Les diverses médications échouent. En mars, il y a détente, mais non encore cessation. Appétit bon, sauf le premier mois. *Sommeil bon.* Desquamation en avril, généralisée. Pas d'orchite, pas de troubles visuels ni auditifs.

Observation LXXXIV

A. E. (Sumène). 50 ans. (Femme du précédent.) Séro positif.

Buvait du lait et mangeait des fromages de chèvre. — Quatre chèvres avortées ; une positive ; un lapin positif.

Début imprécis en janvier 1909.

Durée du séjour au lit : 3 semaines.

Durée de la maladie : s'est faite en deux périodes, de janvier à novembre.

Se sent fatiguée dès les premiers jours de janvier et se couche ; reste au lit une quinzaine de jours sans éprouver autre chose que des malaises et un brisement général. Se lève et au bout de quelques jours, *douleurs dans le dos* (colonne dorsale). Ni sueurs, ni constipation.

Elle paraît guérie en mars, mais en octobre, rechute ; fièvre, frissons, arthralgies sacro-iliaques, *vertébrales* lombaires et dorsales. *Sueurs* nocturnes, surtout marquées sur la moitié droite du corps. Le long intervalle mars-octobre a été rempli par un état de santé suffisant ; à peine une légère *arthralgie du genou* en août, durant quelques jours.

Depuis novembre, l'amélioration se fait tous les jours ; l'état général est bon, l'appétit revenu, le *sommeil bon*. Asthénie. Desquamation légère. Pas d'épistaxis, de chute de cheveux, pas de troubles visuels ou auditifs.

OBSERVATION LXXXV

A. G. (Sumène). 14 ans 1/2. (Fils des précédents.) Séro positif.

Buvait du lait et mangeait des fromages de chèvre. — Une chèvre positive sur quatre avortées ; un lapin positif.

N'a eu de la fièvre de Malte qu'un peu d'asthénie et quelques douleurs erratiques. N'a gardé le lit qu'une dizaine de jours, en mai, pour une *arthrite suppurée de l'articulation métatarso-phalangienne* du gros orteil droit. Cette arthrite a évolué et guéri dans un total de 4 semaines.

Quelques douleurs erratiques dans les membres, surtout dans les membres inférieurs.

OBSERVATION LXXXVI

A. J. (Sumène). 60 ans. Séro-positif. Femme.

Ne buvait pas de lait mais mangeait des fromages. — Une chèvre avortée en 1908, positive ; une chèvre avortée en 1910.

Début apparent : fin juillet 1909.

Durée du séjour au lit : 1 mois 1/2.

Durée de la maladie : 7 mois (n'est pas encore rétablie).

Eprouve dans la dernière semaine de juillet des malaises, des frissons, de la *céphalée* (cette céphalée persiste pendant toute la maladie). Se couche le 1er août jusqu'au 14. Se lève alors, pour rechuter en octobre.

Sueurs nocturnes, à heures irrégulières, inodores. *Constipation* extrême. *Vomissements matutinaux*, non alimentaires, muco-bilieux, survenant fréquemment. Muco-membranes dans les selles. *Douleur* en ceinture, au niveau du colon transverse. *Appétit nul. Douleurs limitées au côté gauche du corps.*

névralgie intercostale, arthralgies : genou, hanche, épaule, coude, poignet, sacro-iliaque. *Talalgie* bilatérale. *Douleur diffuse* de la nuque. *Céphalée* persistante.

Sommeil nul jusqu'en décembre ; *bon* depuis.

Tremblement à petites oscillations, surtout visible au pouce et à l'index au repos, comme chez les parkinsoniens, persistant pendant le mouvement. *Fourmillements* dans les doigts. Un peu de bouffissure en janvier. *Asthénie extrême. Desquamation généralisée. Chute de cheveux.* Diminution de l'acuité visuelle et auditive. Pas d'épistaxis.

OBSERVATION LXXXVII

A. H. (Sumène). Homme. 66 ans. Séro positif. (Beau-frère de la précédente.)

Buvait du lait cru, mangeait des fromages de chèvre. — Une chèvre avortée 1908, positive ; une chèvre avortée, janvier 1910.

Début apparent imprécis en février 1909.

Durée du séjour au lit : 9 mois (est encore au lit en mars 1910).

Durée de la maladie : actuellement 13 mois.

En février 1909, vagues malaises, lassitude ; continue à travailler quelque peu. Se couche le 1er juin ; depuis ne s'est pas levé (22 mars 1910). Il s'est couché à cause de vives douleurs de reins : *arthralgie sacro-iliaque bilatérale*, surtout marquée à droite, *arthralgies intervertébrales* (deux dernières dorsales et cinq lombaires) ; *arthralgie coxo-fémorale droite.*

Ces douleurs persistent sans interruption pendant 9 mois et ne laissent le malade en paix que pendant la nuit. En mars, alors que ces douleurs s'atténuent, surviennent des *douleurs musculaires* des bras. De janvier à mars, *arthralgies des doigts gauches*, que le malade ne peut fléchir qu'à moitié. *Fourmillements* dans les doigts et les orteils. *Le réflexe rotulien est aboli à droite ;* normal à gauche. Il n'y a pas de paralysie à droite.

Sueurs nocturnes abondantes, *inodores*, de juin 1909 à mars 1910. *Constipation opiniâtre* depuis le début. *Appétit toujours bon. Pas* de *douleur abdominale. Hoquet* très fréquent, surtout après les repas. *Bouffissure* généralisée. Le malade a l'air de jouir d'une opulente santé. *Desquamation* généralisée à deux reprises (par larges squames). *Chute légère de cheveux.* Pas d'orchite, d'épistaxis. Pas de troubles auditifs et visuels.

OBSERVATION LXXXVIII

A. J. (Sumène). 32 ans. Séro positif. (Fille et nièce des précédents.)

Ne buvait pas de lait ; mangeait rarement des fromages. — Une chèvre avortée en décembre 1908, positive. Une chèvre avortée en janvier 1910.

Début apparent : le mercredi 16 mars 1910.

Est fatiguée depuis plus d'un mois ; malaise, lassitude (chagrins), légère *arthralgie sacro-iliaque ;* frissons légers ; pas de sueurs, *constipée.* Se couche le 16 mars 1910.

Céphalée, frissons, sueurs (vers 4 heures et 10 heures du matin), non fétides. Constipation. *Rate grosse* et douloureuse. Foie gros. Cœur *mou.* Pouls mou, dépressible. Température 39. Pouls 85.

Ovaralgie droite. Conjonctivite et photophobie. Anurie pendant 24 heures. Le sérum antidiphtérique semble avoir amélioré l'état général.

Observation LXXXIX

B. J. (Sumène). Homme. 57 ans. Séro positif.

Ne boit pas de lait mais use de fromages de chèvre. — Une chèvre avortée positive. Quatre chèvres non avortées, négatives.

Début apparent imprécis en mars.

Durée du séjour au lit : 7 jours.

Durée de la maladie : 5 mois.

Du 10 au 15 mars, commence à se plaindre de douleurs légères dans les genoux et les poignets, de lassitude, de malaise, de dégoût. *Sueurs abondantes* la nuit (vers 3 heures du matin) inodores pendant les premières semaines, *fétides* ensuite. A l'époque de son séjour au lit (fin mai) il devait changer 5 à 6 fois de linge par nuit.

Le 22 mai, est obligé de se coucher pour *orchite droite* douloureuse, guérissant spontanément au bout d'un mois et demi, et laissant après elle une atrophie appréciable (d'au moins un tiers). Cette atrophie existe encore en mars 1910.

Constipation en mai ; avant et après selles normales. *Appétit* toujours bon. *Douleurs* précitées ; en plus, douleurs dans la continuité des membres.

En août, légère rechute, depuis se sent guéri, quoique conservant le teint terreux particulier. Pas d'épistaxis, desquamation, ni de chute de cheveux, pas de troubles visuels ou auditifs. Pas d'œdème ni de bouffissure.

Observation XC

B. J. (Sumène). 46 ans. Séro positif. (Femme du précédent.)

Buvait du lait cru ; mangeait des fromages de chèvre. — Une chèvre avortée, positive.

Début apparent en mars 1909.

Durée du séjour au lit : n'a jamais gardé le lit (forme ambulatoire).

Durée de la maladie : 7 mois.

De mars à mai, se plaint de malaise, de frissons, de lassitude. En mai, *arthrite séreuse du cou-de-pied* gauche, du *genou* gauche, de la *hanche* gauche : ces diverses atteintes successives et non simultanées. Je n'ai jamais constaté de fièvre.

En juin *arthralgies sacro-iliaque droite*, et *coxo-fémorale* droite. *Talalgie* bilatérale. Arthralgie métacarpo-phalangienne du premier orteil droit et gauche. Pas de sueurs, *Constipation, appétit conservé.*

En septembre *douleur épigastrique* et *nausées, perte d'appétit ;* digestions laborieuses. *Constipation* opiniâtre. *Hoquet* à diverses reprises. *Sommeil tranquille.* En octobre, tremblement généralisé ; au repos, et intentionnel. Fourmillement dans le médius et l'annulaire gauches. *Céphalée* à diverses reprises, sans cause appréciable. Œdème, bouffissure en décembre. Chute de cheveux. Diminution de l'acuité visuelle. Bruit d'oreilles (cigales). Pas de desquamation ni d'épistaxis.

Observations XCI et XCII

C. L. (Sumène). Homme. 76 ans. Séro positif.

N'a pas bu de lait et n'a mangé que quelques fromages secs. — Deux. chèvres avortées, négatives. Un cobaye positif, cohabitant avec les chèvres.

Début apparent : le 15 juillet 1909.

Durée de la maladie : 5 mois 1/2.

Durée du séjour au lit : Est toujours resté couché.

Se sentait fatigué depuis quelques jours mais travaillait cependant lorsque le 15 mars il doit se coucher pour *arthralgie sacro-iliaque* bilatérale, *frissons*, fièvre 38-39, *sueurs* nocturnes et diurnes non fétides. Cette douleur persiste jusqu'en novembre. Appétit nul. Le 16 décembre, rechute ; frissons, sueurs, le 17 : *rétention d'urine*. On m'appelle le 19 seulement. Cathétérisme La sonde de Nélaton n° 20 passe bien. Pas de lésion de la prostate au toucher rectal. Urines limpides. Le malade est dans un demi coma ; ne connaît plus personne ; il délire depuis 2 jours, et reste insensible à tout appel. Le 21, le malade est mieux, mais il faut toujours la sonde. Mort le 30 décembre par *infection urinaire* et cachexie. La rétention a duré 13 jours et s'est terminée par la mort.

Le fils de ce malade (séro positif), âgé de 24 ans, a bu du lait de chèvres avortées. Il tombe malade en mars, il garde le lit deux mois pour *névralgie sciatique* droite ; *frissons, sueurs, constipation.* Pas d'orchite, ni épistaxis. Guéri définitivement en septembre.

Observation XCIII

D. F. (Sumène). Homme. 38 ans. Séro positif.

N'aime pas le lait mais usait de fromages. — Deux chèvres avortées, positives.

Début apparent : le 6 janvier 1909.

Durée du séjour au lit : 15 jours (par prudence).

Durée totale de la maladie : 6 mois. Pas de rechutes.

Ce malade a eu surtout de l'asthénie ; aucun phénomène spécial n'a attiré plus particulièrement l'attention. *Sueurs nocturnes* et diurnes, abondantes, inodores. Frissons. *Constipation* au début, pendant tout le mois de janvier. *Anorexie.* Pas de vomissements. *Douleurs erratiques légères* dans la continuité des membres.

N'est resté au lit par précaution que la première quinzaine de février. *Sommeil bon.* Œdème, bouffissure. *Desquamation des mains.* Pas d'orchite, ni épistaxis, pas de diminution de l'acuité visuelle ou auditive.

Observation XCIV

D. F. (Sumène). 30 ans. Séro positif. (Femme du précédent.)

Buvait du lait cru ; usait de fromages de chèvre. — Deux chèvres avortées, positives.

Début apparent imprécis le 28 novembre 1908.

Durée du séjour au lit : n'a jamais gardé le lit. (Forme ambulatoire.)

Durée de la maladie : 8 mois.

Accouchement normal le 28 novembre 1908. Ne s'est pas remise depuis ce jour jusqu'en septembre.

Pas de sueurs, pas de douleurs, sauf impression de *brisement* dans les membres. *Asthénie* accentuée. *Constipation. Appétit* variable.

En juillet, *anémie* profonde, les conjonctives et les gencives sont décolorées ; *souffle* des jugulaires ; le teint terreux est le teint d'une cachectique. A cette époque *stomatite aphteuse* durant 12 jours.

Diarrhée pendant 3 mois (juillet, août, septembre). N'a pas eu ses règles jusqu'en octobre (avait sevré son nourrisson en juin). *Chute de cheveux* abondante. Bouffissure. Pas de desquamation, d'épistaxis, pas de troubles visuels et auditifs.

Observations XCV et XCVI

P. J. (Sumène). Homme, 76 ans.

Buvait du lait de chèvre et mangeait des fromages. — Trois chèvres avortées, une positive. Trois lapins positifs (cohabitant avec les chèvres).

Début apparent : le 14 février 1909.

Durée du séjour au lit : 26 jours.

Durée de la maladie : 1 mois et quelques jours.

Début le 10 février par asthénie, malaise, courbature. Se couche le 16 février : *congestion pulmonaire diffuse*, double, crachats sanglants ; fièvre élevée 39-40. Délire calme. *Constipation. Sueurs abondantes* surtout nocturnes.

Langue rôtie, fuligineuse ; céphalée.

Les derniers jours, la diarrhée s'installe ; le myocarde faiblit, stupeur ; secousses musculaires, soubresauts tendineux ; forme ataxo-adynamique.

Foie et rate gros et douloureux. Ventre ballonné.

Mort le 15 mars.

Sa femme P. M., 65 ans, séro positif, n'a jamais gardé le lit, malade depuis février 1909 ; elle est en proie à une asthénie considérable. Appétit irrégulier. Desquamation, chute de cheveux. Sueurs modérées, constipation. Douleurs erratiques. Forme ambulatoire.

Observation XCVII

T. A. (Sumène). Homme. 53 ans. Séro positif.

Buvait du lait cru et mangeait du fromage de chèvre (mais ses chèvres ayant avorté de bonne heure n'ont pas eu de lait, donc, n'a pas été contaminé par le lait. — Quatre chèvres avortées, positives. Trois lapins positifs.

Début apparent imprécis fin février 1909.

Durée du séjour au lit : n'a jamais gardé le lit (forme grave ambulatoire).

Durée totale de la maladie : 10 mois.

Les premiers malaises remontent aux derniers jours de février. Jusqu'en juillet n'éprouve rien autre qu'un brisement général et une asthénie profonde. Depuis juillet : *douleurs : arthralgie coxo-fémorale* droite et gauche et *arthralgie sacro-iliaque* ; les douleurs persistent avec des rémissions et des atténuations jusqu'à décembre. *Douleurs erratiques diverses*, légères. En août, *orchite gauche*, avec un peu d'atrophie consécutive. L'épididyme n'a été presque pas touché.

12

En novembre, *ulcération superficielle* du diamètre d'une lentille, siégeant sur la face supérieure et le bord droit de la langue. Indolore ; disparaissant au bout de 8 jours.

Constipation en juillet et août.

Sueurs très modérées survenant à la moindre fatigue.

Asthénie et anémie très prononcées ; le malade persiste à ne pas vouloir garder le lit et rechute fréquemment.

En novembre, je fais deux injections de 10 centimètres cubes de sérum antidiphtérique à un intervalle de 4 jours.

Le lendemain de la première, le malade qui, pour se déplacer, avait besoin de deux cannes, et souffrait énormément pour quelques pas, peut alors se passer de cannes et faire une petite promenade de quelques dizaines de mètres. Mais les douleurs reviennent le surlendemain. Je fais une autre injection, nouvelle amélioration sensible, le malade quitte à nouveau ses cannes et ne les a plus reprises depuis. Œdème, bouffissure à diverses reprises. Diminution de l'acuité visuelle. Desquamation légère. Pas d'épistaxis ; pas de chute de cheveux et de troubles auditifs.

OBSERVATION XCVIII

T. A. (Sumène). 43 ans. Séro positif. (Femme du précédent.)

Use de lait cru et de fromages de chèvres, mais ses chèvres ayant avorté n'ont pas eu de lait ; n'a donc pas été contaminée par là. — Trois chèvres avortées positives ; trois lapins positifs.

A pu être contaminée en soignant son père, atteint de fièvre de Malte et qui est mort des suites d'une congestion pulmonaire double. (Voir P. J., observation XCV.)

Début apparent : le 15 mars 1909.

Durée du séjour au lit : n'a jamais gardé le lit (forme ambulatoire).

Durée de la maladie : 8 mois.

Cette malade a soigné son père, a passé des nuits à son chevet ; aussi la date où la fièvre de Malte s'est manifestée chez elle ne peut être précisée exactement.

Il y avait déjà 2 mois qu'elle se sentait mal en train lorsque, le 17 mars, elle éprouva des *douleurs diffuses dans les membres inférieurs* qui sont partout douloureux à la pression. Les *douleurs* se localisent successivement dans les *bras*, les *reins*, reviennent aux membres inférieurs, se promènent dans les membres et le tronc ; la malade vaque cependant à son ménage. Elle porte mieux que quiconque, sur ses traits, la signature de la fièvre de Malte : traits tirés, teint terreux, yeux brillants avec regard angoissé, voix lasse, cassée. De juillet à septembre, *rétraction en griffe du médius et annulaire gauches.*

Fin octobre, apparaît au niveau et au-dessous de la pointe du scapulum droit, une tuméfaction grosse comme un œuf, allongée de haut en bas et de dedans en dehors, qui grossit au point de déterminer une déformation appréciable sur la malade vêtue. Cette tuméfaction devient à peine perceptible au bout de 3 semaines. (Absolument indolore.)

Elle donne, à la palpation, l'impression d'une collection liquide ; la fluctuation est nette, malgré un peu de rénitence. Nous pensons qu'il s'agit là d'un hygroma sous-jacent au grand dorsal. Le 7 décembre, cette tuméfaction reparaît : elle a, cette fois, le volume d'une orange et devient appréciable à travers les vêtements ; elle a disparu au bout d'un mois, ne laissant de son passage qu'une petite nodosité rénitente, grosse comme un haricot.

Rate grosse.

Œdème, bouffissure. *Sueurs modérées* à diverses reprises.

Pas de constipation. Appétit variable.

Desquamation. Asthénie. Chute de cheveux. Diminution de l'acuité visuelle et de l'acuité auditive. Pas d'épistaxis.

Cette malade donne l'impression d'une basedowienne. Regard angoissé.; *tremblements*, émotivité extrême, *tachycardie*. A peine un peu d'exophtalmie. Rien à la thyroïde.

Observation XCIX

T. E. (Sumène). 16 ans. Séro positif. (Fils des précédents.)

Même remarque que pour les précédents. N'a pu être contaminé par le lait de ses chèvres.

Début apparent : le 20 janvier.

Durée du séjour au lit : 1 mois.

Durée de la maladie : 6 mois. 2 rechutes.

Après quelques jours de maladie, frissons, courbature, se couche le 20 février. Tableau de la typhoïde. Epistaxis, diarrhée fétide, gargouillement, douleur dans la fosse i'iaque, congestion de la rate, fièvre 39-39,5 (pas de taches rosées, pas de stupeur). *Sueurs* nocturnes. A la diarrhée des premiers jours fait rapidement suite la constipation.

Douleurs diffuses du bras et de la cuisse gauches. Desquamation. Chute de cheveux. Asthénie. Pas d'orchite, de troubles visuels ni auditifs.

Observation C

T. A. (Sumène). 20 ans. Séro positif. (Fils et frère des précédents.)

Même remarque que pour les précédents ; n'a pu être contaminé par le lait de ses chèvres, puisque ayant eu un avortement précoce ces chèvres n'ont pas eu de lait.

Début : fin février 1909.

Durée du séjour au lit : 8 jours.

Durée de la maladie : 3 mois. 2 rechutes.

L'histoire de ce malade se borne à des poussées fébriles, sans *accompagnement de douleurs* ni d'autres localisations de la maladie.

Après avoir éprouvé quelques malaises les derniers jours de février, se couche du 1er au 8 mars. Fièvre élevée 39-40. Malgré ce, le malade a bon appétit et mange en dépit de mes observations. *Céphalée* pendant le séjour au lit.

Sueurs modérées, survenant surtout la nuit.

Pas de constipation ; pas de troubles digestifs.

Ce malade, indocile comme la plupart, sort aussitôt la fièvre tombée, et va courir par les champs. 2 rechutes, de 8 jours chacune, avec fièvre progressivement décroissante. Bouffissure légère. Desquamation légère Pas d'épistaxis, ni d'orchite, pas de troubles visuels et auditifs.

OBSERVATION CI

V. E. (Sumène). Homme. 42 ans. Séro positif.

N'aime pas le lait mais mangeait des fromages de chèvre. — Trois chèvre avortées, une positive. Un lapin, positif, cohabite avec les chèvres.

Début apparent : le 9 février 1909.

Durée du séjour au lit : 3 mois et 20 jours.

Durée de la maladie : 6 mois. 5 rechutes.

Fatigué depuis quelques jours, est pris brusquement le 9 février, à 6 heures du soir, d'un violent frisson avec dyspnée, point de côté. Je les vois en pleine *sueur*, sueur *profuse*, avec une tem pérature de 39,8, respirant difficilement et toussant. *Congestion pulmonaire* légère, diffuse. Epistaxis peu abondante. Cet état persiste jusqu'au 9 mai (3 mois), interrompu par 2 rechutes, sans que le malade ait quitté son lit. *Sueurs* extrêmes, non *fétides*, survenant à toute heure mais plus spécialement la nuit (changeait 5 à 6 fois de linge). Peu de douleurs, sauf quelques vagues piqûres intercostales jusqu'en avril.

En avril *chondrite ou périchondrite* des deux premiers cartilages costaux droits. *Talalgie.* Douleur *épigastrique. Congestion douloureuse* du foie et de la rate. *Constipation extrême.*

Se lève le 9 mai et passe 2 ou 3 heures par jour hors de son lit. Doit se recoucher le 1er juin pour une troisième rechute ; il ne bouge plus du lit jusqu'au 20 juin. Depuis le mieux se produit progressivement quoique fort lentement (mars 1910).

Les *sueurs* ont été moins intenses à partir du 9 mai, mais le malade a dû cependant changer de chemise à certaines nuits. La *constipation* est devenue plus intense, accompagnée de douleurs le long de l'anse colique qui, à la palpation donne, à certains jours, l'impression de spasme (on dirait qu'on palpe un tuyau de caoutchouc dur. *Selles muco-membraneuses. Hoquet* à diverses reprises.

L'appétit est resté nul pendant 6 mois. Le *sommeil* a été toujours léger, facilement interrompu, visité de cauchemars. Le malade, devenu d'une impressionnabilité extrême, a eu, jusqu'à sa guérison, l'impression de la mort prochaine.

· Œdème, bouffissure modérée. *Desquamation* à deux reprises surtout aux mains et aux pieds (larges squames). Pas d'orchite ni de chute de cheveux. Pas de troubles visuels et auditifs.

Observation CII

V. E. (Sumène). 40 ans. Séro positif. (Femme du précédent.)

Buvait du lait de chèvre et mangeait des fromages de chèvre. — Trois chèvres avortées ; une positive ; un lapin positif (cohabite avec les chèvres).

Début apparent : fin mai 1909.

Durée du séjour au lit : 38 jours.

Durée de la maladie : 4 mois. 2 rechutes.

Fatiguée depuis quelques jours (soignait son mari depuis le 9 février), éprouve dans les derniers jours de mai, une vive douleur dans la cuisse droite (*arthralgie coxo-fémorale*). Est obligée de s'aliter 8 jours (Température : 37,5-38,5) ; son état s'améliore ensuite jusqu'au 2 août. Se sent mal à l'aise à dater de ce jour-là, et reprend le lit le 15 août, jusqu'au 15 septembre. (*Arthralgie* coxo-fémorale *gauche, sciatique droite*). A souffert de ces diverses douleurs pendant 4 mois.

Sueurs d'intensité variable, survenant surtout la nuit et à l'occasion des rechutes, non *fétides. Constipation* en juin et juillet. *Appétit nul* à cette même époque ; depuis, mange avec appétit et va à la selle tous les jours. Pas de douleur épigastrique. Rate grosse.

Règles survenant régulièrement ; *depuis août à janvier* n'a plus rien vu. Bouffissure. *Œdème malléolaire*, le soir en septembre, octobre, novembre. Asthénie. Chute de cheveux et d'ongles. Diminution de l'acuité visuelle. Pas d'épistaxis, ni desquamation, pas de troubles auditifs.

Observation CIII

V. E. (Sumène). 18 ans. Séro positif. (Fils des précédents.)

Buvait du lait et mangeait des fromages de chèvre. — Trois chèvres avortées ; une positive ; un lapin positif.

Début imprécis : aux environs du 25 décembre 1908.

Durée du séjour au lit : 4 mois pour adénopathie iliaque.

Durée de la maladie : 15 mois.

Le malade n'a eu que des symptômes tout à fait effacés de décembre 1908 à août 1909. Asthénie, lassitude, *quelques sueurs nocturnes*. Appétit variable. Il continuait son métier de berger. En août, apparaît progressivement une tuméfaction dure et douloureuse, *non mobilisable*, au niveau du mamelon droit, et sous-jacente au grand pectoral. Cette tuméfaction, de la grosseur et de la forme d'une demi-mandarine, devient progressivement *moins douloureuse et mobilisable*, à tel point que fin septembre, on peut la faire glisser sur les côtes ; mais la contraction du grand pectoral l'immobilise. Elle diminue lentement ; du 20 au 22 novembre, elle disparaît presque brusquement. D'abord j'ai pensé qu'il s'agissait de chondrite ou de périchondrite ; plus tard, la mobilité m'a fait croire à un hygroma (et c'était bien en effet l'impression qu'on avait en dernier lieu).

A mesure que s'améliorait la tuméfaction thoracique, apparaissait en octobre (à partir du 15 environ), une tuméfaction dans la *fosse iliaque gauche*, tuméfaction *dure*, donnant à la palpation l'impression d'une masse dépassant en hauteur l'arcade crurale d'environ 3-4 centimètres, allant en largeur de l'épine iliaque antéro-inférieure à l'épine du pubis, disparaissant par sa partie inférieure derrière l'arc antérieur du bassin, dont il est impossible de la séparer, en cherchant à glisser les doigts. La paroi abdominale glisse en avant de cette masse sans y adhérer aucunement.

Pas de plaie ou écorchure du membre inférieur correspondant.

Cette tuméfaction devient progressivement douloureuse, et la palpation difficile. Du 2 au 20 novembre, *secousses rythmées de la masse musculaire* antérieure de la cuisse gauche, qui durent tout ce laps de temps sans la moindre interruption. Le rythme absolument régulier est de 120 battements à la minute. (Pouls : 80.)

Le 24 décembre, la tuméfaction est nettement *fluctuante ;* le malade souffre atrocement ; la peau est adhérente et rouge. Etat général apparemment bon. Température, 39. Pouls, 100.

Dans la nuit du 28 au 29 décembre, à 3 heures du matin, impression de « *mur qui s'écroule* », de « *boyaux qui sortent* », ouverture spontanée de la collection. Chute brusque de la température qui, depuis quinze jours, oscillait entre 38 et 40°. Evacuation d'une énorme quantité de pus, épais, bien lié, non fétide (l'ouverture s'est faite à 2 centimètres en dedans de l'épine iliaque A. S.).

Le 15 janvier il ne persiste à ce niveau qu'une petite fistule, qui suinte. Injection biquotidienne de trois seringues d'eau oxygénée pure. Guérison complète le 20 février. Depuis, le malade sort, se promène, l'appétit était revenu et les *douleurs* avaient cessé le 29 décembre.

Hyperostose douloureuse de la crête iliaque en arrière de l'épine iliaque A. S. gauche (à partir de janvier). Pas de constipation, pas d'épistaxis ; selles non digérées d'octobre à décembre.

Observation CIV

V. P. (Sumène). 14 ans. Séro positif. (Frère et fils des précédents.)

Buvait du lait cru et mangeait des fromages de chèvre. — Une chèvre positive sur trois avortées ; un lapin positif.

Début apparent : le 5 avril 1909.

Durée du séjour au lit : 2 jours, forme ambulatoire.

Durée de la maladie : 5 mois.

N'a eu, comme témoin de sa maladie, que : *l'asthénie* très marquée, les *douleurs* (arthralgies sacro-iliaques et coxo-fémorales, avec irradiations de la cuisse) survenues à plusieurs reprises jusqu'en septembre, la *constipation* (diarrhée pendant une semaine en août). Chute d'un ongle. Pas d'orchite, d'épistaxis. Pas de desquamation ni de chute de cheveux.

Observation CV

A. D. (Sumène). Petite fille. 3 ans. Séro positif.

Buvait du lait que la mère assure avoir toujours fait bouillir. — Une chèvre positive, non avortée.

Début apparent : le 1er février 1910.

Durée du séjour au lit : 3 mois (est encore en évolution, avril 1910).

Durée de la maladie : en évolution.

Début brusque le 1er janvier ; *pneumonie droite ;* vomissements, fièvre, 40. *Sueurs* d'intensité moyenne, localisées surtout aux extrémités. Cet état se maintient jusqu'au 12 janvier. A ce jour, amélioration jusqu'au 17. Le 17, rechute, congestion du poumon gauche ; submatité. La fièvre qui était tombée remonte et oscille de la normale (la nuit) à 39,5 (le jour, vers 9 heures du matin). Depuis le 17, cet état se maintient jusqu'au 20 février avec des exacerbations et des rémissions peu accentuées. A partir du 20 février, amélioration lente. Dyspnée ; dysphagie ; quelques aphtes sur la langue et dans la bouche. *Aphonie.* La toux et la voix sont complètement éteintes et la toux est douloureuse. Pas de *ganglions.* Rien sur les amygdales. (L'aphonie persiste du 15 janvier au 1er mars). Les variations de température sont très accusées ; la malade est *apyrétique* la nuit avec sommeil calme ; pendant le jour, agitation, toux, fièvre. *Desquamation légère ;* chute de cheveux. Pas d'épistaxis.

Observation CV *(bis)*

A. Père. 48 ans. Séro positif.

Sueurs nocturnes très abondantes. *Constipation.* A fait de la paralysie *du voile* qui a duré 8 jours. Desquamation. Chute de cheveux.

Observation CVI

B. B. (Sumène). Homme. 34 ans. Séro positif.

Ne boit pas de lait de chèvre, mais boit du lait cru des vaches qu'il va traire. — Ethylique et spécifique.

Début apparent : le 26 février 1910.

Le samedi 26 février se sent fatigué ; cependant, il continue de travailler. Le dimanche 27, il est las et ne sort pas. Le lundi soir, 28, il se couche.

Céphalée frontale violente. *Vomissements* et *nausées. Sueurs fétides* localisées à la tête. *Brisement* dans *les reins et les épaules.* Langue rôtie. Température, 40. Du 28 février au 10 mars, température oscillante, mais à oscillations de faible amplitude, 1 degré environ, 39-40,2. Constipation. *Délire furieux* à plusieurs reprises.

La *rate est grosse* et douloureuse. Le foie est douloureux à la pression. *Gargouillement et douleur* dans la fosse iliaque droite. Pas de taches rosées. Il y a une différence de 20 à 30 pulsations entre le pouls de la position allongée et celui de la position assise (85-110, 90-120). Le 20 mars, dans la nuit, défervescence brusque, vomissements, sueurs froides. Le 11, à midi, collapsus algide. Sérum antidiphtérique, 10 centimètres cubes. Va mieux le lendemain. A pris nucléinate de soude tous les jours. Trois semaines après, se promène (1).

Observation CVII

B. C. (Sumène). Homme. 30 ans. Séro positif.

N'a pas de chèvre et ne boit pas de lait de chèvre, mais mange des fromages de chèvre achetés dans Sumène. Une enquête auprès des fournisseurs m'apprend que la plupart de ces fromages proviennent de chèvres contaminées.

Début apparent : 1er mai 1909.

Durée du séjour au lit : 55 jours.

(1) En juin 1910 n'a pas rechuté ; mais bien que se livrant à des travaux pénibles, n'est pas encore guéri, s'il faut se fier à son teint terreux.

Durée totale de la maladie : 6 mois 1/2. 2 rechutes.

Se sent fatigué les derniers jours d'avril, se *couche* le 1ᵉʳ mai et garde le lit jusqu'au 20 juin. Début par bronchite et congestion pulmonaire légère, diffuse, sans gravité. Epistaxis, frissons, *sueurs* abondantes non fétides.

Constipation extrême. Vers le 20 mai, commence à se plaindre de douleurs dans la cuisse gauche (masse musculaire interne) ; huit jours plus tard les douleurs se généralisent à tout le corps (arthralgies et névralgies, myalgies, ostéalgies) d'intensité moyenne. Sommeil *bon. Hoquet* à diverses reprises.

Au bout de 50 jours, se lève ; les douleurs persistent quoique notablement atténuées ; en septembre il reprend son travail, mais ne se croit pas encore guéri ; à ce moment *éruption de furoncles.* Le 10 novembre *rechute légère ; douleur au creux épigastrique. Vomissements le soir,* muco-bilieux, pendant 4 jours.

En septembre, bouffissure, desquamation totale à deux reprises. Pas d'orchite, pas de chute de cheveux, de troubles visuels et auditifs.

OBSERVATION CVIII

B. C. (Sumène). Femme du précédent. 25 ans. Séro positif.

Ne buvait pas de lait de chèvre, mais mangeait du fromage provenant de fermes contaminées.

Début apparent imprécis en juillet 1909.

Durée du séjour au lit : n'a pas gardé le lit un seul jour. Forme ambulatoire.

Durée de la maladie : 5 mois.

Accouchement normal le 15 juin (soignait jusque-là son mari atteint de fièvre de Malte depuis le 1ᵉʳ mai). Un mois se passe sans qu'elle éprouve d'autres symptômes qu'un peu de lassitude.

Vers le 15 juillet, *sueurs* abondantes la *nuit* non *fétides. Névralgie sciatique gauche* durant 15 jours, peu violente. *Douleur épigastrique. Anorexie. Constipation opiniâtre. Fourmillements dans les extrémités. Nausées.* Cet état se prolonge avec des rémissions et des exacerbations jusqu'en décembre. *Chute de cheveux. Desquamation. Diminution de l'acuité visuelle.* Pas d'épistaxis, ni d'œdème, pas de troubles auditifs.

OBSERVATION CIX

B. L. (Sumène). Homme. 28 ans. Séro positif.

Ne buvait pas de lait de chèvre, mais se trouvait tous les jours à Saint-Martial et y prenait ses repas. — Pas de chèvres.

Début apparent : le 5 juin 1909.

Durée du séjour au lit : forme ambulatoire.

Durée de la maladie : 5 mois. Se plaint cependant encore de temps en temps.

Début le 5 juin par lassitude. Asthénie. L'appétit disparaît peu à peu. Céphalée qui persiste pendant la maladie.

Sueurs nocturnes intenses surtout après minuit, *fétides.*

Constipation opiniâtre.

Vomissements le matin, non alimentaires. Le malade dit « rejeter des eaux ». *Spermatorrhée.*

Oscillations de la maladie ; le malade va 15 jours bien, 15 jours mal. Se sent mieux depuis août. *Desquamation surtout marquée aux pieds. Chute totale des cheveux.* Diminution de l'acuité visuelle. Pas d'épistaxis, pas d'orchite.

OBSERVATION CX

B. M. (Sumène). Homme. 28 ans. Séro positif.

Buvait du lait de chèvre et mangeait des fromages. — Une chèvre positive, avortée.

Début apparent : le 16 août 1909.

Durée du séjour au lit : forme ambulatoire.

Durée de la maladie : 2 mois.

En juin et juillet, le malade n'était pas dans son état normal. Après chaque repas, nausées.

Le 16 août, *sciatique violente* droite qui persiste un mois. Puis arthralgie coxo-fémorale droite, du genou droit, de la cheville droite, de l'épaule droite. Douleurs dans le mollet droit.

Sueurs modérées.

Le 26 août, *orchite droite ; orchi-épididymite* avec épanchement guérie rapidement avec résolution (10 jours), modérément douloureuse. Asthénie. Pas de desquamation ni d'épistaxis. Pas de chute de cheveux, de troubles visuels et auditifs.

OBSERVATION CXI

B. M. (Sumène). Femme. 23 ans. Séro positif.

Ne buvait pas de lait de chèvres, mais mangeait des fromages provenant de chèvres contaminées.

Début apparent : le 11 avril 1909.

Durée du séjour au lit : n'a jamais gardé le lit. Forme ambulatoire.

Durée totale de la maladie : 4 mois.

Fatiguée depuis quelques jours, souffrait de vagues malaises ; ne va pas travailler le 12 avril (filature). Pas de fièvre dans la journée, aussi ne garde-t-elle pas le lit.

Sueurs nocturnes légères, *limitées* à la tête.

Constipation pendant 15 jours. *Appétit* nul. Vomissements matutinaux à quelques reprises. *Douleurs erratiques* modérées. *Bras, talon, genoux, poignets.* Une *épistaxis abondante* après un léger coup sur le nez. Pendant la maladie les règles ne sont pas supprimées, mais notablement diminuées d'abondance. Bouffissure. *Asthénie. Chute de cheveux* abondante. Pas de desquamation, pas de troubles visuels et auditifs.

OBSERVATION CXII

B. (Sumène). Femme, 30 ans. Séro positif.

Boit du lait de sa chèvre, mais affirme l'avoir toujours bu bouilli. — Une chèvre couverte dans une chèvrerie contaminée a avorté en avril 1909. Deux chèvres ont péri l'an dernier qui avaient des « douleurs ».

Début apparent imprécis en juillet.

Durée du séjour au lit : ne s'est jamais couchée. Forme ambulatoire.

Durée de la maladie : 4 mois.

Début imprécis aux premiers jours de juillet, par malaise, impression de « gonflement à l'estomac ». *Douleur épigastrique* spontanée et à la pression, survenant irrégulièrement dans la journée et indépendamment des repas. *Constipation extrême.* Jamais de vomissements. *Hoquet* quelquefois. Pas d'autres douleurs que la douleur épigastrique. Pas de sueurs, pas de céphalée. *Chute abondante de cheveux* en septembre. *Asthénie.* Pas de desquamation, de troubles visuels ni auditifs. Pas d'épistaxis.

OBSERVATION CXIII

C. M. (Sumène). Femme. 34 ans.

Buvait du lait de chèvres contaminées.

Début apparent : mars 1909.

Durée du séjour au lit : 36 jours.

Durée de la maladie : 3 mois.

Après un mois d'asthénie, dégoût, courbature, la jambe droite commence à lui faire mal. Une phlébite se développe et elle se couche le 24 avril.

A dater de ce jour, la phlegmatia alba dolens se développe, épaississant énormément la cuisse et la jambe. Une semaine plus tard les cartilages des deux ou trois premières côtes droites se gonflent, deviennent douloureux ; la peau rosit à ce niveau. Simultanément le lobe droit du corps thyroïde — la malade avait eu toujours, le « cou gros » — prend de grosses proportions au point de déterminer de la dyspnée par compression.

Pouls rapide, régulier (sauf les derniers jours) à 120-130. A ;l'auscultation normale dans le décubitus dorsal, la tête reposant sur l'occiput, on ne perçoit que la tachycardie et la mollesse des contractions. Si l'on fait tourner la tête à gauche, on perçoit, au niveau même de la chondrite ou la périchondrite, un *souffle aigre*, bref, *remplaçant le deuxième bruit*. Je multiplie épreuves et contre-épreuves ; le résultat reste le même et jusqu'à la fin.

L'état général empire rapidement : c'est le tableau de l'ataxo-adynamie compliquée de dyspnée par compression. Le cœur fléchit les trois derniers jours. Il n'apparaît pas de nouveaux souffles, mais la tachy-arythmie s'installe ; les bases se remplissent ; la malade meurt brusquement dans une courte crise convulsive.

Sueurs abondantes surtout nocturnes. Constipation opiniâtre remplacée sur la fin par de la diarrhée fétide. Hoquet fréquent. Fièvre irrégulière 37-40, tremblement. Foie et rate gros et douloureux.

Je note le regard tragique de cette femme et en rapproche l'exophtalmie, la thyroïdite, le tremblement et la tachycardie observée même aux périodes apyrétiques.

OBSERVATION CXIV

F. L. (Sumène). Homme. 39 ans. Séro positif.

Ne buvait pas de lait de chèvre mais mangeait des fromages provenant de chèvres contaminées. — Pas de chèvres ni autres animaux.

Début imprécis en janvier 1909.

Durée du séjour au lit : n'a jamais gardé le lit. Forme ambulatoire.

Durée de la maladie : ne se trouve guéri (une rechute) qu'en décembre 1909 : 9 mois.

Après 15 jours de malaise, début fin janvier par une *bronchite* d'intensité moyenne qui évolue en 3 semaines.

Sueurs abondantes fétides.

Douleurs depuis mars 1909. *Arthralgie* de l'épaule gauche, du genou gauche ; myalgies de la cuisse droite. Pas de constipation. Anorexie. Pas de douleurs épigastriques. *Vomissements matutinaux* durant 12 jours, en juin. Bouffissure. Asthénie. Pas d'orchite ni d'épistaxis. Pas de troubles visuels et auditifs. Pas de chute de cheveux, pas de desquamation.

Le malade a continué sa profession de camionneur sauf aux moments de violentes douleurs.

Observation CXV

F. L. (Sumène). 42 ans. Séro positif. (Femme du précédent.)

Ne boit que du lait bouilli, mais achète des fromages frais ou secs provenant de chèvres contaminées.

Début apparent imprécis en mars.

Durée du séjour au lit : 4 mois (en trois reprises).

Durée de la maladie : 7 mois. 3 rechutes.

Vagues malaises fin février et début mars. *Bronchite* le 10 mars ; cette bronchite dure jusqu'en juin avec des exacerbations et des rémissions. Après une poussée de 15 jours avec fièvre légère, 38 et *crachats sanglants*, poussée pour laquelle elle n'a pas cru devoir garder le lit, il y a eu amélioration jusqu'au 3 avril. Rechute ce jour-là et se couche jusqu'au 22 avril. La bronchite qui était déjà guérie s'est rallumée ; *purpura* surtout aux membres inférieurs. Commence à se lever les premiers jours de juin, mais au bout de quelques jours doit reprendre le lit qu'elle garde 3 mois durant pour une *névralgie sciatique gauche* très violente avec douleurs erratiques, en particulier *talalgie* et *névralgie occipitale*.

. *Sueurs très abondantes*, surtout nocturnes, non *fétides* ; surtout nettes à chaque exacerbation.

Constipation opiniâtre. Appétit nul de *février en août*.

Sommeil nul en juillet-août.

Œdème malléolaire le soir. *Bouffissure*. Asthénie.

Desquamation localisée aux membres inférieurs.

Chute de cheveux très abondante en octobre.

Deux abcès sous-cutanés aux bras.

Pas de troubles de la menstruation, pas d'épistaxis (mais crachats sanglants), pas de troubles auditifs et visuels.

Observation CXVII

F. C. (Sumène). Homme. 40 ans. Séro positif.

Ne buvait pas de lait mais achetait des fromages de chèvre provenant de fermes contaminées.

Début apparent : le 20 février 1909.

Durée du séjour au lit : 5 à 6 jours.

Durée de la maladie : 10 mois.

Etait fatigué (malaises vagues) depuis quelques jours lorsque le 20 février, *arthralgie de l'épaule droite*. Température 37,5-38,5 pendant 4 jours.

Les jours suivants les divers articles se prennent à leur tour ; d'abord les deux genoux, puis les *deux poignets*, la *hanche gauche*, le *quadriceps droit*, la *hanche droite*, sont pris successivement. Les doigts, pendant quelques jours, restent en demi-flexion ; la première phalange fléchie sur le métacarpe ; les deux autres en extension.

Arthralgies des cinq premières vertèbres dorsales. Contracture douloureuse des *muscles* de la nuque et des *rotateurs de la tête à droite* (le malade paraît avoir un torticolis). Quelquefois, mais plus rarement, rotation à gauche. *Ostéalgie* de l'épine de l'omoplate, et *arthralgie sacro-iliaque droite. Sciatique droite.*

Ces diverses *algies* se sont montrées à des intervalles variables et ont duré inégalement ; la contraction des rotateurs, deux mois environ, les arthralgies du poignet, quelques jours.

Sueurs nocturnes, excessives, non *fétides*, survenant surtout demi-heure après les repas (quelque minime que fût ce repas). Ces *sueurs* ont duré 4 mois ; depuis *sueurs modérées*. Pas de constipation. *Appétit conservé.*

En mars, *orchite* double ; *orchi-épididymite* sans épanchement. Depuis octobre *spermatorragies* (6 coïts absolument rouges ; depuis sont seulement striés). Pas de troubles de la miction et de la défécation. Pas de lésion de la prostate. Pas de modification de l'impression génésique.

La rate est grosse, le foie déborde de trois doigts le rebord costal.

En juillet *bouffissure généralisée*, qui persiste jusqu'en novembre.

Impressions thermiques soudaines au niveau des points douloureux.

Avant sa maladie le malade était sujet à des *migraines* et à des *fourmillements* dans les doigts ; ces troubles n'ont pas reparu depuis.

Sommeil toujours bon, sauf les premières semaines. Chalazions (trois à chaque paupière supérieure) avec teinte rouge des téguments.

Asthénie, chute de cheveux ; pas d'épistaxis (mais spermatorragies). Pas de desquamation, pas de troubles visuels ou auditifs.

OBSERVATION CXVII

M. L. (Sumène). Femme. 22 ans. Séro positif.

Buvait du lait de chèvre. — Une chèvre avortée, positive.

Début apparent : le 2 janvier 1910.

Durée du séjour au lit : 1 mois (pas encore de rechute).

Durée de la maladie : (la malade est encore trop anémiée pour affirmer qu'il n'y aura pas de rechute.)

Début : le 2 janvier par malaise. Dans la nuit du 2 au 3, *douleur* au côté *droit*, dyspnée, fièvre, 39,6. Quelques râles fins dans le creux axillaire.

Les jours suivants, la pneumonie se précise ; le souffle tubaire apparaît.

Cette pneumonie évolue naturellement, mais avec des allures graves. La malade est débile. Elle porte au niveau du deuxième espace intercostal gauche un souffle systolique rude (*rétrécissement de l'artère pulmonaire*) ; ce souffle, qui existe dès le premier jour de la maladie, n'a pas varié 4 mois après.

Le 10 janvier, défervescence ; il reste un bloc congestionné, et un peu de douleur qui gêne la malade dans les inspirations profondes. Le 18 janvier, l'auscultation ne révèle que quelques râles ; la malade va bien, encore que fort anémiée.

Les crachats ont eu l'aspect habituel de jus d'abricot. *Sueurs* intenses, presque continuelles, *très fétides*.

Constipation extrême. *Langue* sèche, rôtie. (La fièvre a persisté jusqu'au 15 janvier très atténuée depuis le 10.)

Epistaxis (trois) *très abondantes* le 8 et le 9 janvier. Pas de troubles de la menstruation.

Foie gros et douloureux (dépasse les côtes de 3 travers de doigt).

Depuis le 18 janvier, tout va bien et l'état général s'améliore lentement en février.

Rate grosse, desquamation furfuracée généralisée ; *chute de cheveux*.

Depuis le 1er février se sent plus mal : arthralgies vertébrales dorsales et névralgie hémicranienne. *Arthralgies des poignets*.

OBSERVATION CXVIII

M. C. (Sumène). Homme. 55 ans.

Ne buvait pas de lait, mais mangeait des fromages de chèvre. — Une chèvre avortée positive.

Début apparent : le 26 janvier 1909.

Durée du séjour au lit : 32 jours (en deux fois).

Durée de la maladie : 36 jours. Mort le 4 mars. Une rechute.

Après 5 à 6 jours de malaise, début *brusque* par *céphalée, frissons*, fièvre, 39, *délire*. Le *délire* a persisté jusqu'à la fin, coupé d'intervalles de lucidité calme les premiers jours, très agité vers la fin.

Sa maladie comprend deux étapes : *première étape :* aucune localisation particulière. Diarrhée, douleur abdominale, *céphalée, toux légère ;* cœur bon. Cette période dure 15 jours, puis le malade va mieux, se lève, ne délire plus. La fièvre est tombée et il passe 4 jours dans l'apyrexie.

Deuxième étape : le 15 février est obligé de se recoucher. *Point de côté gauche ; toux quinteuse, délire, agitation, plaintes* incessantes, *diarrhée* avec *selles muco-membraneuses*, frottements généralisés dans les deux tiers du poumon gauche qui persistent jusqu'au dernier jour.

Les 6 derniers jours, *apparition de phénomènes méningés.* Raideur de la nuque, hyperesthésie, Kernig, raie dermographique, *vomissements cérébraux,* *cri méningé, photophobie.* Le malade tombe dans le coma et meurt au bout de 2 jours. *Sueurs abondantes* surtout vers la fin, non fétides. A la deuxième période, *incontinence* vésicale et *rectale.*

Orchite double le 6 février, évoluant en 15 jours.

Soubresauts des tendons. *Secousses musculaires. Carphologie.*

Le malade était un alcoolique, buveur de vin. Scléreux et d'une sénilité précoce.

Observation CXIX

M. A. (Sumène). Femme. 19 ans. Séro positif.

Buvait du lait cru provenant d'une chèvre récemment avortée et dont le séro a été positif.

Début apparent : le 9 avril 1909.

Durée du séjour au lit : 35 jours.

Durée totale de la maladie : 4 mois.

Se sent brusquement fatiguée le 20 avril 1909. Frissons, fièvre, 38,8, *congestion pulmonaire légère* à droite, *avec bronchite ; toux* sèche les premiers jours ; bientôt suivie d'une expectoration rare, *sanguinolente.* Vomissements le 20 et le 21 avril, *matutinaux* surtout, muco-bilieux. La bronchite et la congestion durent 10 jours.

Sueurs nocturnes abondantes, *non fétides. Constipation.*

La fièvre qui a été modérée, 37-38,8, tombe le 2 mai ; à ce moment *douleurs, névralgies cubitale et sciatique gauche.* La sciatique a duré 15 jours ; *arthralgies* des doigts.

Appétit nul au début, puis bon. Pas de douleurs épigastriques. Vomissements au début.

Sommeil léger. Légère bouffissure.

Pas de troubles de la menstruation.

Desquamation des mains et des bras le deuxième mois. Chute complète des cheveux (avec repousse). Asthénie. Pas de troubles visuels ni auditifs.

A repris son travail le 16 août.

Observation CXX

M. A. (Sumène). Homme. 65 ans. Séro positif.

A bu du lait d'une chèvre récemment avortée et dont le séro a été positif.

Début apparent imprécis en mars 1909.

Durée du séjour au lit : 3 semaines.

Durée de la maladie : 7 mois.

Du commencement mars au 10 juin, vagues malaises ; continue à travailler, mais ses forces déclinent, l'appétit disparaît, le sommeil devient léger. Il se couche le 10 juin. Frissons, *sueurs* abondantes, *céphalée*, nausées. Jusqu'au 2 juillet, garde le lit, mais n'a plus de fièvre depuis le 18 juin.

Depuis le début du séjour au lit jusqu'au 24 juin, *délire tranquille*. Le malade croit se trouver dans le lit d'un voisin, voit des gens sur son lit, veut s'habiller pour aller au travail, déclare n'être pas malade le moins du monde ; le malade est un artério-scléreux ; il est le frère du malade (observation CXVIII) qui, lui aussi, a fait du délire et est mort dans le syndrome méningé. *Sueurs profuses*, non *fétides*, surtout nocturnes. *Pas de constipation*. Appétit excellent, sauf au début.

Myalgie du *deltoïde gauche*, de juillet à octobre. *Arthralgie sacro-iliaque* bilatérale depuis août. *Sommeil bon. Fourmillements* dans les doigts le matin. *Tremblement. Desquamation* des mains en juillet. Chute de cheveux. Pas d'épistaxis ni d'orchite. Pas de troubles visuels et auditifs.

Observation CXXI

P. (Sumène). Homme. 43 ans.

Sa profession, gendarme, l'amène à de fréquents contacts avec la population contaminée. — N'a pas de chèvres, mais achète des fromages de chèvre.

Début apparent : juillet 1908.

Durée du séjour au lit : forme ambulatoire.

Durée de la maladie : 8 mois.

En juillet 1909, éprouve des malaises ; courbature, asthénie, perte d'appétit, polydipsie, etc. Il tousse un peu et l'auscultation décèle un petit foyer localisé de congestion pulmonaire. Le malade *sue la nuit* et donne l'impression d'un tuberculeux. Les sueurs persistent encore *10 mois après*. Pas de constipation.

Douleurs : arthralgie du coude gauche, arthralgies généralisées ; *arthrite séreuse* de la hanche gauche. Le pli de l'aine est effacé et ce n'est qu'à grand' peine que le malade arrive à faire quelques pas, avec l'aide de cannes.

En janvier 1909, rechute ; les douleurs qui avaient cessé reprennent plus intenses ; les sueurs plus abondantes, l'asthénie plus accentuée. *Douleurs* erratiques ; *épaules, cuisses, hanches ;* la hanche gauche est à nouveau prise, et et il se forme un *épanchement*. Le malade est obligé (par sa qualité de gendarme) d'entrer à l'hôpital où il est traité pour *sciatique rhumatismale*. Il en sort le 20 avril 1909.

Orchite double en octobre 1909, durant 15 jours, sans atrophie consécutive. Scrotum rouge et chaud, mais sans épanchement.

Fourmillements dans *la main droite. Desquamation abondante en janvier 1910.* Diminution passagère de l'acuité auditive. Pas d'épistaxis, pas de chute de cheveux.

Observation CXXII

La femme du précédent. 38 ans. Séro positif.

Accoucha le 29 mai 1909. 8 jours après, fièvre, 39-40. Rien du côté génital. *Sueurs abondantes, céphalée,* nausées, sécheresse du pharynx avec dysphagie et vague douleur rétro-sternale le long de l'œsophage. Je pense à une pyélonéphrite possible que confirme l'examen des urines (dépôt abondant de pus) et la palpation des reins. Il est difficile de se rendre compte du volume des reins à cause de la défense musculaire à leur niveau ; tous les deux sont pris. Le microscope révèle du gonocoque en abondance dans le pus.

La malade reste couchée jusqu'au 25 octobre. Le pus a des quantités quotidiennes irrégulières. A certains jours l'urine était assez limpide, puis survenait une décharge. En septembre, l'amélioration a été manifeste. Il n'y a eu dépôt de pus que le 11 et le 12. Le mois d'octobre s'est passé sans dépôt. Depuis va bien, mais souffre de son rein gauche. Sueurs profuses ; *constipation, congestion pulmonaire.*

Paraît complètement guérie (mars 1910).

Observation CXXIII

P. (Sumène). Homme. 11 ans. Séro positif.

A bu du lait et mangé des fromages provenant de chèvres contaminées. Le père et la mère ont été atteints.

Début apparent imprécis février 1910.

Durée du séjour au lit : forme ambulatoire.

Durée de la maladie : en évolution.

Forme atténuée. Sueurs nocturnes légères. Pas de constipation. Appétit bon. Arthralgie légère du coude et du genou. Desquamation. Pas de chute de cheveux. Pas d'épistaxis. En mars, éruption de larges taches irrégulières, jambonnées, avec desquamation fine, sans démangeaison. Asthénie.

Observation CXXIV

R. L. (Sumène.) Femme. 50 ans. Séro positif.

Seule touchée de sa famille. Seule buvait du lait de chèvre qu'elle a pu oublier parfois de faire bouillir. Ce lait provenait d'une même chèvre chez qui le séro a été positif.

Début apparent : le 30 mai 1909.

Durée du séjour au lit : forme ambulatoire. N'a jamais gardé le lit.

Durée de la maladie : 5 mois.

Vagues malaises quelques jours avant le 30 mai. Ce jour-là, *frissons, céphalée, sueurs diurnes et nocturnes fétides.* Cette *fétidité* n'est pas spéciale aux sueurs ; les urines de la malade ont aussi nue odeur particulière très désagréable. Pas de constipation. Cet état persiste jusqu'au 10 août. Ce jour-là *sciatique et arthralgie sacro-iliaque droites.* Les douleurs persistent 3 mois jusqu'au début de novembre. Pendant ces douleurs, *syndrome dyspeptique.* La malade a peu d'appétit et souffre de l'estomac surtout après les repas. Pas de vomissements. Douleur épigastrique à la pression. Bouffissure.

La malade a maigri de 17 kilogs dans ces trois mois. N'a pas eu de règles depuis un an.

Asthénie. Chute abondante de cheveux. Pas de desquamation ni d'épistaxis ; pas de troubles visuels et auditifs.

Observation CXXV

R. H. (Sumène). Homme. 60 ans. Séro positif.

Ne buvait jamais de lait de chèvre, mais achetait des fromages provenant de fermes contaminées.

Début apparent : le 13 février 1909.

Durée du séjour au lit : 8 jours.

Durée de la maladie : 9 mois.

Malaises légers quelques jours avant le 13 février. Le 13 février, *frissons* intenses, fièvre (39,6) *céphalée, vomissements,* courbature, dyspnée, toux; à l'auscultation *congestion légère* diffuse, dans les deux poumons.

Au bout de 8 jours, l'état général s'améliore ; la fièvre tombe ; le malade erre du lit au coin du feu. *Sueurs* abondantes, surtout nocturnes (changeait 2 à 3 fois de linge par nuit) *fétides. Constipation opiniâtre,* allait à la selle tous les 5 à 6 jours. De mars à octobre, passe par des intervalles d'amélioration et d'exacerbation. Trois rechutes.

Du 1ᵉʳ au 20 mai, *orchite* droite, douloureuse, avec épanchement modéré. L'épididyme est atteint et en même temps le canal déférent. Pas d'atrophie consécutive, mais la tête de l'épididyme est indurée encore au bout de 8 mois.

Névralgie occipitale droite. Ostéo-périostite de la moitié sternale de la *clavicule droite* avec *épaississement notable* persistant.

Myalgies diverses dans le *trapèze* droit, les *muscles péri-scapulaires droits* les *muscles* du bras gauche. Asthénie profonde. *Rate grosse* douloureuse. *Foie* débordant le rebord costal. *Douleur épigastrique.* Appétit nul jusqu'en août.

Les sueurs et la *constipation* ont persisté jusqu'en août ; les *sueurs* n'ont été très intenses que jusqu'en mai. Sommeil bon. *Bouffissure* généralisée depuis août jusqu'à novembre. Le malade, qui a l'air tout à fait rétabli, est cependant asthénique et anémique. Le moindre effort lui coûte de la dyspnée et des sueurs. *Desquamation généralisée furfuracée.* Pas d'épistaxis ; pas de chute de cheveux, pas de troubles visuels et auditifs.

OBSERVATION CXXVI

V. A. (Sumène). Petit garçon. 7 ans.

Boit du lait de sa chèvre. —Une chèvre positive qui a mis bas aux environs de Noël.

Début apparent : le 5 janvier 1910.

Durée du séjour au lit : 16 jours.

Durée de la maladie : 3 mois.

Depuis environ 1 mois, l'enfant maigrissait, mais l'appétit était normal. Le 5 janvier, étant à l'école, l'enfant se trouve mal. Température, 39,2. Toux légère, quelques râles sibilants à la base droite. Du 5 au 15 janvier, quelques gargouillements dans la fosse iliaque qui est un peu douloureuse ; la fosse iliaque gauche l'est aussi, mais moins. *Rate grosse* et douloureuse. *Foie congestionné.*

Constipation du 5 au 21 ; sauf diarrhée le 7, 8, et 9 diarrhée fétide. Pas d'épistaxis. *Bronchite* légère diffuse.

La température, qui est progressivement tombée de 39,2 à 38, reste à la normale à partir du dixième jour.

L'enfant se lève au bout de 16 jours et peu à peu reprend des forces.

Peu de sueurs. Pas d'épistaxis.

Le 2 février, à 10 heures du matin, convulsion qui dure 5 minutes. Le 4 février, il a plusieurs convulsions, la première à 7 h. 1/2 du matin ; à la fin de la convulsion, qui a duré 10 minutes environ, il s'est plaint d'un violent mal à la tête ; la seconde à 3 heures du soir, la troisième à 4 heures du soir (s'est encore plaint de la tête) ; la quatrième aussitôt après ; la cinquième à 5 heures du soir, celle-ci a été la plus longue.

Pendant ces convulsions, le petit malade a les yeux convulsés à droite et la tête se déplace en suivant le regard. La face est rouge ; le pouls lent ; le cœur bat avec violence ; il se produit des spasmes de la glotte, des nausées, des vomissements.

La pression au niveau de l'interligne sacro-iliaque fait crier le malade. L'occiput est douloureux.

Bromure de potassium. Suppositoires au bromhydrate. Suppression de tous excitants. Régime spécial. Ces convulsions ne reparaissent plus.

Desquamation furfuracée.

OBSERVATION CXXVII

A. J. (Sumène). Homme. 26 ans. Séro positif.

A pris un repas, le 11 septembre 1909, dans une maison contaminée. Se sent malade depuis le début d'octobre.

Durée du séjour au lit : 2 ou 3 jours.

Durée de la maladie : en évolution.

Début par *céphalalgie* intense, surtout frontale, qui persiste quatre mois. Asthénie. Douleurs vagues dans la nuque, dans les reins. Sueurs nocturnes légères.

Constipation avec quelques jours de diarrhée. Fièvre peu intense, 37-38.

Bon appétit. Douleur épigastrique. Sommeil bon.

Douleur à l'épine de l'omoplate.

Rate grosse. Foie douloureux.

Orchite bilatérale en mars, douloureuse. Le malade va trouver un pharmacien qui le munit d'un bandage à ressort puissant.

Pas d'épistaxis. Pas encore de desquamation ou de chute de cheveux (avril 1910).

Bouffissure énorme, floride. Ce malade qui a l'air débordant de santé est à bout de forces au moindre effort.

OBSERVATION CXXVIII

B. J. (Sumène). Homme. 28 ans. Séro positif.

Avait pris quelques repas dans les maisons contaminées

Début apparent : fin janvier 1910.

Durée du séjour au lit : 4 jours.

Durée de la maladie : en évolution.

Début dans la dernière semaine de janvier par une angine très douloureuse. Amygdales grosses, rouges. Pas de fausses membranes, mais dépôt blanchâtre pultacé. Fièvre, 39. L'angine s'atténue considérablement au bout de 8 jours, mais persiste ensuite pendant 2 mois.

Peu de sueurs. Constipation opiniâtre. Arthralgie des deux genoux. Appétit bon. Bouffissure de la face. Pas de desquamation ni chute de cheveux. Pas d'orchite ni épistaxis.

Oligurie confinant à l'anurie au début de mars.

A repris son travail, mais l'asthénie persiste encore en partie (juin 1910).

OBSERVATION CXXIX

A. N. (Saint-Roman). Homme. 62 ans. Séro positif.

Buvait du lait cru et mangeait des fromages de chèvre. — Une chèvre avortée positive.

Début apparent imprécis, fin mars.

Durée du séjour au lit : 35 jours en deux reprises.

Durée de la maladie : 3 mois. 2 rechutes.

Fin mars éprouve du malaise, de la courbature, frissons, céphalée légère. Se couche jusqu'au 15 avril. A partir du 1er avril, *orchite gauche* (orchi-épididymite avec une petite quantité de liquide dans la vaginale ; *douloureuse.* Guérison complète.

Se lève le 15 avril et s'améliore progressivement, mais en mai, doit reprendre le lit pour *arthrite du genou droit ;* douloureuse, avec épanchement.

Sueurs survenant le matin surtout, inodores, abondantes.

Constipation intense pendant toute la maladie.

En plus de l'arthrite du genou, les diverses articulations ont été visitées : *épaules, poignets,* surtout. Guéri depuis juillet (1).

Desquamation. Asthénie. Pas d'épistaxis, pas de troubles visuels et auditifs, pas de chute de cheveux.

OBSERVATION CXXX

A. A. (Saint-Roman). Homme. 59 ans. Séro positif.

Buvait du lait cru et mangeait du fromage de chèvre. — Chèvres examinées en janvier 1910, négatives. Aucune n'a avorté, ni en 1909, ni en 1910.

Début apparent : le 18 janvier 1909.

Durée du séjour au lit : 3 mois en deux reprises.

Durée de la maladie : 6 mois.

Après quelques jours de malaise, se couche le 18 janvier : *céphalée,* courbature, *frissons,* inappétence. Au bout de 2 mois se trouve mieux ; il se lève ; et quelques jours après rechute et reprend le lit pour 1 mois de plus.

Sueurs abondantes la nuit, *fétides,* pendant les 15 premiers jours (le malade devait changer 3 à 4 fois de linge par nuit).

____

(1) En janvier rechute, et souffre de la hanche et de l'épaule jusqu'en mai.

Pas de constipation. Hoquet à diverses reprises. *Appétit conservé* sauf les deux premières semaines.

Douleurs erratiques, généralisées. *Epaules, coudes, poignets, hanche, genou, chevilles*, etc., ont été visités par le mal ; l'interligne *sacro-iliaque* a été le plus touché. *Talalgie* gauche. *Sommeil* bon.

Orchite bilatérale fin février et mars, surtout intense à gauche ; le côté droit a été légèrement touché. Durée : 3 semaines. Guérison spontanée. Pas d'atrophie consécutive ; la tête de l'épididyme est encore douloureuse en mars 1910 et *indurée*.

A la même époque, *impression de gravier* dans l'œil et *névralgie dentaire* violente. Asthénie. Bouffissure. *Desquamation* à plusieurs reprises, surtout aux mains et aux pieds. Pas d'épistaxis ; pas de troubles visuels (sauf gravi et larmoiement) pas de troubles auditifs ni chute de cheveux.

Observation CXXXI

C. L. (Saint-Roman). Homme. 59 ans. Séro positif.

Buvait du lait et mangeait des fromages de chèvre. — L'examen des chèvres n'a donné aucun résultat.

Début apparent : au début mars 1909.

Durée du séjour au lit : 24 jours.

Durée de la maladie : 5 mois. 2 rechutes.

Eprouvait des malaises depuis une quinzaine de jours, lorsqu'au début de mars, il est obligé de cesser son travail. Frissons, courbature, dégoût, sueurs. Il ne se couche cependant que plus tard, le 22 mars, et reste au lit 24 jours entiers. Puis s'améliore lentement.

Sueurs abondantes, fétides, survenant surtout la nuit (2 à 3 chemises par nuit).

Constipation opiniâtre. *Douleur épigastrique* spontanée ; digestions laborieuses, *appétit* diminué. *Interligne* sacro-iliaque *gauche* très touché ; à ce niveau, les téguments sont œdématiés ; cette fluxion articulaire intense dure 2 mois, puis diminue peu à peu.

Arthralgie du genou gauche et du cou-de-pied gauche ; moins douloureuses.

Rate grosse, douloureuse.

Diminution de l'acuité visuelle. Pas d'orchite ni d'épistaxis, pas de desquamation, pas de troubles auditifs ni de chute de cheveux.

Observation CXXXII

H. H. (Saint-Roman). Homme. 40 ans. Séro positif.

N'a pas bu de lait de chèvre ; n'a pas mangé de fromages, a visité des malades quelques jours avant de s'aliter. — Pas d'animaux.

Début : le 31 décembre 1909.

Durée du séjour au lit : quelques jours à plusieurs reprises.

Durée de la maladie : en évolution.

Début brusque par frissons, vomissements, après deux jours de malaise.

Sueurs nocturnes. Constipation légère ; pas de douleurs. Rate grosse dès le premier jour. Foie rien. Un peu d'amygdalite. Desquamation. Pas de chute de cheveux. Pas encore d'épistaxis ni d'orchite.

Dysurie pendant deux jours. Légère douleur rotulienne. L'appétit reste bon. 4 rechutes (juin 1910).

Observation CXXXIII

P. (Saint-Roman). Homme. 24 ans. Séro positif.

N'aime pas le lait, mais mange des fromages frais et secs. *A passé un mois* (avril, commencement mai) à Colognac et Lasalle (1) où il prenait ses repas. Tondeur de bestiaux. — Une chèvre, négative, non avortée.

Début apparent : le 16 mai 1909.

Durée du séjour au lit : 2 mois.

Durée de la maladie : 4 mois. 1 rechute.

Faisait sa tournée de tondeur de bestiaux lorsqu'au bout d'un mois éprouve du malaise, perte d'appétit, frisson, lassitude. Il revient chez lui, et pendant un mois est en proie aux mêmes malaises. Se couche le 16 juin pour une *violente douleur sacro-iliaque droite,* qui l'immobilise au lit pendant 54 jours, tout mouvement du tronc étant infiniment douloureux. N'a pas eu d'autre douleur que ces douleurs de reins.

Sueurs abondantes survenant à toute heure de la journée, inodores. Ces sueurs ont duré deux mois.

Constipation extrême du 16 mai au 16 juin. Appétit suffisant. Légères *épistaxis* pendant les derniers jours de mai.

Digestions faciles. *Hoquet* à diverses reprises.

Desquamation des mains et des lèvres. Asthénie. Chute de cheveux. Pas d'orchite, de troubles visuels ni auditifs, pas d'œdème.

Observation CXXXIV

P. H. (Saint-Roman). Homme. 36 ans. Séro positif.

Début apparent : le 10 mars 1909.

Durée du séjour au lit : 3 mois en trois reprises.

Durée de la maladie : 10 mois, 4 rechutes.

(1) Localités voisines dans lesquelles mon excellent confrère Dr Malzac voit de nombreux méditerranéens.

Début le 10 mars par céphalée, malaise, frissons, sueurs. Se couche jusqu'au 22 mars, se lève ensuite jusqu'au 10 avril, date à laquelle il doit reprendre le lit pour *arthrite* du genou gauche. Se lève au début de mai, et son état s'améliore très lentement, mais se recouche le 26 septembre pour *arthralgie sacro-iliaque* gauche, jusqu'au 20 novembre. Depuis va mieux ; cependant reste très affaibli.

Sueurs abondantes, *fétides* survenant surtout le matin, et persistant du 10 mars au commencement de mai. A partir de mai disparaissent à peu près complètement.

Douleurs. En avril *arthrite* du genou gauche, douloureuse, avec épanchement notable. Durée 15 jours.

Cette arthrite est suivie de *douleurs* dans la cuisse droite. En septembre, arthralgie sacro-iliaque gauche. A diverses reprises douleurs dans les bras.

Troubles intestinaux. Allait ordinairement 2 à 3 fois par jour à la selle. Depuis le début de la maladie n'a qu'une selle par jour.

Du 15 au 25 avril, *orchite* gauche, avec atteinte légère de l'épididyme et de la vaginale. Guérison sans atrophie.

Appétit à peu près conservé. *Digestions* faciles.

Fin avril et première quinzaine de mai, douleur épigastrique.

Sommeil difficile.

Du 10 avril au début de mai, *frissons violents* vers 9 heures du soir, tous les soirs ; les frissons sont suivis chaque fois d'une diaphorèse abondante.

Desquamation furfuracée, généralisée, à plusieurs reprises ; œdème, bouffissure. Pas d'épistaxis, pas de troubles visuels ni auditifs, pas de chute de cheveux.

Observations CXXXV et CXXXVI

P. H. (Saint-Roman). Homme. 76 ans. Séro positif.

Ne buvait pas de lait de chèvre. Use de fromages frais ou secs. — Une chèvre, positive. Pas de chèvres avortées.

Début apparent : commencement mars 1909.

Durée du séjour au lit : 3 mois.

Durée de la maladie : 8 mois.

Dès les premiers jours de mars se sent fatigué. Frissons, malaise, courbature. Le 25 mars, une *arthralgie sacro-iliaque violente bilatérale*, avec *atteinte de vertèbres lombaires*, le force à prendre le lit où il reste trois mois entiers ; au bout de ce temps, se lève quelques heures tous les jours, puis en septembre va définitivement mieux, tout en restant très affaibli.

Sueurs les deux premiers mois, *inodores*.

Pas *d'autres douleurs* que les douleurs de *reins* précitées.

Constipation opiniâtre. Une selle tous les 8 jours. Selles verdâtres. Appétit variable.

Trachéite la première semaine. Sommeil léger.

Fourmillements dans les doigts, continuels.

Desquamation furfuracée des mains et des pieds. Pas d'orchite ni d'épis-taxis, pas de chute de cheveux, pas de troubles visuels et auditifs.

Le neveu du précédent, 23 ans, dont le séro n'a pu être fait, mais dont l'histoire, l'aspect, m'ont démontré suffisamment la fièvre de Malte, a gardé pendant un mois une *violente douleur localisée* à la pointe de la dixième côte et sur cet os lui-même (ostéalgie).

Sueurs, constipation, asthénie, durée 4 mois. Desquamation.

Observation CXXXVII

P. D. (Saint-Roman). Homme. 24 ans. (Fils et frère des deux malades suivants.)

Le séro n'a pu être fait, mais ceux de la mère et du frère ont été nettement positifs.

Buvait du lait cru. — Trois chèvres avortées, couvertes dans une ferme contaminée.

Début apparent : le 12 juin 1909.

Durée du séjour au lit : 17 jours. (Mort le dix-huitième jour.)

Durée de la maladie : 2 mois. 1 rechute.

Malaise, courbature, asthénie, inappétence, depuis le 12 juin jusqu'au 20 juillet. Va ce jour-là à une fête où il se fatigue beaucoup. *Epistaxis abondantes* le 25 et 26 juillet. *Epistaxis à tamponnement* le 27 juillet. Température 40. *Foie et rate* gros et *douloureux.* Langue sèche, rôtie ; *gencives saignantes ; congestion pulmonaire* légère, *diffuse. Vomissements. Hoquet. Diarrhée fétide* qui persiste jusqu'à la fin de la maladie (jusqu'au 27 juillet, il y avait constipation).

Cet état persiste en s'aggravant jusqu'à la fin de la maladie. Fièvre irrégulière 40, 37, 39, 38. Ces diverses températures se rencontraient aux mêmes heures, les rémissions ne coïncidant pas avec une atténuation des symptômes. Le *cœur* est resté bon jusqu'aux quatre derniers jours. La voix est rauque. La toux est douloureuse. *Délire calme.* Le 6 août, le malade qui s'isolait de plus en plus du monde extérieur, tombe dans le coma. *Vomissements, ballonnement du ventre. Cri méningé. Respiration méningée.* Pas de Kernig. Raie méningée. Pouls *rapide irrégulier* (120-130), mou, dépressible. *Congestion des bases.* Pas d'inégalité pupillaire. Apparition d'*un purpura,* surtout marqué aux membres inférieurs où les taches sont rapprochées.

Le 8 août, ponction lombaire; je retire 10 centimètres cubes de liquide clair, qui sort sans pression. L'analyse ne donne aucun résultat. Température 41 à midi. Pouls 125.

Le malade s'éteint le 10 août, le matin, dans le collapsus ; le coma a

persisté jusqu'à la fin ; pendant toute la durée de la maladie, les sueurs
ont été *excessives*, très *fétides,* le malade a donné l'impression d'une
typhoïde ataxo-adynamique. *Pas de taches rosées.* Pas de gargouillement
du ventre. Soubresauts des tendons. Carphologie. Stupeur.

Observation CXXXVIII

P. (Saint-Roman). Femme. 52 ans. Séro positif. (Mère du précédent et
du suivant.)

Buvait du lait cru. — Trois chèvres avortées, couvertes dans une ferme
contaminée.

Début apparent imprécis vers le 20 février 1909.

Durée du séjour au lit : 5 mois.

Durée de la maladie : 6 mois. Convalescence de plus de 6 mois. 1 rechute.

Du 20 février au 5 mars, asthénie, lassitude, *vomissements matutinaux*
muco-bilieux, *céphalée, bronchite légère.* Se couche le 5 mars et garde le lit
environ 5 mois.

Sueurs nocturnes profuses, non *fétides.*

Douleurs. Ont commencé dans la dernière semaine de juin, et se sont
presque exclusivement limitées au côté droit (arthralgie sacro-iliaque droite,
arthragie scapulaire droite) et *aux vertèbres dorsales* (arthralgies). *Consti-*
pation opiniâtre ; est restée au début 17 jours sans aller à la selle. Appétit
nul jusqu'en juillet ; bon depuis. *Vomissements* matutinaux, non alimentaires, pendant 1 mois. *Douleur épigastrique* spontanée et à la pression. Rate
grosse. *Talalgie bilatérale* pendant toute la maladie.

Métrorragies d'abondance extrême, le 8 mars et le 28 avril, durant
chaque fois 4 jours, et laissant la malade dans un état d'anémie accusé.
Jusqu'en mars était mensuellemnet réglée ; depuis mai n'a rien vu jusqu'en mars 1910. Pas de lésion utérine appréciable.

Œdème malléolaire en juillet et août. *Bouffissure généralisée* en sep-
tembre-octobre. Œdème des jambes en mars 1910 ; à la même époque,
œdème de la main droite avec fourmillements.

Fourmillèments surtout marqués à la main droite et surtout la *nuit.*

Asthénie. Desquamation généralisée par larges squames. Chute abondante
de cheveux. Pas d'épistaxis (mais métrorragies), pas de troubles visuels ni
auditifs

Observation CXXXIX

P. R. (Saint-Roman). Homme. 12 ans. Séro positif.

Buvait du lait cru. — Trois chèvres avortées, couvertes dans une ferme
contaminée.

Début apparent : le 25 août 1909.

Durée du séjour au lit : 5 à 6 jours.

Durée de la maladie : 5 mois.

Début le 25 août après quelques jours de malaise, par *céphalée frontale*. Cette *céphalée* dure 8 jours et s'accompagne de *sueurs nocturnes profuses* jusqu'en septembre. *Constipation* marquée. *Appétit nul* jusqu'en novembre.

Talalgie gauche ; *arthralgies du cou-de-pied* gauche et du *genou gauche*. *Sciatique gauche* légère. Ces diverses algies ont apparu successivement et duré chacune une quinzaine de jours.

Douleurs erratiques le long des membres.

Epistaxis le 20 août. Pendant trois fois il saigne un plein mouchoir.

Sommeil toujours bon.

Bouffissure généralisée de février à avril 1910.

Desquamation légère surtout à la face. *Asthénie. Chute de cheveux. Diminution de l'acuité visuelle.* Pas de troubles auditifs.

Observation CXL

V. F. (Saint-Roman). Homme. 64 ans. Séro positif.

Ne buvait pas de lait, mangeait exceptionnellement du caillé, mais mangeait des fromages frais et secs. — Cinq chèvres négatives, aucune n'a avorté.

Début apparent : janvier 1909.

Durée du séjour au lit : 12 mois.

Durée de la maladie : 14 mois (encore en évolution).

Cet homme, très vigoureux, souffre depuis une douzaine d'années de *douleurs* légères, erratiques, qui ne l'ont jamais immobilisé.

Dès le début de janvier *arthralgie* de l'épaule droite, malaise, frissons légers, lassitude. Le 25 janvier, à 9 heures du soir, vive douleur dans les reins ; depuis n'a quitté le lit qu'en février 1910.

La cause de ce séjour prolongé au lit réside dans l'intensité des douleurs lombaires (*arthralgie sacro-iliaque bilatérale et vertèbres dorsales inférieures*). Fièvre (38-40) pendant deux mois. *Congestion pulmonaire* droite, légère, au commencement de mars. Crachats hémoptoïques et petites hémoptysies. Durée un mois. Cette congestion coexistait avec les violentes douleurs des reins.

Les *douleurs* ont été spontanées de janvier à avril; à partir d'avril, le malade n'a plus souffert, mais a dû rester au lit, tout mouvement des reins déterminant des douleurs atroces.

Sueurs profuses, diurnes et nocturnes, de janvier à juillet.

Pas de constipation. Appétit nul de janvier à avril. *Hoquet* assez fré-

quent, indépendant des repas. Pas de douleur abdominale. *Céphalée* en
août, pendant 3 semaines, d'intensité modérée.

En plus des douleurs lombaires a eu de l'*arthralgie des épaules*, surtout la
droite, *et douleur diffuse de la nuque*. Fourmillements dans les doigts.

En mars 1910, *œdème énorme, généralisé*, le malade à l'air « gonflé » ; la
face rouge est celle d'un obèse animé. Le ventre paraît ballonné, mais ce
ballonnement est plutôt le fait de la considérable épaisseur des parois abdominales.

Cet œdème, cette bouffissure, fréquents chez les méditerranéens, est
chez ce malade absolument extraordinaire.

Sommeil nul jusqu'en avril. Est bon depuis. *Foie* gros ; dépassant de
deux doigts le rebord costal ; modérément douloureux. Rate percutable.

Asthénie. *Desquamation* généralisée à deux reprises. Troubles auditifs
(bruit de cigales). Pas d'orchite, ni d'épistaxis (mais hémoptysie) pas de
troubles visuels, ni de chute de cheveux.

Actuellement (23 mars 1910), le malade, quoique ne souffrant pas, a
besoin d'un aide pour s'asseoir sur le lit (1).

Observation CXLI

V. A. (Saint-Roman). Homme. 32 ans. Séro positif.

Buvait du lait cru et mangeait des fromages de chèvre. — Cinq chèvres
négatives, aucune n'a avorté.

Début apparent : le 10 mai 1909.

Durée du séjour au lit : 8 jours.

Durée de la maladie : 2 mois.

Du 10 au 18 mai, malaise, lassitude, perte d'appétit. Le 18 mai se couche ;
frissons, sueurs, *céphalée, trachéo-bronchite*, au bout de 8 jours se lève et l'état
général s'améliore progressivement ; en juillet se sent guéri. *Sueurs* profuses, du 10 mai à la mi-juin, aussi bien diurnes que nocturnes, non fétides.

Céphalée intense pendant les deux mois de mai et juin ; *arthralgie* passagère des deux poignets.

Constipation pendant une quinzaine de jours (deuxième quinzaine de
mai). *Appétit conservé.* Pas de douleur épigastrique ou abdominale. Asthénie. *Desquamation des mains* et des pieds, en larges placards. Pas d'orchite, ni d'épistaxis, pas de chute de cheveux, ni de troubles visuels et
auditifs. Pas d'œdème.

____

(1) En juin 1910, l'asthénie et la bouffissure persistent.

Observation CXLII

C. (Sumène). Homme. 59 ans. Séro positif.

N'aime pas le lait, ne mange en fait de fromages que des fromages secs. — Pas de chèvres avortées. Ses chèvres n'ont pu être examinées.

Début apparent : le 1er mars 1909.

Durée du séjour au lit : 4 mois en plusieurs reprises.

Durée totale de la maladie : 8 mois. 4 rechutes.

Après quelques jours de malaise, se couche le 1er mars. *Congestion pulmonaire* diffuse, dyspnée, fièvre élevée (40), sueurs profuses, *douleurs intercostales et lombaires*, vomissements, crachats sanglants. Le 15 mars, va mieux ; il se lève mais rechute le 25 mars.

Arthralgie sacro-iliaque droite très douloureuse qui le force à garder le lit jusqu'à la fin avril. Il se lève ensuite jusqu'au 15 juin, date d'une nouvelle rechute qui l'immobilise jusqu'au début d'août. Ce séjour au lit est nécessité par les *douleurs sacro-iliaques* et de *vives douleurs abdominales*, que rien ne calme. L'amélioration se fait mais le 16 août il se déclare une *orchite gauche* qui détermine des douleurs atroces. Le scrotum se gonfle au point d'acquérir le volume d'une tête d'enfant. La sensibilité particulière de cet organe enflammé ne permet pas de palper, de déceler la fluctuation. Cependant j'incise, le 26 août 1909, et après avoir traversé près de 3 centimètres d'un tissu lardacé mais dur, criant sous le bistouri, *j'arrive sur le pus*. Il sort une grosse quantité (plus d'un verre) de pus très épais, bien lié, de fétidité modérée. Contre-ouverture postérieure, et drainage. Guérison au bout de deux mois avec adhérences aux téguments et atrophie.

L'examen microscopique du pus n'a permis de déceler aucun micro-organisme. *Pas de gonocoques.*

Sueurs profuses, diurnes et nocturnes, fétides. *Constipation opiniâtre.* Vomissements, appétit nul. Douleur épigastrique. Douleurs abdominales. En plus des douleurs précitées, *douleurs de la nuque* à diverses reprises ; jamais de céphalée.

Epistaxis légères au début.

Œdème, bouffissure surtout marquée à la face, au mois de juillet.

Desquamation totale, après la première rechute. *Chute abondante de cheveux.* Asthénie.

Pas de troubles visuels ni auditifs.

Observation CXLIII

C. (Sumène). Homme. 29 ans. Séro positif. (Fils du précédent.)

Boit très peu de lait mais mange des fromages de chèvre. — Pas de chèvres avortées ; aucune chèvre n'a pu être examinée.

Début apparent : le 28 mars 1909.

Durée du séjour au lit : 42 jours en deux reprises.

Durée de la maladie : 6 mois.

Etait mal en train depuis quelques jours, lorsque, le 28 mars, il est obligé de s'aliter. Température, 39-40, frissons, *sueurs abondantes, céphalée* légère, *épistaxis* à plusieurs reprises ; *bronchite* légère.

Au bout de 24 jours, se lève et peu à peu reprend son travail ; mais, fin mai, rechute et se couche à nouveau jusqu'au 15 juin pour *douleurs* erratiques passant de la *nuque* aux *épaules, puis* aux *bras, aux jambes et aux doigts*. En même temps, *orchite double*. Cette orchite double d'emblée s'est accompagnée de fièvre élevée (39-40) avec lésion de l'épididyme. Epanchement insignifiant. Guérison spontanée au bout de 20 jours. Il persiste 6 mois après un peu d'atrophie et d'induration de la tête de l'épididyme.

De juillet à septembre, amélioration lente, mais progressive.

Les *sueurs profuses* ont été diurnes autant que nocturnes ; *inodores*.

Constipation le premier mois seulement.

OEdème généralisé, surtout marqué aux pieds le soir, bouffissure. Cet œdème persiste de mai à septembre. Asthénie. *Desquamation* par larges placards généralisés. *Chute abondante de cheveux. Tremblement* des extrémités. Pas de troubles visuels ni auditifs.

OBSERVATION CXLIV

C. (Sumène). Femme. (Mère et femme des précédents.)

Buvait du lait et mangeait des fromages de chèvre. — Pas de chèvres avortées ; le séro des chèvres n'a pu être fait.

Début apparent : le 28 février 1909.

Durée du séjour au lit : 4 jours. (Forme ambulatoire.)

Durée totale de la maladie : 6 mois.

Début le 28 février par frissons, *céphalée*, vomissements. Garde le lit 4 jours seulement. *Sueurs* modérées. *Constipation.* Pas de douleurs, sauf *douleur épigastrique* peu accentuée mais constante et coexistante avec un dégoût complet. Pendant 5 à 6 mois a souffert d'un malaise général, augmenté par la fatigue des soins à donner à ses deux malades.

En août, abcès au creux épigastrique, gros comme une pomme, ouvert spontanément et guéri en 15 jours.

Démangeaison aux bouts des seins d'avril en septembre. En même temps, éruption *furonculeuse* de l'aisselle.

Asthénie. Pas d'épistaxis, ni de desquamation. Pas de chute de cheveux, pas d'œdème.

OBSERVATION CXLIV

F. (Sumène). Femme. 33 ans. Séro positif.

Buvait du lait de chèvre cru. — Une chèvre avortée positive ; sang et lait positifs.

Début apparent : le 8 décembre 1909.

Durée du séjour au lit : depuis ne s'est pas encore levée (mars 1910).

Durée de la maladie : en évolution.

Malaise depuis quelque temps. Habituellement bien réglée. A, le 9 novembre, ses règles avec un retard de 12 jours et reste 5 jours dans le sang.

Se couche le 8 décembre matin ; frissons, brisement, douleurs erratiques. *Otalgie gauche* durant 8 jours. *Sueurs* survenant à des heures irrégulières dans la journée, *non fétides* et suivies d'une impression de froid. *Epistaxis* le 12 décembre. *Céphalée.* Tousse un peu. Pas d'appétit. Reins et épaules lourds, sommeil bon. Langue nette. Sécheresse de la gorge. Selle quotidienne. Tremblement nocturne sans impression de chaud ou de froid. *Rate* augmentée. Foie, rien. *Douleur intercostale* droite de temps en temps. A ce niveau pluie de sous crépitants fins. Pas d'expectoration.

Quelques jours après (21 décembre 1909) *rate* moins grosse. Etat général bon. Premier bruit à la pointe un peu assourdi et prolongé. Douleur modérée de la cuisse gauche. Gargouillement dans la fosse iliaque droite. Pas de taches rosées. *Douleur épigastrique* spontanée. Bourdonnements d'oreilles depuis qu'elle est couchée (8 décembre). Du 21 au 23, pas de *sueurs.* Toujours selle quotidienne. *Amygdalite légère.* Rate percutable à peine. Pas de gargargouillement. Etat général bon. La malade dit que « tout sent la gomme ». 8 centimètres cubes de sérum antidiphtérique le 23. Le 27 décembre, *douleurs erratiques* fugaces, dans les côtés et les épaules.

La rate est de nouveau augmentée de volume, matité de 5 travers de doigt de hauteur. *Foie gros*, dépassant de 2 doigts le rebord costal, *douloureux.* Quelques *frottements légers* sous le sein droit.

Premier bruit toujours assourdi et prolongé. Douleur à la pression dans la zone ovarienne.

. Le 28 décembre, le foie et la rate ont diminué de volume (rate *deux* doigts). Toujours sueurs ; toujours selle quotidienne. Sommeil bon (10 centimètres cubes de sérum antidiphtérique).

Le 31 décembre, état général identique. Rate plus grosse (4 travers de doigt). Larmoiement nocturne depuis quelques jours. Le premier bruit du cœur n'est plus allongé. *Le 1er janvier, urticaire. Le 4 janvier, parésie de la langue et des lèvres pendant 5 heures.* Doigts en griffes, œdématiés dans la première semaine de janvier, on est obligé de lui donner à manger. Desquamation furfuracée au cou et à la tête ; en squames larges aux mains et aux pieds. Chute légère de cheveux.

Le 8 janvier, *règles* peu abondantes. Les *sueurs* n'ont pas cessé. La malade qui jusqu'à maintenant paraissait « bien portante » a maintenant le facies d'une convalescente de maladie grave.

Règles revenues au début de février ; *pertes très abondantes* pendant 3 jours et 3 nuits ; la malade en est très affaiblie. Nouvelle desquamation.

Sueurs le matin vers 4 heures. Toujours pas de constipation.

Observation CXLVI

H. B. (Sumène). Homme. 31 ans. Séro positif.

N'aime pas le lait mais mange des fromages de chèvre frais, provenant de chèvres couvertes dans une chèvrerie contaminée.

Début apparent : le 8 février 1910.

Durée du séjour au lit : 15 jours environ.

Durée de la maladie : en cours.

Début le 8 février dans la nuit par *sueurs*, malaise et *orchite*. Orchite bila-térale d'emblée. Pas d'épanchement. Epididyme augmenté de volume, non douloureux. Sueurs nocturnes, 2-3 heures du matin, non fétides. *Constipa-tion*. Congestion légère des bases.

Rien au foie. Rate grossie. Douleur de la nuque.

Le 19 février, desquamation du scrotum. Rate douloureuse spontanément.

Le 8 mars, rate grosse. Orchite encore non guérie, Noyau induré dans la tête de l'épididyme. Névralgie du trijumeau à droite.

Muco-membranes à diverses reprises.

Observation CXLVII

I. (Sumène). Homme. 56 ans. Séro positif. (Marié et père des suivants.)

N'aime pas le lait mais mangeait des fromages frais. — Trois chèvres avor-tées ; n'ont pu être examinées, car elles ont été vendues.

Début imprécis au début de mai 1909.

Durée du séjour au lit : 2 mois.

Durée de la maladie : 3 mois.

Jusqu'à fin mai n'éprouve depuis le début du mois que de vagues malaises, un peu de lassitude, Il peut cependant continuer son travail. Mais dans la dernière semaine de mai, il est pris de *vives douleurs de reins* et doit s'aliter. Il garde 2 mois le lit, pour ces *douleurs de reins* qui lui interdisent de se lever, et des douleurs le long des membres inférieurs.

Quelques *sueurs nocturnes*.

Constipation. Appétit conservé.

Desquamation des mains. Asthénie. Pas d'orchite ni *épistaxis ;* pas de troubles visuels et auditifs.

Observation CXLVIII

Le fils de ce malade. 28 ans.

Atteint de tuberculose osseuse ancienne, guérie (tuberculose du genou droit, du péroné droit, du coude gauche). A souffert de malaise et de lassitude en avril ; il a gardé le lit une huitaine de jours. *Sueurs abondantes.* Le coude gauche ankylosé depuis une dizaine d'années se gonfle, devient rouge et douloureux. Tout rentre dans l'ordre au bout de 3 semaines.

Observation CXLIX

I. (Sumène.) 53 ans. (Mère et femme des précédents.) Séro positif.

Ne buvait pas de lait mais mangeait des fromages de chèvre. — Trois chèvres avortées.

Début apparent : le 13 janvier 1909.

Durée du séjour au lit : 1 mois.

Début brusque le 13 janvier (les chèvres avaient mis bas le 1er janvier), par *point de côté* droit, dyspnée, vomissements, céphalée, fièvre 40,5 ; *pneumonie* du lobe inférieur droit. Cette *pneumonie* évolue irrégulièrement avec des chutes de température matinales tous les deux ou trois jours. Le souffle est moins intense que le souffle habituel des pneumonies, mais il est net cependant.

Fausse défervescence le huitième jour. La température tombe mais remonte le lendemain, moins intense et se maintenant aux environs de 38 ; au bout d'un mois le foyer a complètement disparu. Les crachats du premier septénaire ont été nettement rouillés, jus d'abricot. Le point de côté a duré 2 jours.

La malade va mieux à partir du 1er février ; à ce moment *douleurs* dans la *main gauche* (carpe et métacarpe), dans la *main droite*, puis *dans le mollet*, puis *raideur* du pied droit. Ces douleurs ont *persisté* irrégulièrement alternantes.

Les *sueurs* ont été extrêmes, nocturnes et diurnes. *Constipation* opiniâtre. Pas de douleur *épigastrique. Hoquet* à plusieurs reprises. *Foie et rate gros.*

En juin *œdème* du pied droit jusqu'en septembre. *Fourmillements* dans les jambes et les mains. *Ecchymose* spontanée de la paupière supérieure droite en septembre; ménopause il y a 2 ans.

Desquamation abondante surtout marquée aux pieds.

Asthénie. Chute de cheveux moins intense.

Bouffissure. Pas d'épistaxis, pas de troubles visue's et auditifs.

OBSERVATION CL

I. M. (Sumène). 19 ans. Femme. Séro positif..

Ne buvait pas de lait de chèvre mais mangeait du fromage de chèvre. — Sur cinq chèvres, trois sont couvertes dans une chèvrerie, deux dans une autre ; les trois premières seules avortent. Cette année-ci deux chèvres restent (les trois autres ont été vendues) ; ces deux chèvres n'ont pas été fécondées.

Début apparent : le 22 février 1909.

Durée du séjour au lit : 48 jours.

Durée de la maladie : 3 mois.

Après une courte période de malaise, tombe malade le 22 février ; se met à *tousser*, à cracher, à suer ; *céphalée* légère, *frissons*. Le 22 février doit se coucher : *Congestion massive de la base droite* (demi-hauteur) ; dyspnée intense, fièvre élevée, 39-40, pendant 12 jours, puis après quelques jours d'amélioration, remonte aux environs de 39.

Crachats sanglants, quelquefois sang pur. A deux reprises, *épistaxis* peu abondantes Du 1ᵉʳ mars au 15, ULCÉRATION sur le bord droit et la face supérieure de la langue, ulcération irrégulièrement circulaire, d'environ 1 centimètre de diamètre, à fond inégal, à bords taillés à pic, en partie décollés. Cette ulcération est peu douloureuse, *non indurée*, et s'accompagne d'un ganglion sous-maxillaire gros comme une noisette. Guérison spontanée au bout de 2 semaines. La congestion pulmonaire s'amende peu à peu et le 12 avril la malade peut se lever ; elle est prise alors de douleurs *erratiques* atténuées, dans les reins, les membres inférieurs, le bras droit.

Sueurs profuses extrêmes, non fétides, survenant à toute heure de la journée et de la nuit. *Constipation opiniâtre.*

Troubles de la menstruation. Bien réglée ordinairement, a vu ses règles s'espacer de 3 mois pendant sa maladie.

Œdème, *bouffissure généralisée* en mai ; la malade est énorme ; sa figure est bouffie autant que le reste de son corps ; comme cette bouffissure ne s'accompagne pas du teint terreux, mais au contraire a la teinte de la peau normale, la malade paraît complètement guérie alors qu'elle reste sans forces. *Foie gros*, douloureux. *Desquamation abondante*, furfuracée, généralisée. *Chute presque complète* des cheveux. *Asthénie. Chute de tous les ongles* du pied. Pas de troubles visuels et auditifs.

OBSERVATION CLI

B. L. (Sumène). Homme. Séro positif.

A pris un repas dans une maison contaminée (mais n'y a pris ni lait, ni fromage).

Début apparent : le 3 février 1910.

Durée du séjour au lit : 1 mois 1/2 actuellement.

Durée de la maladie : en cours. Déjà 3 mois.

Se sentait fatigué depuis 3 semaines, mais ne s'est couché que le mercredi 3 février. Il se couche à cause de la *céphalée* et de frissons intenses (il souffrait déjà de douleurs lombaires diffuses). Epistaxis légère. Je le vois le 18 février à midi. Température 40. Pouls fort, dur, à 66. Céphalée, abattement. Toux légère, submatité en arrière à droite avec légère diminution du murmure vésiculaire. Foie douloureux, congestionné. Rien à la rate. Rien au ventre. *Sueurs profuses* succédant à l'épreuve du pyramidon. Pas de constipation.

Le 21, pas de douleurs ; sueurs moindres. *Angine légère*. Céphalée diminuée mais toujours abattement. Sommeil agité.

Ulcérations aphteuses dans le gosier. Le foie n'est plus congestionné. Pouls fort, dur, à 70. Température 38,9. Sérum antidiphtérique, 5 centimètres cubes.

Le 25, pas de changement, sauf sommeil bon et appétit normal. L'angine persiste. Sérum antidiphtérique, 8 centimètres cubes.

Le 28, l'angine est presque guérie. Au niveau des dents liseré saillant rouge, couvert d'une pellicule blanchâtre, transparente, nacrée, qui disparaît par le frottement.

Langue suburrale depuis le début. Toujours pas de constipation. Digère bien. L'état général est plus satisfaisant depuis le sérum. Foie rien. Rate un peu grossie, 10 centimètres cubes de sérum antidiphtérique. (Ebauche de desquamation aux mains.)

Défervescence le 4 mars. Rechute du 4 au 14 mars, puis du 5 au 25 avril.

Pas d'orchite ; pas de troubles auditifs ou visuels; rien au cœur.

Cette observation en cours est remarquable par la dissociation du pouls et de la température (cf. la courbe VII).

OBSERVATION CLII

S. A. (Sumène). Homme. 33 ans. Séro positif.

Ne buvait pas de lait de chèvre, mais mangeait du fromage. — Deux chèvres avortées, positives.

Début apparent : le 27 mars 1909.

Durée du séjour au lit : 1 mois (en trois reprises).

Durée de la maladie : 7 mois.

Eprouvait depuis quelques mois de vagues malaises avec frissons le soir ; se couche le 27 mars 1909 pour *orchite gauche* et *arthralgie* du genou gauche. Se lève au bout de 3 jours ; l'arthralgie s'atténue et disparaît en 8 jours. L'orchite dure 5 mois et laisse derrière elle un peu d'atrophie. (Cette atrophie est manifeste en novembre ; par contre, le testicule et l'épididyme droits sont à cette époque gonflés et un peu douloureux.) Du 10 au 25 juin reste couché pour une *arthralgie sacro-iliaque* gauche, qui disparaît lentement ; après le 25 juin, le malade erre de la cuisine au lit. En octobre (la première quinzaine), *douleur dans les masses musculaires de la cuisse droite. Sueurs profuses, nocturnes, fétides*, du 27 mars à septembre. Pas de *constipation, diarrhée* d'août à novembre. *Appétit variable.*

En septembre, œdème localisé du mollet gauche, persistant une semaine. Bouffissure en octobre. Asthénie. *Desquamation des pieds. Chute de cheveux.* Pas d'épistaxis, pas de troubles visuels et auditifs.

Observation CLI

S. A. (Sumène). 5 ans. Séro positif. (Femme du précédent.)

Usait de lait cru et de fromages de chèvre. — Deux chèvres avortées, positives.

Début apparent imprécis en février 1909.

Durée du séjour au lit : forme ambulatoire.

Durée de la maladie : imprécise : 4 mois.

Cette malade, qui n'a jamais gardé le lit, a éprouvé au cours de sa maladie une lassitude, un malaise continuels.

Sueurs nocturnes, non fétides, *modérées.*

Constipation. Appétit variable.

Douleurs erratiques légères, visitant tous les membres.

Diminution de l'acuité visuelle. Chute de cheveux. Pas de desquamation. Facies caractéristique.

Observation CLIV

T. A. (Sumène). Homme. 24 ans. Séro positif.

Ne buvait pas de lait. Mangeait des fromages de chèvre achetés aux voisins. — Une chèvre avortée l'an dernier n'a pu être examinée. La chèvre avortée n'a pas eu de lait, donc le malade n'a pu en boire.

Début apparent : le 15 février 1909.

Durée du séjour au lit : 1 jour.

Durée totale de la maladie : 6 mois. 3 rechutes.

Début le 15 février, par malaises, frissons, *névralgie intercostale* gauche, *sueurs* abondantes. Ne garde le lit que ce jour-là. *Arthralgies* diverses ; à peu près toutes les jointures sont atteintes successivement. Le 20 juillet, *orchite droite* (orchi-épididymite) guérie le 1er août, laissant un peu d'atrophie passagère et l'induration de la tête de l'épididyme. Se sent guéri depuis le 15 août. A rechuté 3 fois, chaque fois légèrement.

Sueurs abondantes, inodores, survenant irrégulièrement dans le jour ou la nuit, et durant du 15 février au 25 mars.

Pas de constipation.

Epistaxis abondante les 15, 16 et 17 février.

Œdème des malléoles et des poignets le soir à partir de juillet. *Asthénie. Chute de cheveux.* Pas de troubles visuels et auditifs. Pas de desquamation.

Ce malade a été le seul malade de sa famille; il n'a pu être contaminé par le lait de sa chèvre, puisque cette chèvre avortée n'en a pas eu, mais il a travaillé le 12 et le 13 février chez D. à Sanissac et y a mangé des fromages. Les D. étaient déjà malades. L'incubation serait dans ce cas égale à un maximum de 3 jours.

<h2 style="text-align:center">Observation CLV</h2>

V. C. (Sumène). Homme. 29 ans. Séro positif.

A bu quelquefois du lait cru ; mange des fromages de chèvre. — Aucune chèvre n'a avorté.

Ce malade a été le seul malade de sa famille. La femme n'aime pas le fromage mais boit du lait. Le père et la mère usent de lait cru et de fromages. Mais V. C. est allé le *10 mars* à Saint-Martial et a mangé en plein foyer épidémique, chez un malade (D. E.) ; il y a pris du fromage. Dans cette famille, le père, la mère, le fils étaient déjà atteints.

Début apparent : le 19 mars 1909.

Durée du séjour au lit : 41 jours.

Durée totale de la maladie : 1 rechute en mars 1910 (donc 1 an déjà). 4 rechutes.

Le 19 mars 1909, éprouve du malaise et une *céphalée* hémicranienne droite; les cheveux commencent à tomber et ils tombent du côté droit seulement.

(Ce début au 19 mars suit donc de près (9 jours) le repas pris à Saint-Martial, le 10 mars, et où il s'est vraisemblablemnet infecté.) L'incubation dans ce cas serait égale ou inférieure à 9 jours.

Du 19 mars au 24 avril n'éprouve en dehors de la *céphalée* que de la lassitude et du dégoût.

S'alite le 24 avril pour une violente *arthralgie sacro-iliaque gauche* qui l'immobilise jusqu'au 1er juin. Depuis va mieux, mais ne se sent pas encore guéri.

Sueurs abondantes (changeait 3 fois de linge par nuit), les 17 premiers jours de séjour au lit, *fétides. Constipation* opiniâtre les 3 premières semaines. *Appétit* irrégulier. *Hoquet* à diverses reprises. Rien dans les selles. *Vomissements matutinaux,* non alimentaires, survenant pendant quelques jours à chaque rechute. A eu 3 courtes rechutes. Asthénie. Pollakiurie diurne légère. *Desquamation furfuracée* en avril. *Chute abondante* de cheveux (hémicranienne).

Diminution de l'acuité visuelle et auditive.

Pas d'orchite, ni d'épistaxis.

Appétit bon de décembre 1909 à mars 1910. *Névralgie intercostale* droite, le 1er mars 1909.

Quatrième rechute le 20 mars 1910. Douleurs au niveau de l'épine iliaque A. S. Le moyen adducteur est *contracturé* et *douloureux.* Les forces sont revenues.

(Juin 1910). Ce malade réalise en ce moment une pseudo-coxalgie. Pour ne pas retarder l'impression du présent travail, je publierai ailleurs son observation détaillée avec photographie, que je joindrai aux obs. XLVII et CLXXII.

Observation CLVI

F. L. (Gorniès). Homme. 42 ans. Séro positif.

Ne buvait pas du lait cru mais mangeait des fromages de chèvre. — Six chèvres avortées, positives; sur un troupeau d'environ quatre-vingts chèvres, beaucoup ont avorté dans l'hiver 1908-1909, et beaucoup n'ont pas été fécondées.

Début apparent : le 26 mai 1909.

Durée du séjour au lit : 3 mois consécutifs,

Durée de la maladie : Convalescent au bout de 8 mois. 2 rechutes.

Après quelques jours de malaise, début le 26 mai par *abcès tubéreux* de l'aisselle droite, *céphalée intense* qui dure jusqu'en septembre.

Sueurs nocturnes intenses (3-4 fois de linge par nuit), jusqu'en septembre.

Constipation opiniâtre. Appétit toujours bon. Vomissements matutinaux à plusieurs reprises.

Douleurs : *Arthralgie sacro-iliaque droite* et *névralgie sciatique droite* ; ces algies le retiennent au lit 3 mois.

Epistaxis abondantes en octobre, se répétant sans cause apparente. Ces épistaxis se renouvellent les mois suivants jusqu'en mars, mais peu intenses.

Un *peu de bronchite* persistante. *Asthénie. Desquamation des pieds* en placards à deux reprises. *Diminution de l'acuité visuelle. Bourdonnements d'oreille.* Chute d'un ongle du pied ; ongles tordus. Pas d'orchite, pas de chute de cheveux.

OBSERVATION CLVII

F. (Gorniès). 47 ans. (Femme du précédent.) Séro positif.

N'aime pas le lait mais mange des fromages de chèvre. — Nombreuses chèvres avortées. Six examinées sont positives.

Début apparent : fin août 1909.

Durée du séjour au lit : forme ambulatoire.

Durée de la maladie : convalescente après 7 mois.

Eprouve des malaises fin août et depuis n'est pas remise; n'est jamais restée couchée.

Sueurs nocturnes surtout en septembre ; non fétides. *Constipation opiniâtre* pendant 10 mois. *Appétit* bon. *Douleurs intervertébrales lombaires, sacro-iliaque droite* et *sciatique* droite. *Talalgie* droite ; épistaxis légère.

Œdème de la main gauche pendant quelques jours.

Œdème malléolaire pendant 4 jours.

Hyperesthésie du cuir chevelu.

Asthénie. Desquamation des mains et des pieds par larges squames. *Chute abondante de cheveux. Diminution de l'acuité visuelle. Diminution de l'acuité auditive.* Chute d'un ongle.

OBSERVATION CLVIII

F. L. (Gorniès). Homme. 74 ans. Séro positif. (Père et beau-père des précédents.)

Buvait du lait cru et usait de fromages provenant de chèvres contaminées. — 6 chèvres avortées positives ; beaucoup de chèvres avortées.

Début apparent : novembre 1909.

Durée du séjour au lit : forme ambulatoire.

Durée de la maladie : convalescent après 5 mois.

Sueurs nocturnes, au début, non fétides.

Constipation. Appétit conservé.

Arthralgies scapulo-humérales et myalgies des bras. *Hygroma rétro-olécranien* résorbé spontanément. *Œdème* de la main droite.

Pas de desquamation ni de chute de cheveux.

Observation CLIX

F. E. (Gorniès). Homme. 13 ans. Séro positif.

Buvait du lait cru et mangeait des fromages de chèvre. — Six chèvres avortées positives ; beaucoup de chèvres avortées dans le troupeau.

Début apparent : en juin 1909.

Durée du séjour au lit : quelques jours (4 jours entiers).

Durée de la maladie : 5 mois.

Début insidieux en juin, malaise, frissons, lassitude. Température, 39. *Epistaxis très abondante* durant 3 heures ; les épistaxis se sont reproduites à diverses reprises, mais avec moins d'intensité.

Sueurs modérées, nocturnes, non *fétides.*

Constipation avec périodes de *diarrhée.* Bon appétit, plutôt exagéré. *Arthralgies* des genoux, *douleurs dans la continuité* des membres inférieurs. Asthénie. *Desquamation des mains.* Bouffissure. Pas de chute de cheveux ni d'orchite. Pas de troubles visuels ni auditifs.

Observation CLX

F. L. (Gorniès). Homme. 21 ans.

Buvait du lait cru et usait de fromages provenant de chèvres avortées. Chèvres avortées positives.

Début apparent : en juin 1909.

Durée du séjour au lit : 15 jours.

Durée de la maladie : 6 mois.

En juin, vagues malaises, courbature, lassitude ; *diarrhée* dès les premiers jours de juillet, remplacée au bout d'une semaine par la *constipation.*

Sueurs nocturnes modérées non fétides. La température n'a pas dépassé 39. *Epistaxis* le 15 juillet.

Douleurs ; arthralgies des genoux, des reins ; sciatique gauche. Les douleurs qui le reprennent une fois au régiment le font considérer comme rhumatisant. *Desquamation des mains.* Pas de chute de cheveux. Pas d'orchite ; pas de troubles visuels et auditifs.

Observations CLXI, CLXII, CLXIII, CLXIV

F. H. (Gorniès). 8 ans. Séro positif. (Sœur des deux précédents et des trois suivants.)

Arthrite séreuse de la cheville gauche, tombée malade en août. Peu de sueurs et de constipation.

P. F. 12 ans. Homme. Séro positif.

Tombé malade en août. *Douleurs* dans la continuité des membres. Peu de sueurs et de constipation.

L. F. 17 ans. Femme. Séro positif.

Tombée malade en août. *Douleurs* dans la continuité des membres. *Peu de sueurs et de constipation*. Chute de cheveux.

E. F. 3 ans. (Petit garçon). Séro positif.

Arthralgie du genou droit.

Ces quatre malades, frères, fils et petits-fils des précédents, n'ont pas gardé le lit. Ils font partie d'une famille de 11 personnes sur lesquelles les 9 précédents ont été touchés. Une fillette de 5 ans et une jeune fille de 21 ans n'ont rien eu ; leur séro a été négatif.

OBSERVATION CLXV

P. A. (Saint-Roman). Homme. 64 ans. Séro positif.

Ne buvait pas de lait mais mangeait des fromages. — Chèvres avortées.

Début apparent : en février 1909.

Durée du séjour au lit : 6 mois (ne s'est pas levé depuis septembre).

Durée de la maladie : 12 mois actuellement (encore couché).

Fatigué depuis fin février, est incapable de travailler jusqu'en septembre. En septembre est obligé de se coucher pour *arthralgie sacro-iliaque* droite et *douleurs diffuses* dans les *membres inférieurs*. Un confrère le soumet alors au régime lacté, le considérant atteint de maladie de foie. A cette même époque, *épistaxis abondantes, répétées*. Pas d'albumine. *Sueurs profuses la nuit.*

Constipation extrême. Appétit conservé (le malade a suivi le régime lacté jusqu'en mars).

Desquamation des mains et des pieds.

Chute de cheveux. Bouffissure de la face. Pas d'orchite ni de troubles visuels et auditifs.

Actuellement, fin mars 1910 :

Le foie n'a rien ; la rate est un peu grosse ; *arthralgie de l'épaule droite.*

OBSERVATION CLXV *(bis)*

M. P. (mère). 66 ans.

Début en janvier 1910.

Congestion pulmonaire diffuse légère. Sueurs. Constipation. Hémorragie intestinale abondante le 1er février ; est couchée depuis.

OBSERVATION CLXVI

P. (Saint-Roman).Femme. 30 ans. Séro positif. (Belle-fille des précédents.) Boit du lait cru.

Tombe malade en avril 1909 et se couche aussitôt.

Névralgies dentaires, arthralgies des vertèbres dorsales. Sueurs profuses la nuit.

Constipation. Douleur épigastrique spontanée. *Desquamation abondante généralisée. Chute de cheveux. A avorté à 3 mois* en avril.

OBSERVATION CLXVII

P. M. Femme. 34 ans. Séro positif.

N'a pas bu du lait ; n'a pas usé de fromages frais, mais seulement de fromages secs datant de plusieurs mois. — Sur trois chèvres couvertes l'an dernier, deux sont mortes trois jours après la mise bas ; une est allée à terme et va bien.

Début apparent : le 10 décembre 1909.

Durée du séjour au lit : 13 jours entiers ; depuis, se lève quelques heures par jour.

Durée de la maladie : n'est pas guérie encore après 3 mois 1/2.

Depuis le 10 décembre, *tousse et crache. Sueurs* nocturnes vers 3 heures du matin ; *congestion pulmonaire légère,* surtout marquée au côté gauche. Asthénie, courbature.

Se couche le 25 décembre et reste couchée 13 jours ; depuis se lève tous les jours quelques heures.

Sueurs nocturnes abondantes, *non fétides,* vers 3 heures du matin, quelquefois à 9 heures du soir. *Constipation opiniâtre. Appétit nul. Splénomégalie accentuée ;* la *rate douloureuse* déborde le plan costal. Rien au foie. Habituellement bien réglée, a eu deux *métrorragies* en février, très abondantes. *Epistaxis* légère.

Douleurs erratiques ; névralgies intercostales, arthralgies des genoux, *talalgie.*

Le cœur est un peu mou, mais régulier. Pas de souffle. Pouls mou, dépressible à 110.

Pas de desquamation ni de chute de cheveux jusqu'ici.

Observation CLXVIII

D. A. (Saint-Martial). Homme. 31 ans. Séro positif.

Ne buvait pas de lait et ne mangeait pas de fromages. — Deux chèvres avortées en novembre 1909 et en janvier 1910.

Début : fin janvier 1910.

Durée du séjour au lit : forme ambulatoire jusqu'à maintenant.

Durée de la maladie : en évolution.

Les derniers jours de janvier est pris de frissons dans le dos ; lassitude. Cependant, il continue de travailler jusqu'au 15 février ; ce jour-là il se couche pour « suer volontairement ».

Cependant il sue naturellement. *Sueurs* vers 3 heures du matin, *non fétides* (change de linge une fois par nuit). *Constipation opiniâtre. Hoquet* à plusieurs reprises. *Vertiges* dans le passage de la position allongée à la position assise. Langue saburrale. Gencives à liseré rouge. *Rate un peu grosse.* Rien au foie. Appétit conservé jusqu'au 4 mars. Nul depuis.

Sommeil bon.

Pas de douleur jusqu'à ce jour.

Congestion pulmonaire (petit foyer) à droite dans la gouttière vertébrale.

Juin 1910. Il persiste un peu d'asthénie.

Observation CLXIX

V. 31 ans. Paris, rue Myrrha. Séro positif. Sans passé pathologique intéressant, éprouve à partir de novembre 1908 de la lassitude dans les membres et les reins, de l'inappétence, des malaises. Malgré cela, elle se livre à ses occupations habituelles (débitante de vins). En janvier 1909, à ces symptômes s'ajoutent des sueurs nocturnes modérées, qui ne l'obligent pas à changer de linge, et une toux peu intense, qu'elle ne soigne pas. Le 13 mars, elle est obligée de s'aliter : frissons, céphalée, vomissements, dyspnée, sueurs profuses. Température, 41. En même temps, otorragie bilatérale, abondante au point que « l'oreiller a été complètement traversé », hémoptysie et épistaxis, ces dernières moins abondantes. Un médecin appelé constata une forte congestion pulmonaire droite.

Au bout de quelques jours, arthralgies violentes disséminées ; genoux, chevilles, reins. En plus, *talalgie.*

La malade se lève le 3 avril et son état s'améliore jusqu'en juin, époque de la première rechute. Deuxième rechute en août. Entre temps elle voit un médecin qui lui trouve le foie malade sans se prononcer davantage.

Depuis août, amélioration lente. On la traite comme anémique et finalement un séjour dans le Midi lui est conseillé. Elle part le 15 janvier 1910.

Les *sueurs nocturnes fétides* ont duré de janvier à décembre 1909. En mars, avril, mai, V... a dû changer de linge deux à trois fois par nuit.

Les *douleurs* (arthralgies diverses, talalgie, névralgie dentaire) ont persisté 5 mois durant, de mars à septembre.

Constipation opiniâtre.

Troubles de la menstruation : aménorrhée de février à juin : en juin, métrorragies abondantes, suivies d'aménorrhée jusqu'en décembre.

Hoquet fréquent en mars, avril et mai.

Desquamation en juillet, surtout marquée à la ceinture ; larges squames.

Chute abondante de cheveux en août.

Larmoiement nocturne. Diminution notable de l'acuité visuelle. Fourmillements dans les mains, surtout au médius gauche. Tremblement marqué au repos, mais s'exagérant par le mouvement, au point qu'à certains jours la malade n'a pu s'alimenter elle-même. Secousses musculaires. Réflexes abolis. Sensibilité normale. Amaigrissement marqué.

Rien au foie et à la rate au moment de mon examen (février 1910). Mais le foie a été trouvé malade en juillet.

Séro positif avec le micrococcus melitensis, négatif avec l'Eberth et les paratyphiques (1).

Cette femme buvait tous les matins du lait cru de chèvres provenant du côté de Levallois-Perret. Ces chèvres vont chaque année passer quelques mois dans les Pyrénées.

Observation CLXX

(recueillie par mon remplaçant M. Peyrot.)

B. H. (Saint-Roman). Homme. 44 ans. Séro positif.

Ne boit pas de lait ; ne mange pas de fromages. — Une chèvre avortée non positive.

Début apparent : le 4 avril 1910.

Durée du séjour au lit : ne s'est pas encore levé depuis le 28 avril (juin 1910).

Durée de la maladie : encore en cours.

Fatigué depuis quelques jours, il commence à se plaindre de l'estomac (impression de brasier) dès les premiers jours d'avril.

Sueurs modérées *fétides*. Constipation avec muco-membranes striées de sang. Douleur au niveau du Mac Burney et de la vésicule biliaire. Douleur épigastrique avec irradiations en ceinture. Pas d'autres douleurs, langue

(1) Ces examens ont été pratiqués par M. Thibault.

saburrale. *Liseré blanc nacré* des gencives. Troubles du goût (*salive salée*) et de l'odorat « l'air pur sent à œillet ».

Dysurie pendant 5 à 6 jours. Pas d'orchite ni d'épistaxis. Rate grosse. Foie rien. Bruits du cœur réguliers mais assourdis. Fièvre 36-39,6. Pouls 70-100. Desquamation abondante des mains et des pieds. Fragilité des cheveux.

28 Juin 1910. Ce malade réalise en quelques jours une anémie extrême avec délire calme et hypothermie. Il meurt après paralysie de la vessie et du rectum.

OBSERVATION CLXXI

(recueillie par M. Peyrot) (1).

L. H. (Saint-Roman). Homme. 26 ans. Séro positif.

Ne boit pas de lait mais mange du fromage de ses chèvres dont une a. avorté.

Début apparent : 10 mars 1910.

Durée du séjour au lit : 0. Forme ambulatoire.

Durée de la maladie : en cours.

Début le 10 mars par *douleur* du genou gauche. Successivement il souffre de la hanche gauche, de l'épaule droite, de l'épaule gauche, des bras, de la nuque.

Sueurs nocturnes *fétides*.

Constipation légère.

Appétit conservé au début ; diminué au bout d'un mois.

Vomissements *matutinaux* à 5 ou 6 reprises. Un peu de *hoquet*. *Muco-membranes* abondantes.

Céphalée légère. Fourmillements. Tremblement.

Rate à peine percutable. Douleur au niveau de la vésicule. Desquamation. Chute de cheveux.

OBSERVATION CLXXII

C. M. (Saint-Laurent). Femme. 32 ans. Séro positif

Début apparent imprécis en janvier 1909.

Durée du séjour au lit : 6 mois.

(1) Pendant mon absence, M. Peyrot a découvert cinq cas de fièvre de Malte, dont deux ambulatoires.

Durée de la maladie : ne peut encore marcher par suite des lésions des chevilles (juin 1910).

Etait mal en train depuis un mois environ, lorsque le 22 janvier 1909 elle accouche normalement, suites normales, mais le 31 janvier suppression des lochies, frissons. En même temps *douleurs* dans les pieds et les *talons*.

Depuis ce jour jusqu'à maintenant (juin 1910, c'est-à-dire pendant 15 mois) ces douleurs n'ont pas cessé. Les articulations de la cheville et du pied se tuméfient et progressivement le pied s'étend sur la jambe, en même temps que s'ébauche un varus. Le pied droit d'abord le plus touché s'améliore, tandis qu'à gauche l'état empire. En juin 1910, alors que l'état général est satisfaisant, que les douleurs spontanées ont disparu, il est impossible de fléchir le pied droit à angle droit. A gauche, on en reste encore bien loin. L'articulation tibio-tarsienne reste gonflée ; on sent que les tissus périarticulaires sont épaissis ; il persiste un peu d'épanchement.

(Pour savoir à quoi m'en tenir sur la valeur de ces jointures, et sur l'intégrité des os, j'adresse la malade à mon confrère le Dr Suquet (de Nîmes) dont la compétence me fait espérer une excellente radiographie. Je la publierai s'il y a lieu) (1).

Les pieds n'ont pas souffert seuls. Pendant *6 mois* cette femme n'a pu s'alimenter elle-même, ses mains étant incapables de saisir et de tenir une cuiller ou une fourchette. Les articulations des doigts et du carpe étaient prises, et la main entière était immobilisée en demi-flexion. La guérison a eu lieu complète.

Légères douleurs aux genoux et aux reins. La *talalgie* dure depuis le début. Actuellement un peu de crépitation neigeuse dans les mouvements du genou.

Sueurs profuses *fétides*. Urines *fétides*.

Constipation opiniâtre. Douleur épigastrique. Appétit variable.

Hoquet fréquent. Rate grosse. Foie débordant.

Cœur et poumons, rien. Palpitations fréquentes.

Desquamation des mains et des pieds, le troisième mois. Chute de cheveux. Diminution de l'acuité visuelle et auditive.

Pas d'épistaxis. Pas de troubles mensuels. Bouffissure généralisée. Puérilisme.

(1) Je reçois au dernier moment les épreuves radiographiques avec un mot du Dr Suquet qui m'affirme l'intégrité du squelette. De plus j'ai revu la malade, et le pied paraît plus mobile (28 juin).

BIBLIOGRAPHIE

Je renvoie pour des indications détaillées aux thèses de Hayat
(Montpellier, 1903) et Rousseau-Langwelt (Paris, 1909), et à la
Revue générale de Roger *(Gaz. des Hôp., 22 janvier 1910)*. Je ren-
voie aussi à la leçon clinique du professeur Rauzier *(Prov. Méd.,*
12 mars 1910), à l'article de Gouget *(Presse Médic.,* 19 mars 1910),
et à ceux de Lagriffoul et Roger *(Progrès médical, Bulletin médical,
Montpellier médical, Semaine médicale,* etc.), de Pagliano *(Marseille
Médical),* de Testaz *(Revue méd. de la Suisse Romande),* etc.

TABLE DES MATIÈRES

Introduction V

Avant-propos... VII

Notions épidémiologiques 1

Etiologie... 9

Incubation 14

Symptomatologie 16

    Symptômes généraux 17

    Symptômes locaux (Revue des divers appareils) 32

Formes cliniques.. 75

Marche et durée 83

Convalescence 86

Pronostic 88

Diagnostic 91

Prophylaxie et traitement 116

Conclusion 125

172 Observations.. 127

Bibliographie 225

Orléans, Imp. H. Tessier